2025

보건직
의료기술직
보건연구사
보건진료직
군무원

안진아

공중보건

기출문제집

2

산업보건 / 식품위생과 보건영양 / 인구보건과 모자보건
학교보건과 보건교육 / 노인 · 정신보건 / 보건행정 · 사회보장

PART

산업보건

핵심 키워드

- 건강진단
- 작업환경관리
- 산업재해
- 강도율
- 도수율
- 산업재해보상보험
- 소음
- 열중증
- 진폐증
- 유해물질 중독증상

C·o·n·t·e·n·t·s

차례

Part 6 식품위생과 보건영양

Part 7 인구보건과 모자보건

Part 8 학교보건과 보건교육

Part 9 노인 · 정신보건

Part 10 보건행정 · 사회보장

〈최근 10개년 영역별 평균출제빈도〉

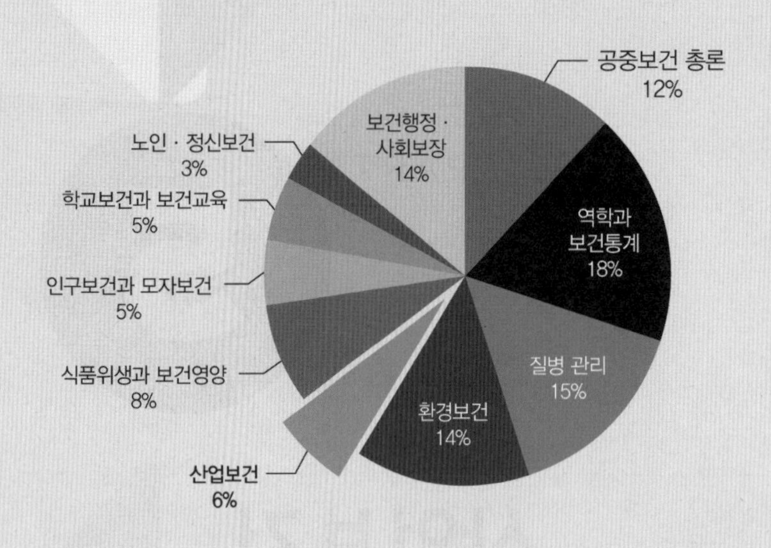

〈최근 10개년 서울시(지방직) 영역별 출제빈도분석(2015~2024)〉

구분	2015	2016	2017	2018	2019	2020	2021	2022	2023	2024	합계
공중보건 총론	1	2	3	1	2	3	4	3	2	2	23
역학과 보건통계	3	3	3	2	4	4	5	3	3	5	35
질병 관리	5	1	3	6	3	0	1	4	3	3	29
환경보건	3	2	3	2	3	2	3	4	4	2	28
산업보건	1	2	2	0	1	2	1	1	1	2	13
식품위생과 보건영양	2	1	2	2	2	3	1	0	1	2	16
인구보건과 모자보건	3	2	0	1	0	2	2	1	0	0	11
학교보건과 보건교육	1	3	1	1	1	2	0	1	1	0	11
노인 · 정신보건	0	0	1	0	1	0	1	1	1	1	6
보건행정 · 사회보장	1	4	2	5	3	2	2	2	4	3	28
합계	20	20	20	20	20	20	20	20	20	20	200

제 1 장 산업보건

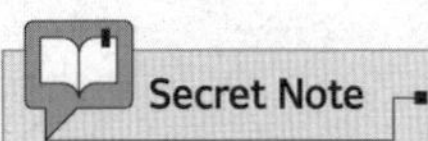

Secret Note

1. 건강과 근로작업

(1) 건강진단

① **건강진단종류**: 일반건강진단, 특수건강진단, 배치 전 건강진단, 수시건강진단, 임시건강진단

② **사후관리조치**: 취업장소 변경, 작업전환, 보호구 지급 및 착용 지도, 근로시간단축(또는 연장근무제한), 근로 제한 및 금지(치료완결 후 의사지시로 복귀), 건강상담

㉠ A: 건강자

㉡ C1: 직업병 요관찰자

㉢ C2: 일반질병 요관찰자

㉣ D1: 직업병유소견자

㉤ D2: 일반질병 유소견자

㉥ R: 질환의심자

(2) 근로강도

에너지 대사율(RMR, Relative Metabolic Rate): 육체적 작업강도의 지표

• $RMR = \frac{\text{작업 시 소비에너지} - \text{같은 시간 안정 시 소비에너지}}{\text{기초대사량}} = \frac{\text{근로대사량}}{\text{기초대사량}}$

(3) 작업환경관리

① **미국산업위생가협회(ACGIH)의 노출기준(TLV)**

㉠ 8시간 노출기준(8시간 평균치, TLV-TWA, Time-weighted Average)

㉡ 단시간 노출기준(TLV-STEL, Short-term Exposure Limit)

㉢ 천정값(최고치 허용농도, TLV-C, Ceiling)

② **유해요인 작업환경 관리대책**: 대치, 격리, 산업환기, 개인보호구

2. 산업재해

(1) 산업재해지표

① **건수율 또는 발생률(Incidence Rate)**: 근로자 1,000명당 재해발생건수로, 산업재해 발생상황을 총괄적으로 파악하는 데 도움을 준다.

$$\text{건수율} = \frac{\text{재해 건수}}{\text{평균 근로자 수}} \times 1{,}000$$

② **도수율(Frdquency Rate)**: 100만 연 작업 시간당 재해 발생 건수. 산업재해 발생 상황을 파악하기 위한 표준적 지표로 사용

$$\text{도수율} = \frac{\text{재해 건수}}{\text{연 작업시간 수}} \times 1{,}000{,}000$$

③ **강도율(Severity Rate, Intensity Rate)**: 1,000 연 작업 시간당 작업손실일수. 재해에 의한 손상의 정도를 파악하는 데 도움을 주는 지표

$$강도율 = \frac{근로손실일수}{연\ 작업시간\ 수} \times 1,000$$

(2) 산업재해보상보험

① **원리**: 무과실책임주의, 정률보상방식, 사회보험방식, 현실우선주의

② **보험급여의 종류**: 요양급여, 간병급여, 휴업급여, 장해급여, 유족급여, 상병보상연금, 장례비, 직업재활급여

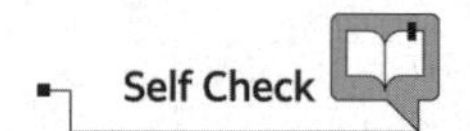

제1절 산업보건의 개념 (정답 p.277)

01

산업보건에 대한 정의 중 거리가 먼 것은? [16 부산]

① 직업병 예방
② 노동생산력 향상
③ 작업환경 관리
④ 산업재해 예방

02

우리나라 원진레이온 사건 당시 원인이 이황화탄소임을 밝힌 미국의 산업보건의 선구자는? [16 전북]

① 라마치니(Ramazzini)
② 해밀턴(Alice Hamilton)
③ 포트(Percival Pott)
④ 피넬(Philippe Pinel)

03

「산업안전보건법」에 따른 정부의 책무에 해당하지 않는 것은? [16 경기의료기술(수정)]

① 근로자의 신체적 피로와 정신적 스트레스 등을 줄일 수 있는 쾌적한 작업환경의 조성 및 근로조건 개선
② 산업재해 예방 지원 및 지도
③ 사업주의 자율적인 산업 안전 및 보건 경영체제 확립을 위한 지원
④ 산업 안전 및 보건에 관한 의식을 북돋우기 위한 홍보·교육 등 안전문화 확산 추진

04

유해화학물질의 유해위험성, 응급조치요령, 취급방법 등을 설명해주는 자료로서 이를 알리고 교육하기 위해 작업장에 비치하는 것은? [17 전남특채]

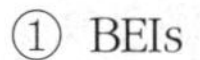

① BEIs	② MSDS
③ TLV	④ STEL

Self Check

05

「산업안전보건법」에서 명시하고 있는 사업주의 의무에 해당하는 것은? [19 경북보건연구사]

① 근로자의 신체적 피로와 정신적 스트레스 등을 줄일 수 있는 쾌적한 작업환경 조성 및 근로조건 개선
② 산업안전 · 보건정책의 수립 · 집행 · 조정 및 통제
③ 산업재해 예방 지도 및 지원
④ 산업재해에 관한 조사 및 통계의 유지 · 관리

06

상시근로자 20명 이상 50명 미만인 사업장에 안전보건관리 담당자를 선임해야 하는 직종의 사업이 아닌 것은? [22 부산의료기술]

① 임업	② 환경 정화 및 복원업
③ 보건업	④ 제조업

07

〈보기〉의 내용을 목적으로 하는 법은 무엇인가? [22 경남보건연구사]

보기
- 산업재해를 예방하고 쾌적한 작업환경을 조성한다.
- 근로자의 안전 및 보건을 유지 · 증진한다.

① 산업재해보상보험법	② 산업안전보건법
③ 근로기준법	④ 고용보험법

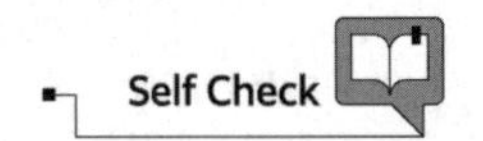

08

산업보건에 대한 설명으로 가장 옳지 않은 것은? [22 서울보건연구사]

① 산업안전보건 정책수행의 실무는 산업통상자원부에서 담당하고 있다.
② 산업보건학은 근로자의 건강을 고려한 산업위생학에서 직업병을 고려한 산업보건학으로 발전하였고 이후 산업장 안전관리를 포함한 산업안전보건학으로 변화하였다.
③ 국제노동기구(ILO)와 세계보건기구(WHO)에서 산업보건이란 "모든 산업장 근로자들의 육체적 · 정신적 · 사회적 안녕이 최고도로 증진 유지되도록 하는 데 있다"라고 규정하였다.
④ 휴식이나 수면으로 회복되지 않고 축적되는 산업장 근로자의 피로를 산업 피로(occupational fatigue)라고 한다.

09

「산업안전보건법령」에서 규정하는 보건관리자의 역할과 관련하여 〈보기〉의 업무를 수행할 수 있는 인력으로 가장 옳은 것은? [22 서울보건연구사]

보기
- 자주 발생하는 가벼운 부상에 대한 치료
- 건강진단 결과 발견된 질병자의 요양 지도 및 관리

① 작업치료사 ② 물리치료사
③ 산업위생관리산업기사 ④ 간호사

10

우리나라 산업보건 관련 역사로 옳지 않은 것은? [23 경북의료기술]

① 1953년 근로기준법 제정
② 1981년 산업안전보건법 제정
③ 1984년 산업재해보상보험법 제정
④ 1990년 산업안전기준에 관한 규칙 제정

11

사업주 또는 안전보건관리책임자를 보좌하고 관리감독자에게 지도 및 조언을 하는 보건관리자의 자격으로 적절하지 않은 사람은? [23 충북보건연구사]

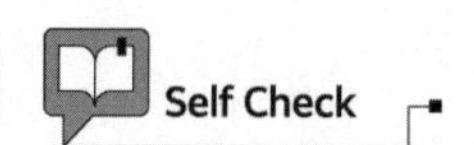

① 의사
② 간호사
③ 산업위생관리산업기사 또는 수질환경산업기사 이상의 자격을 취득한 사람
④ 전문대학 이상의 학교에서 산업보건 또는 산업위생분야의 학위를 취득한 사람

12

「산업안전보건법」에 따라 사업주는 사업장에 보건에 관한 기술적인 사항에 관하여 책임자를 보좌하고 관리감독자에게 지도 · 조언하는 업무를 수행하는 보건관리자를 두어야 한다. 다음 중 보건관리자의 자격에 해당하지 않는 것은? [23 대구보건연구사]

① 「의료법」에 따른 의사
② 「의료법」에 따른 간호사
③ 산업안전산업기사
④ 산업위생관리산업기사

13

산업보건에 대한 설명으로 옳지 않은 것은? [24 인천의료기술]

① 도수율은 연 100만 근로시간에 대한 재해건수이다.
② RMR 4~7은 중노동을 뜻한다.
③ 국소진동이 유발하는 질병은 레이노드 증후군이다.
④ 독일 「산업재해보험법」은 1884년, 우리나라 「산업재해보험법」은 1981년에 제정되었다.

Self Check

제2절 건강과 근로작업 (정답 p.279)

01

우리나라 「근로기준법」에 의한 내용 중 옳지 않은 것은? [16 서울보건연구사]

① 18세 미만자는 도덕상 또는 보건상 유해하거나 위험한 사업에 채용하지 못한다.
② 사용자와 근로자 대표의 서면합의에 따라 주 근로시간은 40시간을 초과할 수 없으며 일 근로시간은 12시간을 초과할 수 없다.
③ 산전후 휴가는 90일, 다태아일 경우 120일이다.
④ 15세 미만인 자는 근로자로 사용하지 못한다.

02

「근로기준법」에 따른 여성 근로자 보호의 내용으로 옳은 것을 모두 고른 것은? [17 울산]

> 가. 출산 후 1년이 지나지 아니한 여성은 도덕상 또는 보건상 유해한 사업에 채용하지 못한다.
> 나. 여성 근로자의 청구가 없어도 월 1일의 생리휴가를 주어야 한다.
> 다. 임신 중의 여성에게 출산 전과 출산 후를 통하여 90일의 출산전후휴가를 주어야 한다.
> 라. 주작업의 근로강도는 RMR 2.0 이하여야 한다.

① 가, 나, 다 ② 가, 다, 라
③ 나, 가, 라 ④ 가, 나, 다, 라

03

「근로기준법」상 법정 근로시간에 대한 설명으로 옳은 것은? [17 대구]

① 1주간의 근로시간은 휴게시간을 포함하여 40시간을 초과할 수 없다.
② 임신 중인 여성과 18세 미만자를 도덕상 또는 보건상 유해한 사업에 사용하지 못한다.
③ 임신 중의 여성에게 출산 전·후 90일의 출산휴가를 주어야 한다.
④ 15세 이상 18세 미만 연소근로자의 법정근로시간은 하루 8시간, 주40시간을 초과하지 못한다.

Self Check

04

기초대사량이 2000kcal인 사람이 10시간 작업할 때 작업시 소비에너지는 7kcal/min이고 안정시 소비에너지는 2kcal/min라면 작업강도는?

[19 경북보건연구사]

① 경노동
② 중등노동
③ 강노동
④ 중노동

05

다음 에너지 대사율(RMR)에 대한 설명 중 옳지 않은 것은?

[19 광주보건연구사]

① 여성근로자의 주작업 근로강도는 RMR 2 이하여야 한다.
② RMR 1~2는 경노동이다.
③ RMR을 구하는 공식은 근로대사량 / 기초대사량이다.
④ 단위 시간에 있어서 작업강도가 크면 클수록 피로도가 커진다.

06

근로자의 건강과 관련된 내용으로 옳지 않은 것은? [20 대구]

① 산후 1년이 지나지 아니한 여성은 도덕상 또는 보건상 유해 · 위험한 사업에 사용하지 못한다.
② 여성근로자가 청구하면 월 1일의 생리휴가를 주어야 한다.
③ 직업병은 임상적 소견이 일반 질병과 구분하기 어렵다.
④ 격노동은 RMR 5이상인 작업이다.

07

근로자의 건강을 보호하기 위한 조치로 가장 옳지 않은 것은? [20 서울]

① 「근로기준법」 및 동법 시행령에 따라 취직인허증을 지니지 않은 15세 미만인 자는 근로자로 사용하지 못한다.
② 「근로기준법」 및 동법 시행령에는 임산부를 위한 사용금지 직종을 규정하고 있다.
③ 근로 의욕과 생산성을 위하여 근로자를 적재적소에 배치한다.
④ 「근로기준법」상 수유시간은 보장되지 않는다.

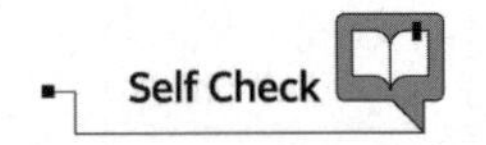

08

〈보기〉에서 제시된 증상들은 산업피로의 자각증상 중 몇 군에 해당하는가? [20 경북보건연구사]

보기

머리가 아프다. 어깨가 결린다. 숨이 차다. 입안이 마른다. 목소리가 변한다. 현기증이 난다. 손과 발이 불안하다.

① 1군
② 2군
③ 3군
④ 4군

09

「근로기준법」에 따른 임산부와 연소자의 근로에 대한 설명으로 옳지 않은 것은? [20 대구보건연구사]

① 18세 미만자를 도덕상 또는 보건상 유해·위험한 사업에 사용하지 못한다.
② 생후 1년 미만의 유아를 가진 여성 근로자가 청구하면 1일 2회 각각 30분 이상의 유급 수유 시간을 주어야 한다.
③ 임신중인 여성에게 출산전과 출산후를 통하여 60일의 출산전후휴가를 주어야 한다.
④ 산후 1년이 지나지 아니한 여성에 대하여는 1주에 6시간을 초과하는 시간외근로를 시키지 못한다.

10

「산업안전보건법」에 규정된 근로자 안전보건교육이 아닌 것은? [20 서울보건연구사]

① 정기교육
② 채용 시 교육
③ 작업내용 변경 시 교육
④ 휴직 및 복직 시 교육

11

지적작업 또는 6시간 이상 쉬지 않고 하는 작업에 해당하는 중등 노동은 무엇인가?

[20 인천보건연구사]

① RMR 1∼2
② RMR 2∼4
③ RMR 4∼7
④ RMR 7∼10

Self Check

12

산업안전보건 표지의 색상에 대한 설명 중 옳지 않은 것은?

[20 인천보건연구사]

① 빨강색 – 금지
② 노란색 – 경고
③ 녹색 – 지시
④ 검정색 – 경고에 대한 보조색

13

다음 중 에너지대사율(RMR)에 대한 설명으로 옳은 것은?

[21 제주의료기술(5월)]

① 기초대사량에 대한 근로대사량의 값으로 측정한다.
② 작업강도는 4개로 구분한다.
③ 작업강도가 5 이상이면 격노동이다.
④ 작업강도가 7 이상이면 중노동이다.

14

「근로기준법」상 15세 이상 18세 미만인 사람의 근로시간으로 옳은 것은?

[23 전남의료기술]

① 1일 8시간, 1주 40시간을 초과하지 못한다.
② 1일 7시간, 1주 35시간을 초과하지 못한다.
③ 1일 8시간, 1주 35시간을 초과하지 못한다.
④ 근로자로 사용하지 못한다.

Self Check

제 3 절 근로자 건강진단

(정답 p.282)

01

근로자에 대한 건강진단결과의 건강관리구분 판정기준에 대한 설명으로 옳지 않은 것은? [16 서울]

① A: 정상자 ② R: 질환의심자

③ D1: 직업병 유소견자 ④ C2: 직업병 요관찰자

02

근로자 건강진단 후 의사의 판정이 D1이라면 무엇을 의미하는 것인가? [16 울산보건연구사]

① 건강양호상태 ② 재활치료필요

③ 직업병 초기증상 ④ 직업병 유소견자

03

특수건강진단을 받아야 하는 근로자는? [17 서울]

① 1달에 7~8일간 야간작업에 종사할 예정인 간호사

② 장시간 컴퓨터작업을 하는 기획실 과장

③ 하루에 6시간 이상 감정노동에 종사하는 텔레마케터

④ 당뇨 진단으로 인해 작업전환이 필요한 제지공장 사무직 근로자

04

특수건강진단 대상 업무로 인하여 유해인자에 의한 직업성 천식, 직업성 피부 질환 등을 의심하게 하는 증상을 보이거나 의학적 소견이 있는 근로자에 대하여 실시할 수 있는 건강진단은 무엇인가? [17 경북의료기술]

① 배치 전 건강진단 ② 수시건강진단

③ 임시건강진단 ④ 특수건강진단

05

근로자 건강진단 판정기준이 바르게 연결되지 않은 것은? [17 부산(4월)]

① A – 건강자. 사후과리 필요 없음
② C1 – 직업병 요관찰자. 직업성 질병으로 진전될 우려가 있어 추적검사 등 관찰이 필요
③ D1 – 일반질병 유소견자. 사후관리가 필요
④ R – 건강진단 1차 결과 질환 의심자로 2차건강진단 대상자

06

근로자 건강진단 결과 직업병 유소견자에 해당하는 것은? [17 경기(12월)]

① A ② C1
③ C2 ④ D1

07

「산업안전보건법」에 따라 시행되는 특수건강진단에 대한 설명으로 옳지 않은 것은? [18 군무원]

① 유해요인을 취급하는 업무에 종사하는 근로자에 대하여 실시한다.
② 직업성 질환을 조기에 발견함으로써 질병의 악화와 재발을 방지하기 위해 실시한다.
③ 일부를 제외한 모든 대상 유해인자의 특수건강진단 실시주기는 6개월이다.
④ 제1차 검사항목은 특수건강진단의 대상이 되는 근로자 모두에 대하여 실시한다.

08

근로자의 건강진단 결과 중 직업병 유소견자의 판정 구분은 무엇인가? [19 대전]

① A ② C2
③ D1 ④ R

Self Check

5 산업보건

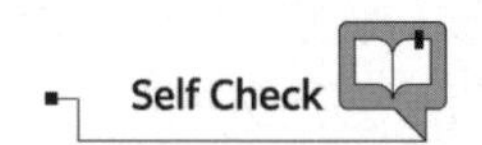

09

근로자의 건강진단 결과 중 일반질병 요관찰자를 나타내는 것은?

[20 경북의료기술]

① C1　② C2
③ D1　④ D2

10

같은 유해인자에 노출되는 근로자들에게 유사한 질병의 증상이 발생한 경우 시행할 수 있는 근로자 건강진단은 무엇인가? [20 경북]

① 수시건강진단　② 임시건강진단
③ 특수건강진단　④ 배치전건강진단

11

근로자의 건강진단 결과 직업성 유소견으로 관리가 필요한 대상자는?

[20 광주 · 전남 · 전북]

① A　② C1
③ D1　④ D2

12

같은 부서에 근무하는 근로자 또는 같은 유해인자에 노출되는 근로자에게 유사한 질병의 자각 · 타각 증상이 발생한 경우, 직업병 유소견자가 발생하거나 여러 명이 발생할 우려가 있는 경우, 또는 그 밖에 지방고용노동관서의 장이 필요하다고 판단하는 경우 실시하는 건강진단은? [20 경기보건연구사]

① 수시건강진단　② 임시건강진단
③ 특수건강진단　④ 일반건강진단

13

근로자 건강진단 중 특수건강진단을 실시하는 가장 중요한 목적으로 옳은 것은? [21 인천보건연구사]

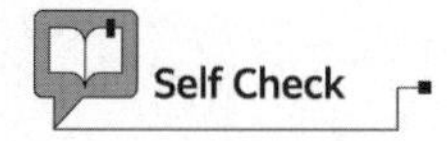

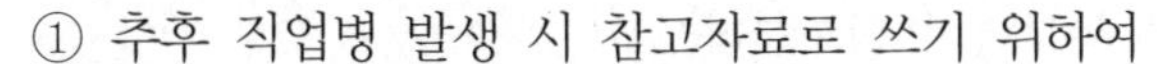
① 추후 직업병 발생 시 참고자료로 쓰기 위하여
② 업무배치의 적절성을 위하여
③ 직업병의 조기발견을 위하여
④ 기초건강자료를 축적하기 위하여

14

〈보기〉와 같은 상황에서 실시하는 근로자 건강진단은 무엇인가? [22 경북의료기술]

> 보기
> - 같은 부서에 근무하는 근로자 또는 같은 유해인자에 노출되는 근로자에게 유사한 질병의 자각·타각 증상이 발생한 경우
> - 직업병 유소견자가 발생하거나 여러 명이 발생할 우려가 있는 경우

① 배치전 건강진단 ② 수시 건강진단
③ 임시 건강진단 ④ 특수 건강진단

15

특수건강진단 대상 업무로 인하여 해당 유해인자에 의한 직업성 천식, 직업성 피부 질환 등을 의심하게 하는 증상을 보이거나 의학적 소견이 있는 근로자에 대하여 실시하는 건강진단은? [22 대전의료기술]

① 배치전 건강진단 ② 임시건강진단
③ 수시건강진단 ④ 일반건강검진진단

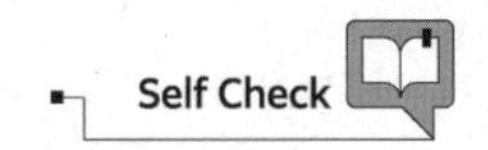

16

근로자 건강진단에 대한 설명으로 옳지 않은 것은? [23 경북보건연구사]

① 임시건강진단은 특수건강진단 대상 여부와 관계없이 실시한다.
② 수시건강진단은 고용노동부장이 실시한다.
③ 임시건강진단은 직업성 천식, 피부 질환 등의 증상을 보이는 경우 실시한다.
④ 배치전건강진단은 직업성 질환 예방과 기초자료의 수집을 위해 실시한다.

17

소음이 100dB 이상의 소음이 발생하는 환경에서 일하는 근로자가 건강검진 결과 D1 판정을 받았다. 이 근로자에 대한 설명으로 옳은 것은? [23 충북보건연구사]

① 직업병 요관찰자로 추적검사 등 관찰이 필요하다.
② 직업병 유소견자로 사후관리 조치가 필요하다.
③ 일반질병 요관찰자로 추적관찰이 필요하다.
④ 일반질병 유소견자로 사후관리가 필요하다.

18

근로자 건강진단 중 특수건강진단 유해요인을 취급하는 근로자가 직업성 천식, 직업성 피부질환 등을 의심하게 하는 증상을 보이거나 의학적 소견이 있을 때 실시할 수 있는 건강진단은 무엇인가? [24 전북의료기술]

① 수시건강진단 ② 일반건강진단
③ 특수건강진단 ④ 임시건강진단

제4절 작업환경 유해요인 및 관리 (정답 p.285)

Self Check

01

미국산업위생 전문가협의회에서 발표하고 있는 TLV 수치 중 절대 초과해서는 안 되는 것은? [16 부산]

① TLV-TWA
② TLV-STEL
③ TLV-C
④ TLV

02

유해물질 노출기준에서 8시간 작업을 기준으로 시간가중평균 노출기준을 나타내는 것은? [17 서울의료기술]

① TLV-TWA
② TLV-STEL
③ TLV-C
④ TLV-BEIs

03

유해물질 허용한계 기준 중에서 어떤 경우에도 초과해서는 안 되는 기준을 의미하는 것은? [18 충남의료기술, 보건진료]

① TLV-STEL
② TLV-TWA
③ TLV-C
④ TLV-CTWA

04

작업자에게 건강장애를 일으킬 수 있는 유해 작업 환경에 대한 관리 대책으로 가장 근본적인 방법에 해당하는 것은? [18 서울(10월)]

① 개인보호구
② 격리(isolation)
③ 대치(substitution)
④ 환기(ventilation)

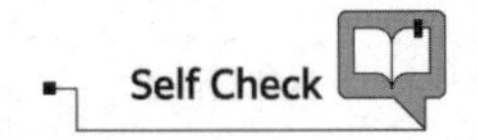

05

미국산업위생전문가협회(ACGIH)의 분류기준에서 인체에 대한 발암성 확인물질에 해당하는 것은? [19 경북의료기술]

① A1 ② A2
③ A3 ④ A4

06

미국산업위생가협회(ACGIH)의 유해물질 노출 기준 중 잠시라도 노출되어서 안되는 기준을 의미하는 것은? [19 전북의료기술]

① TWA ② TLV-C
③ TLV-STEL ④ TLV-TWA

07

유해인자에 대한 노출기준의 종류 중 '작업시간 동안 잠시도 초과되어서는 안 되는 농도'에 해당하는 것은? [19 서울시 7급]

① 천정값(TLV-C)
② 노출상한치(Excursion limits)
③ 단시간 노출기준(TLV-STEL)
④ 8시간 노출기준(TLV-TWA)

08

유해물질 허용 기준 중 시간가중평균허용농도를 의미하는 것은? [19 경기의료기술(11월)]

① BEIs ② TLV-C
③ TLV-TWA ④ TLV-STEL

09

미국산업위생가협회(ACGIH)의 유해물질 노출 기준 중 단시간노출기준의 시간조건으로 옳은 것은? [19 충북보건연구사]

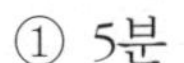

① 5분　　② 10분
③ 15분　　④ 30분

Self Check

10

유해물질 노출 기준에 대해 옳지 않은 것은? [19 대전보건연구사]

① 유해물질의 노출이 TLV-STEL기준 이하이면 TLV-TWA기준을 넘어도 안전하다.
② TLV-STEL은 15분간 폭로되어도 건강장해가 거의 없는 농도이다.
③ TLV-C는 자극성 가스나 독작용이 빠른 물질의 경우에 설정하는 기준치로 잠시도 초과되어서는 안 된다.
④ 근로자의 유해물질 노출수준이 TLV 기준을 넘지 않아도 질병이 발생할 수 있다.

11

다음 중 유해물질 노출에 대한 생물학적 모니터링의 대상이 아닌 것은? [19 충북보건연구사]

① 호기　　② 공기
③ 소변　　④ 혈액

12

근로자의 보호조치로 가장 최후의 수단에 해당하는 것은? [20 전북보건연구사]

① 공정의 대치　　② 물질의 대치
③ 장벽에 의한 격리　　④ 개인보호구

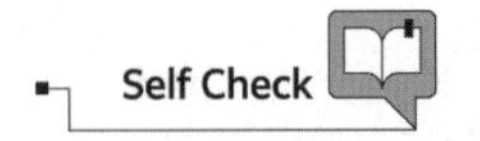

13

어떤 조직이나 기관에 독성을 일으키지 않는 물질이 다른 물질의 독성을 크게 하는 작용은 무엇인가? [20 대구보건연구사]

① 상승작용　② 상가작용
③ 잠재작용　④ 길항작용

14

다음 중 공학적인 작업환경 관리 대책에 해당하지 않는 것은? [20 대전 보건연구사]

① 격리(isolation)　② 대치(substitution)
③ 환기(ventilation)　④ 교육(education)

15

페인트 도장 공정에서 페인트를 분사하지 않고 페인트 통에 담그는 작업으로 변경하거나 페인트 입자를 정전기를 이용하여 흡착식 페인트 살포 방법으로 변경하는 것은 어떠한 작업환경 관리대책에 해당하는가? [21 경북의료기술(4월)]

① 격리　② 대치
③ 환기　④ 보호구

16

〈보기〉에서 설명하는 작업환경관리 방법으로 가장 옳은 것은? [21 서울 고졸]

보기

- 덜 위험한 물질로 변경해 사용하는 것
- 유해하지 않은 공정으로 변경하는 것
- 작업관리방법 중 가장 기본이 되고 우선시되는 것

① 벤젠을 이용한 세척 공정을 원격 조정 및 자동화한다.
② 소음이 심한 공정에서 귀마개를 사용하도록 한다.
③ 가연성 물질을 유리병 대신 철제통에 저장한다.
④ 작업장 후드를 설치하여 오염물질을 제거한다.

Self Check

17

다음 중 유해요인 노출기준에 대한 설명으로 옳은 것은? [21 경기보건연구사]

① TLV-C는 실제로 순간농도 측정이 불가능하므로 보통 15분간 측정한다.
② TLV-STEL은 안전농도와 위험농도를 구분하는 경계선이다.
③ Excursion limits는 Ceiling이 설정되지 않은 물질이 TLV-C를 넘을 때 적용한다.
④ TLV-TWA을 초과하고 TLV-STEL 이하인 경우에는 각 노출 간격이 30분 이상이어야 한다.

18

TLV-STEL에 대한 설명으로 옳지 않은 것은? [21 충북보건연구사]

① 잠시라도 노출이 될 경우 15분 동안 노출될 수 있는 농도이다.
② 1일 노출회수는 4회 이하여야 한다.
③ 8시간 노출기준이다.
④ 노출과 노출 사이에는 60분 이상의 간격이 있어야 한다.

19

산업장의 작업환경관리 중 격리에 해당하는 것은? [22 서울시(2월)]

① 개인용 위생보호구를 착용한다.
② 위험한 시설을 안전한 시설로 변경한다.
③ 유해 물질을 독성이 적은 안전한 물질로 교체한다.
④ 분진이 많을 때 국소배기장치를 통해 배출한다.

20

유해작업에 대한 대책 중 격리에 해당하는 것은? [22 울산의료기술(10월)]

① 페인트를 분사하지 않고 통에 담그는 작업으로 변경하는 것
② 금속을 접합할 때 용접 대신 볼트로 이어주는 방법
③ 페인트의 납을 아연으로 교체하는 것
④ 개인보호구 착용

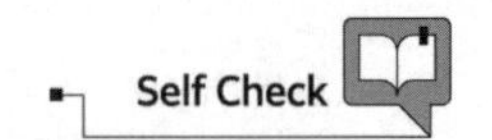

21

다음 중 유해물질 노출기준(TLV)에 대한 설명으로 옳은 것은?

[22 경남보건연구사]

① TLV-TWA는 1일 8시간 반복하여 노출되어도 모든 근로자가 건강상 장해가 일어나지 않을 수 있는 안전한 수준이다.
② TLV-STEL은 15분간 폭로될 수 있는 농도이며 하루 4회를 초과하여 노출되면 안 된다.
③ TLV-C는 1일 작업시간 동안 잠깐 노출될 수 있는 기준이다.
④ 노출상한치는 TLV-STEL 기준은 설정되어 있으나 TLV-C 기준이 설정되지 않은 물질에 적용한다.

22

다음 중 우리나라 '화학물질의 분류 표시 및 물질 안전보건자료에 관한 기준'에 따른 인체 발암가능물질에 대한 구분 기준으로 옳은 것은?

[22 세종보건연구사]

① EPA B ② IARC 2B
③ ACGIH A2 ④ GHS 1B

23

유해요인에 대한 작업환경 관리 대책 중 가장 근본적인 해결책이 될 수 있는 것은? [23 경북의료기술]

① 격리 ② 대치
③ 환기 ④ 교육

24

작업장에서 독성이 서로 다른 A와 B물질이 동시에 노출된다. A물질의 독성의 크기는 4이고 B물질의 독성의 크기는 6이며 두 물질에 동시에 노출될 경우 독성의 크기가 10이라면 이 독성물질 간 일어나는 작용의 유형은 무엇인가? [23 대구보건연구사]

① 상가작용 ② 길항작용
③ 잠재작용 ④ 상승작용

Self Check

25

〈보기〉의 내용 중 유해물질 노출기준에 대한 설명으로 옳은 것은?

[23 부산보건연구사]

보기

ㄱ. TLV-TWA는 8시간 기반이다.
ㄴ. TLV-STEL은 1시간 기반이다.
ㄷ. TLV-C는 잠시도 노출되어서는 안되는 농도이다.
ㄹ. 노출상한치는 최고허용농도에 대한 기준이 설정되지 않은 물질에 대하여 적용한다.

① ㄱ, ㄴ
② ㄱ, ㄷ
③ ㄱ, ㄷ, ㄹ
④ ㄱ, ㄴ, ㄷ, ㄹ

제5절 산업재해 (정답 p.288)

01

산업재해지표를 계산하는 공식으로 옳은 것은? [15 경기의료기술]

① 평균작업손실일수 = 손실작업일수 / 근로일 수
② 건수율 = 근로손실일수 / 연 근로시간 수 × 1,000
③ 도수율 = 재해건수 / 연 근로시간 수 × 1,000,000
④ 강도율 = 근로손실일수 / 평균근로자 수 × 1,000

02

강도율에 대한 설명 중 옳지 않은 것은? [16 서울]

① 산업재해의 경중을 알기 위해 사용
② 근로시간 1,000시간당 발생한 근로손실일수
③ 인적 요인보다는 환경적 요인으로 발생되는 재해 측정
④ 근로손실일수를 계산할 때, 사망 및 영구 전노동불능은 7,500일로 계산

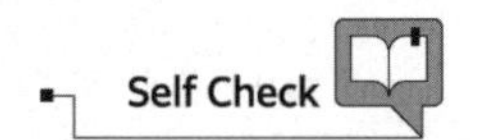

03

다음 내용이 설명하고 있는 산업재해 지표는 무엇인가? [16 인천]

> • (가)은 작업시간당 재해발생건수를 나타내는 지표로 산업재해 발생의 표준적 지표로 사용된다.
> • (나)은 근로자 수당 재해발생건수를 나타내주는 지표로 재해발생상황을 총괄적으로 파악하기 위한 자료가 된다.

	(가)	(나)
①	도수율	건수율
②	강도율	건수율
③	건수율	도수율
④	도수율	강도율

04

하인리히법칙에 대한 설명으로 옳은 것은? [17 인천(12월)]

① 현성 재해에 관심을 두고 설명하였다.
② 현성 재해와 불현성 재해에 관심을 두고 설명하였다.
③ 현성 재해와 불현성 재해뿐만 아니라 잠재성 재해까지 설명하였다.
④ 인적 재해뿐만 아니라 물적 재해까지 설명하였다.

05

산업재해의 정도를 분석하는 여러 지표 중 연근로시간 100만 시간당 몇 건의 재해가 발생하였는가를 나타내는 지표는? [17 서울]

① 강도율
② 도수율
③ 평균손실일수
④ 건수율

06

산업재해의 경중을 알기 위해 많이 사용되는 지표로 연간 1,000근로시간당 근로손실일수로 계산하는 지표는 무엇인가? [17 경기]

① 연천인율 ② 도수율
③ 강도율 ④ 빈도율

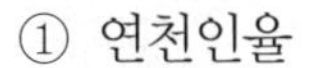

07

산업보건 지표 중 재해건수나 발생빈도와 관계없이 재해에 의한 손상 정도를 나타내어 재해의 경중을 알 수 있는 지표는? [17 강원, 울산, 인천, 부산]

① 강도율 ② 도수율
③ 건수율 ④ 발생률

08

산업재해 지표 중 건수율을 구하는 공식으로 올바른 것은? [17 충북(12월)]

① 근로손실일수 / 연 작업시간수 × 10^6
② 근로손실일수 / 평균 근로자수 × 10^6
③ 재해건수 / 연 작업시간수 × 10^3
④ 재해건수 / 평균 근로자수 × 10^3

09

다음 중 「산업재해보상보험법」의 급여내용으로 옳은 것은? [17 대전]

가. 요양급여	나. 휴일급여
다. 간병급여	라. 재가급여
마. 장해급여	바. 장제비

① 가, 나, 다 ② 가, 나, 마
③ 가, 다, 마 ④ 가, 라, 바

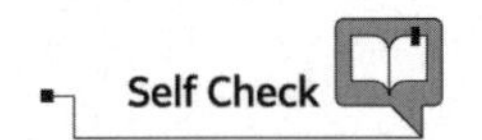

10

산업재해의 통계지수 중 강도율 3이 의미하는 것은?

① 작업시간 1,000시간당 3명의 재해자 수를 의미한다.
② 작업시간 1,000시간당 3일의 작업손실을 의미한다.
③ 근로자 1,000명당 4명의 재해자를 의미한다.
④ 작업시간 1,000시간당 4건의 재해건수를 의미한다.

11

산업재해 지표 중 재해의 경중정도를 알 수 있는 것은? [18 경북의료기술]

① 도수율 ② 강도율
③ 재해일수율 ④ 건수율

12

다음 공식을 통해 알수 있는 산업재해 지표는 무엇인가? [18 강원]

$$\frac{\text{재해 건수}}{\text{연 작업 시간 수}} \times 1{,}000{,}000$$

① 건수율 ② 도수율
③ 강도율 ④ 발생률

13

산업재해 지표 중 강도율과 관련된 내용으로 옳은 것은? [18 울산]

가. 평균 근로자수	나. 연간 작업시간 수
다. 재해건수	라. 작업손실일수

① 가, 나, 다 ② 가, 다
③ 나, 라 ④ 가, 나, 다, 라

14

산업재해 지표의 내용이 옳지 않은 것은? [18 전남, 전북]

① 이환율 = 업무관련 질병 / 평균실근로자 수 × 1,000
② 빈도율 = 재해건수 / 연간 근로자 수 × 1,000,000
③ 천인율 = 재해건수 / 평균 실근로자 수 × 1,000
④ 강도율 = 작업손실일수 / 연간근로시간수 × 1,000

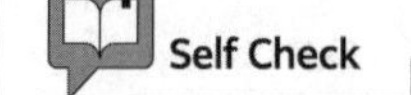

15

산업재해 보상보험의 원리가 아닌 것은? [19 서울]

① 사회보험방식
② 무과실책임주의
③ 현실우선주의
④ 정액보상방식

16

연간 1,000 작업시간당 작업손실일수로 구할 수 있는 산업재해지표는? [19 경기]

① 강도율
② 도수율
③ 건수율
④ 재해율

17

산업재해 발생과 관련한 하인리히 법칙에서 제시된 현성 재해 : 불현성 재해 : 잠재성 재해의 비율로 옳은 것은? [19 대구]

① 1 : 29 : 300
② 1 : 30 : 300
③ 1 : 29 : 600
④ 1 : 30 : 600

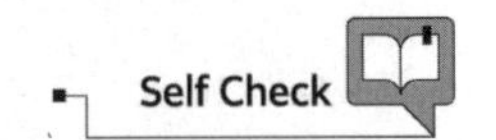

18

다음 중 분모가 연작업시간수로 계산되지 않는 것은? [19 대전]

① 건수율　② 도수율
③ 강도율　④ 재해일수

19

사고확산의 연쇄성을 설명하는 하인리히의 도미노 이론에서 제시된 사고 확산의 단계 중 2단계에 해당하는 것은? [19 인천]

① 유적적 요인　② 인간의 단점(결함)
③ 사고발생　④ 재해

20

어느 해의 재해 현황이 다음과 같다. 산업재해 손상의 정도를 알 수 있는 지표는 얼마인가? [19 충북보건연구사]

- 근로자수: 5000명
- 재해건수 3건
- 연간작업시간: 20,000시간
- 손실일수: 330일

① 0.6　② 16.5
③ 4　④ 15

21

산업장에서 재해의 경중 및 손상의 정도와 재해 위험 공정을 변경하고 난 뒤 재해예방 효과를 확인할 수 있는 지표에 해당하는 것은? [19 충남보건연구사]

ㄱ. 강도율　ㄴ. 건수율
ㄷ. 도수율　ㄹ. 이환율

① ㄱ, ㄴ, ㄷ　② ㄴ, ㄷ, ㄹ
③ ㄱ, ㄷ, ㄹ　④ ㄱ, ㄴ, ㄷ, ㄹ

22

도수율에 대한 설명 중 옳은 것을 고르면? [19 경남보건연구사]

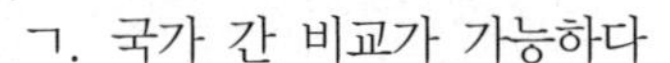

ㄱ. 국가 간 비교가 가능하다
ㄴ. 연 근로시간당 재해건수를 말한다.
ㄷ. 산업재해 발생상황을 파악하기 위한 표준적 지표이다.
ㄹ. 도수율에서 사용하는 상수는 1000이다.

① ㄱ, ㄴ, ㄷ
② ㄴ, ㄷ, ㄹ
③ ㄱ, ㄷ, ㄹ
④ ㄱ, ㄴ, ㄷ, ㄹ

23

다음 〈보기〉에서 설명하는 산업재해보상보험법의 종류로 옳은 것을 고르시오. [19 광주보건연구사]

보기

업무상 사유로 부상을 당하거나 질병에 걸린 근로자에게 요양으로 취업하지 못한 기간에 대하여 지급하되, 1일당 지급액은 평균임금의 100분의 70에 상당하는 금액으로 한다. 다만, 취업하지 못한 기간이 3일 이내이면 지급하지 아니한다.

① 요양급여
② 휴업급여
③ 상병보상연금
④ 직업재활급여

24

A작업장에서는 평균 근로자 수 1000명이 매년 300일 동안 하루 8시간씩 작업한다. 이 작업장의 근로손실일수가 120일이라고 할 때 재해에 의한 손상정도를 나타내는 지표는 얼마인가? [19 광주보건연구사]

① 0.05
② 5
③ 25
④ 50

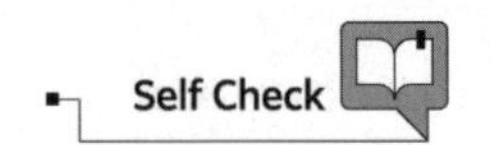

25

하인리히가 주장한 현성, 불현성, 잠재성 재해의 발생비율로 옳은 것은?

[19 충북보건연구사]

① 1 : 29 : 200
② 1 : 29 : 300
③ 1 : 39 : 200
④ 1 : 39 : 300

26

산업재해보험 급여 중 요양을 시작한 지 2년이 지났음에도 치유되지 않고 중증요양상태에 해당되는 환자에게 지급하는 것은 무엇인가?

[20 인천보건연구사]

① 장해급여
② 휴업급여
③ 상병보상연금
④ 간병급여

27

재해지표에서 근로자 즉, 사람을 분모로 계산하는 지표로 옳지 않은 것은?

[20 대구]

① 건수율
② 도수율
③ 이환율
④ 재해율

28

100만 연 작업 시간당 재해 발생건수로 파악하는 재해지표는 무엇인가?

[20 대전]

① 건수율
② 강도율
③ 도수율
④ 근로손실일수

Self Check

29

'(근로손실일수/연 근로시간 수)×1,000'으로 산출하는 산업재해 지표는?

[20 서울]

① 건수율　② 강도율
③ 도수율　④ 평균손실일수

30

근로자 수는 800명, 재해건수 4건, 근로손실일수 6일, 1인당 평균 근로시간 수 2000시간일 때 건수율로 옳은 것은? [20 광주 · 전남 · 전북]

① 3　② 5
③ 6　④ 2000

31

산업재해 지표에 대한 내용으로 옳지 않은 것은? [20 충북]

① 근로손실일수＝장애등급별 손실일수＋사망자 손실일수(7500일)＋요양자 요양일수
② 건수율＝재해건수 / 연작업시간 수×1,000
③ 도수율＝재해건수 / 연작업시간 수×1,000,000
④ 강도율＝근로손실일수 / 연작업시간 수×1,000

32

산업재해 지표 중 산출식이 $\frac{\text{재해 건수}}{\text{평균 근로자 수}}$ × 1,000에 해당하는 것은?

[20 전남의료기술(7월)]

① 건수율　② 도수율
③ 강도율　④ 재해일수율

5 산업보건

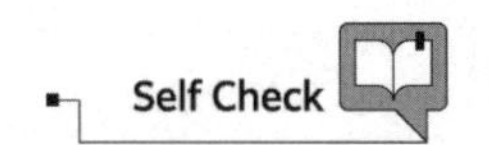

33

〈보기〉에서 우리나라 산업재해보상보험과 관련된 설명으로 옳은 것을 모두 고른 것은? [20 서울(고졸)]

보기

ㄱ. 보험료는 사업주와 근로자가 절반씩 부담한다.
ㄴ. 현재 상시근로자 1명 이상인 모든 사업장에 적용된다.
ㄷ. 가입자와 수혜자가 상이한 보험이다.
ㄹ. 산재보험은 소득보장이 포함되지 않는다.

① ㄴ, ㄷ
② ㄴ, ㄹ
③ ㄱ, ㄷ, ㄹ
④ ㄴ, ㄷ, ㄹ

34

사업장의 총 근로자수는 500명이며, 재해발생건수는 총 24건, 근로손실일수는 1,382일이다. 이때 도수율로 옳은 것은? (1인당 하루에 8시간씩, 1년에 총 300일 근무함) [20 경기보건연구사]

① 2.0
② 2.5
③ 20
④ 25

35

다음 중 산업재해 지표의 내용으로 옳지 않은 것은? [20 경북보건연구사]

① 건수율 $= \frac{\text{재해 건수}}{\text{평균 근로자 수}} \times 1,000$

② 강도율 $= \frac{\text{근로손실일수}}{\text{연 작업 시간 수}} \times 1,000$

③ 도수율 $= \frac{\text{재해 건수}}{\text{연 작업 시간 수}} \times 1,000,000$

④ 평균작업손실일수 $= \frac{\text{작업손실일수}}{\text{연 작업 시간 수}}$

36

산업재해 및 업무상 질병의 효과적인 예방을 위한 기초 자료로서 필수적인 도구로 활용되는 산업재해지표에 대한 내용으로 옳은 것은?

[20 대전보건연구사]

① 건수율＝재해일수 / 평균근로자수×1,000
② 도수율＝재해건수 / 평균근로자수×1,000,000
③ 재해율＝재해건수 / 연간근로시간수×1,000,000
④ 강도율＝작업손실일수 / 연간근로시간수×1,000

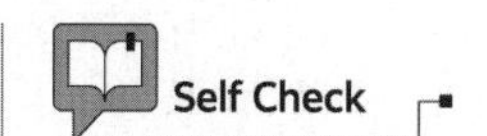

37

산업재해 현황을 파악하기 위해 근로손실일수[신체장해자등급별 손실일수+사망자 손실일수(7,500일)+부상자 · 업무상 질병 요양자의 요양일수]와 근로시간을 이용하는 지표는?

[20 서울보건연구사]

① 재해율
② 사망만인율
③ 도수율
④ 강도율

38

산업재해 지표 중 연간 1,000 작업시간 당 근로손실일수로 계산되는 값은?

[21 경기의료기술(2월)]

① 강도율
② 건수율
③ 도수율
④ 근로손실일수

39

업무상 사고로 인한 산업재해의 발생이 많은 시기 및 업종으로 옳지 않은 것은?

[21 대구의료기술(4월)]

① 10월, 11월에 빈발
② 오후 2~4시경 빈발
③ 건설업과 제조업에서 빈발
④ 소규모 사업장에서 빈발

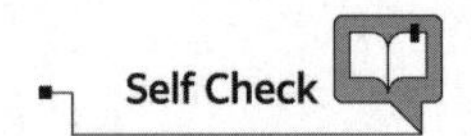

40

100만 연 작업 시간당 재해 발생 건수를 나타내는 산업재해지표는? [21 강원]

① 건수율
② 도수율
③ 강도율
④ 천인율

41

산업재해 지표 중 재해에 의한 손상의 정도를 파악하는 데 도움을 주는 지표는 무엇인가? [21 경남]

① 도수율
② 건수율
③ 빈도율
④ 강도율

42

산업재해의 지표로 옳은 것은? [21 경북]

① 강도율=작업손실일수 / 연간근로시간×1,000
② 재해율=재해건수 / 연간근로시간수×1,000,000
③ 도수율=재해건수 / 평균근로자수×1,000
④ 중독률=재해건수 / 작업손실일수

43

산업재해 현황이 〈보기〉와 같다. 이 작업장의 도수율은 얼마인가? [21 대구]

보기

- 평균근로자수: 5,000명
- 재해건수: 10건
- 작업시간: 3,000,000
- 손해일수: 12,000일

① 2
② 2.4
③ 3.3
④ 4

44

산업재해 지표 중 연간 1,000근로시간당 근로손실일수를 의미하는 것은?

[21 대전]

① 건수율 ② 도수율
③ 강도율 ④ 재해일수율

Self Check

45

산업재해 지표 중 옳지 않은 것은? [21 부산]

① 도수율은 연간 100만근로시간당 재해사망자수이다.
② 하인리히는 재해발생을 1 : 29 : 300의 법칙으로 설명했다
③ 강도율은 연간 1,000근로시간당 근로손실일수이다.
④ 산업재해의 발생요인은 환경적 요인과 인적 요인이 있다.

46

산업재해 발생의 특징으로 옳지 않은 것은? [21 충남]

① 손과 발이 전체 재해의 70~80%를 차지한다.
② 주로 봄과 가을철에 빈발한다.
③ 소규모 사업장에서 빈발한다.
④ 6개월 미만의 미숙련 근로자에게 빈발한다.

47

산업재해 발생을 설명하는 다수요인이론에 포함되지 않는 것은?

[21 전남경력경쟁(7월)]

ㄱ. 사람	ㄴ. 요인
ㄷ. 매체	ㄹ. 관리
ㅁ. 기계	ㅂ. 행동

① ㄱ, ㄹ ② ㄴ, ㅂ
③ ㄷ, ㅁ ④ ㄹ, ㅂ

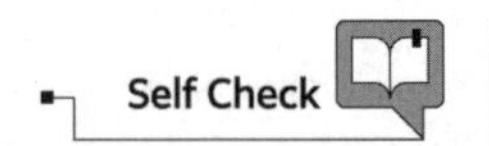

48

연근로시간과 근로손실일수로 산출이 가능한 지표는? [21 전남경력경쟁(7월)]

① 강도율 ② 도수율
③ 재해율 ④ 건수율

49

산업재해지표에서 국제적 표준척도? [21 인천의료기술]

① 도수율 ② 강도율
③ 건수율 ④ 사망만인율

50

산업재해 발생에 대한 이론 중 인간요인 이론에 따른 주요 요인에 해당하지 않는 것은? [21 대구보건연구사]

① 과부하 ② 부적절한 관리
③ 부적절한 대응 ④ 부적절한 행동

51

산업재해 발생상황을 비교하기 위한 표준적 지표에 해당하는 것은? [21 충북보건연구사]

① (연 재해건수 / 평균 근로자수) × 1,000
② (연 재해건수 / 연 근로시간 수) × 1,000,000
③ (연 근로손실일수 / 연 근로시간 수) × 1,000
④ (연 근로손실일수 / 연 근로시간 수) × 1,000,000

52

산업재해 발생상황을 총괄적으로 파악하는 데 도움을 주는 지표는 무엇인가? [21 대전보건연구사]

① 건수율 ② 도수율
③ 강도율 ④ 빈도율

Self Check

53

산업재해 지표인 도수율에 대한 설명으로 옳은 것은? [22 경기의료기술]

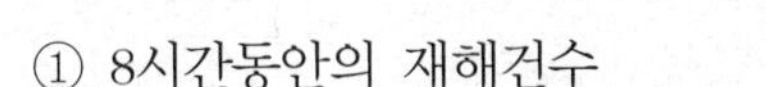

① 8시간동안의 재해건수

② 근로자 1,000명당 재해발생 건수

③ 100만 연 작업시간에 대한 재해발생 건수

④ 연간 1000작업 시간당 작업손실일수

54

산업재해 지표 수식으로 옳지 않은 것은? [22 전북의료기술]

① 건수율 = 재해건수 / 평균근로자수 × 1,000

② 도수율 = 재해건수 / 연작업시간수 × 1,000,000

③ 강도율 = 근로손실일수 / 평균근로자수 × 1000

④ 평균작업손실수 = 작업손실일수 / 재해건수

55

산업재해 지표 중 작업시간당 근로손실일수를 나타내는 것은? [22 광주의료기술]

① 강도율　② 도수율

③ 건수율　④ 재해율

56

4M(사람, 기계, 매체, 관리)을 사용하여 산업재해의 원인을 설명하는 모형은 무엇인가? [22 부산의료기술]

① 도미노이론　② 다수요인이론

③ 하인리히법칙　④ 인간요인이론

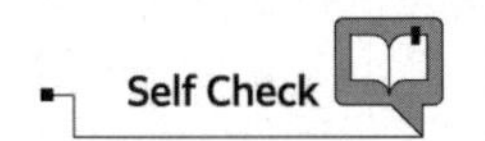

57

산업재해를 나타내는 재해지표 중 강도율 4가 의미하는 것은? [22 지방직]

① 근로자 1,000명당 4명의 재해자
② 1,000 근로시간당 4명의 재해자
③ 근로자 1,000명당 연 4일의 근로손실
④ 1,000 근로시간당 연 4일의 근로손실

58

「산업안전보건법 시행규칙」상 중대재해에 해당하지 않는 것은? [22 지방직]

① 사망자가 1명 발생한 재해
② 3개월 이상의 요양이 필요한 부상자가 동시에 2명 발생한 재해
③ 부상자가 동시에 10명 발생한 재해
④ 직업성 질병자가 동시에 5명 발생한 재해

59

〈보기〉의 공식을 통해 알 수 있는 지표는 무엇인가? [22 충북의료기술]

보기

$$\frac{\text{근로손실일수}}{\text{연작업시간 수}} \times 1,000$$

① 도수율　② 강도율
③ 건수율　④ 사망만인율

60

〈보기〉의 설명에 해당하는 지표는? [22 전남경력경쟁]

보기

• 재해로 인한 손상의 강도를 파악하기 위한 지표이다.
• 작업시간에 대한 근로손실일수로 산출한다.

① 건수율　② 도수율
③ 강도율　④ 재해율

61

산업재해의 발생상황과 정도를 나타내는 지표에 대한 설명으로 가장 옳은 것은? [22 서울시 고졸 보건직(10월)]

① 도수율은 연 근로시간 100만 시간당 몇 건의 재해가 발생했는가를 나타낸다.

② 강도율이란 근로자 1,000명당 발생하는 재해건수이다.

③ 도수율 $= \dfrac{\text{총 근로손실일수}}{\text{연 근로시간수}} \times 1{,}000{,}000$

④ 강도율 $= \dfrac{\text{재해건수}}{\text{연 근로시간수}} \times 1{,}000$

Self Check

62

〈보기〉의 설명 중 산업재해보상보험에 대한 내용으로 옳은 것을 모두 고른 것은? [22 서울시 고졸 보건직(10월)]

보기

ㄱ. 근로자의 연대책임을 강조한다.
ㄴ. 보험료는 사업주가 전액 부담한다.
ㄷ. 무과실 책임주의에 기초하여 운영한다.
ㄹ. 지방자치단체 주도의 임의보험으로 재해근로자 또는 유족을 보호하는 제도이다

① ㄱ, ㄴ
② ㄱ, ㄹ
③ ㄴ, ㄷ
④ ㄴ, ㄹ

63

〈보기〉의 공식은 어떤 산업재해 지표를 나타내는가? [22 경기의료기술(11월)]

보기

$$\frac{\text{재해 건수}}{\text{연 작업 시간 수}} \times 1{,}000{,}000$$

① 도수율
② 강도율
③ 건수율
④ 천인율

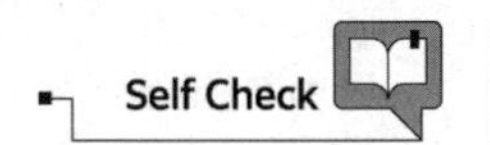

64

산재보상에 대한 설명으로 옳은 것은? [22 대구보건연구사]

① 휴업급여와 상병보상연금은 동시에 받을 수 있다.
② 간병급여는 요양급여를 받은 자 중 치유 후 의학적으로 상시 또는 수시로 간병이 필요하여 실제로 간병을 받는 사람에게 지급한다.
③ 휴업급여는 일을 못하게 된 날 다음날부터 바로 지급된다.
④ 요양급여는 부상이 일어난 다음날부터 바로 지급된다.

65

산업재해보상보험에 대한 설명으로 가장 옳지 않은 것은? [22 서울보건연구사]

① 「산업재해보상보험법」은 1963년에 제정되었으며, 시행초년도인 1964년 당시 500인 이상 사업장에만 적용되었다
② 산업재해보상보험은 2000년부터 상시근로자 1인 이상으로 확대 시행하였다.
③ 산업재해보상보험의 보험료는 근로자가 50% 부담한다.
④ 산업재해보상보험은 1884년 독일에서 처음 도입되었다.

66

산업재해 지표 중 강도율에 대한 설명으로 옳은 것은? [23 부산의료기술]

① 연간 100만근로시간당 재해발생 건수
② 평균 근로자 1,000명당 재해발생 건수
③ 연간 1,000근로시간당 작업손실 일수
④ 평균 근로자 1,000명당 작업손실 일수

Self Check

67

연간 100만 작업시간당 재해건수를 나타내는 산업재해 지표는 무엇인가?

[23 대전의료기술]

① 건수율
② 도수율
③ 강도율
④ 중독률

68

산업재해 지표 중 연 근로시간 100만 시간당 재해의 발생 건수를 나타내는 지표는? [23 보건직]

① 건수율
② 사망만인율
③ 강도율
④ 도수율

69

산업재해 지표 중 강도율의 계산에 사용되는 지표로 옳은 것은?

[23 울산의료기술]

① 재해건수
② 근로자수
③ 근로손실일수
④ 사망근로자수

70

다음 중 산업재해 지표로 옳지 않은 것은? [23 인천의료기술]

① 재해율은 근로자수 10,000명 당 사망자수를 나타내는 지표이다.
② 강도율은 작업시간당 손실작업일수로서 재해에 의한 손상의 정도를 나타낸다.
③ 평균손실일수는 재해건수당 평균 작업손실 규모를 나타내는 지표이다.
④ 건수율은 종업원 1,000명당 재해발생 건수를 표시하는 지표이다.

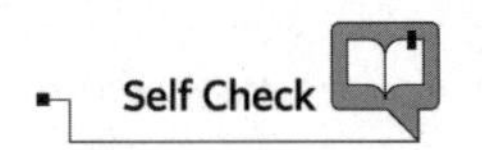

71

많은 근로자가 근무하고 있는 작업장에서 연간 100만 작업시간당 재해발생건수를 통해 산업재해상황을 파악하였다. 해당하는 지표는 무엇인가?

[23 경기보건연구사]

① 도수율
② 강도율
③ 건수율
④ 사망만인율

72

사업장의 지표가 〈보기〉와 같을 때 건수율은 얼마인가? [24 경북의료기술]

보기

- 작업시간: 주40시간씩 50주
- 평균 근로자 수: 500명
- 재해건수: 10건
- 근로손실일수: 20일

① 10
② 20
③ 30
④ 40

73

장시간 근로자나 단시간 근로자가 많은 사업장의 산업재해를 파악할 수 있는 주요 지표는 무엇인가?

[24 경북의료기술]

① 건수율
② 도수율
③ 강도율
④ 사망만인률

74

하인리히(Heinrich)의 재해 구성비율 1 : 29 : 300의 법칙에서 29가 의미하는 것으로 옳은 것은?

[24 서울의료기술]

① 330회 사고 가운데 경상해사고 29회
② 330회 사고 가운데 중상해사고 29회
③ 300회 사고 가운데 경상해사고 29회
④ 300회 사고 가운데 무상해사고 29회

75

산업재해보상보험에 대한 설명으로 옳은 것은? [24 보건직]

① 상시 근로자 1인 미만인 사업장은 제외된다.
② 사업주가 보험료 전액을 부담하는 것을 원칙으로 한다.
③ 사업주의 자유의사에 따라 가입을 선택할 수 있다.
④ 근로자가 통상적인 경로와 방법으로 출퇴근 중 발생하는 사고는 업무상 재해가 아니다.

Self Check

76

다음 빈칸에 들어갈 값은? [24 보건직]

> 「산업재해보상보험법」상 장해보상일시금은 '장해등급표'에 따라 (　　)개 등급으로 나누어 지급한다.

① 5　　② 7
③ 10　　④ 14

77

산업재해로 인한 근로손실일수를 계산하여 재해의 경중과 강도를 확인할 수 있는 지표는 무엇인가? [24 강원의료기술]

① 건수율　　② 도수율
③ 강도율　　④ 재해율

제 2 장 직업성 질환

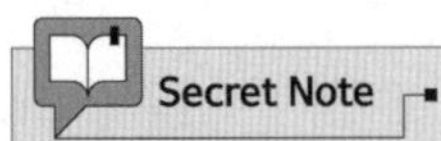

Secret Note

(1) **3대 직업병**: 규폐증, 납중독, 벤젠중독

(2) **소음성 난청**

① **특성**: 감각신경성 난청, 양측성, 초기인지 ×, 노출중단 시 진행 중단, 회복 ×

② **C5-dip 현상**: 4,000Hz의 극히 국한된 주파수 대역에서 청력손실이 크고 다른 주파수 대역에서는 정상의 수평형을 보이는 소음성 난청 초기의 청각도

(3) **국소진동장애**: 레이노 현상(Raynaud's Phenomenon)

(4) **고온폭로에 의한 건강장애**: 열사병, 열탈진, 열경련, 열쇠약증

(5) **잠함병(감압병)**

고압환경에서 장시간 작업 후 감압할 때, 질소와 같은 불활성 기체가 이산화탄소 및 산소와 함께 체외로 배출되지 않고 혈중으로 용해되어 혈액순환을 방해하거나 주위 조직에 기계적 영향을 주어 발생한다.

(6) **진폐증**: 규폐증, 탄폐증, 석면폐증 등

(7) **유해금속**

① **납중독(Lead, Pb; 연중독)의 5대 증상**: 납창백, 연선과 연연(Lead Line), 소변 중에 코프로포르피린 배출, 호염기성 적혈구(미성숙 적혈구) 증가, 빈혈, 신근마비(Wrist Drop), 중추신경계장애(정신장애)

② **수은(Mercury, Hg; 미나마타병)**: 신경계 증상이 나타나는데, 정신장애, 조화운동 불능 또는 경직, 감각이상, 시각 및 청각 장애 등이 주로 나타난다.

③ **카드뮴[Cadmium, Cd; 이타이이타이병(Itai-itai)]**: 신장장애, 단백뇨, 골연화증, 보행 곤란, 사지의 동통

④ **크롬(Chromium, Cr)**: 비중격 천공, 부비동염, 피부염, 피부궤양, 폐암

⑤ **비소(Arsenic, As)**: 말초신경염, 피부질환, 피부암, 폐암, 백혈병, 림프종 등

⑥ **망간(Manganese, Mn)**: 금속열, 신경계 증상(파킨슨병 증상)

⑦ **알루미늄(Aluminium, Al)**: 뼈 통증, 골절, 투석뇌증, 루게릭병, 파킨슨양 치매, 결막염, 알루미늄 폐증

(8) **유기용제**

① **벤젠**: 조혈장애, 빈혈, 백혈병

② **노르말헥산**: 말초신경장애

③ **이황화탄소**: 중추신경장애, 말초신경병, 심장혈관계장애, 눈 · 신장 · 생식기능장애

제1절 직업성 질환의 이해 (정답 p.298)

(정답 p.298)

Self Check

01

다음 중 직업병의 일반적인 특징으로 옳지 않은 것은? [19 인천의료기술(10월)]

① 급성으로 발병하고 조기발견하기 쉽다.
② 해당 직업에 종사하고 있으면 누구든지 이환될 가능성이 있다.
③ 임상적 또는 병리적 소견이 일반 질병과 구분하기 어렵다.
④ 많은 직업성 요인은 비직업성요인에 의해 상승작용이 일어난다.

02

다음 중 직업병의 특징에 대한 설명으로 옳지 않은 것은? [20 대전]

① 일반 질병과 구분하기 어렵다.
② 많은 직업성 요인이 비직업성 요인에 상승작용을 일으킨다.
③ 보상과 관련이 된다.
④ 작업환경에 노출된 후 단기간에 증상이 빠르게 발견된다.

03

직업병의 일반적인 특징으로 옳지 않은 것은? [20 울산보건연구사]

① 일반질병과 구별되는 특이한 증상이나 특이한 병리소견이 흔하지 않다.
② 건설현장에서 발생한 사고와 같은 업무상 사고도 직업병으로 간주한다.
③ 노출 시작과 증상이 나타나기까지의 긴 시간적 차이가 있다.
④ 기저 질병이 있는 경우 업무와 질병과의 인과관계를 밝히기가 쉽지 않다.

04

직업병에 대한 설명으로 옳지 않은 것은? [23 부산보건연구사]

① 직업성 질환은 작업관련 요인과 작업 외적 요인이 복합적으로 작용하여 발생하는 질환으로 작업과 원인적 관련성을 인정한 질환이다.
② 산업재해란 근로자가 업무에 관계되는 건설물·설비·원재료·가스·증기·분진 등에 의하거나 작업 또는 그 밖의 업무로 인하여 사망 또는 부상하거나 질병에 걸리는 것을 말한다.
③ 소음, 진동, 이상기압, 고온 등은 직업병의 물리적 원인이다.
④ 스트레스는 사회심리적 위험요인이다.

Self Check

제 2 절 물리적 유해요인에 의한 직업병 (정답 p.299)

01

다음 중 장시간의 시각표시단말기장치(VDT, Visual Display Terminal) 작업이 인체에 미치는 영향으로 옳지 않은 것은? [15 서울보건연구사]

① 시력감퇴, 복시, 두통 등이 일어난다.
② 목, 어깨, 팔, 손가락 등의 경견완 장애가 발생한다.
③ 장시간 노출될 경우 조혈기계에 영향을 미친다.
④ 정신증상으로 불안, 초조, 신경질 등을 보이기 쉽다.

02

다음 중 국소진동에 반복 노출될 때 발생할 수 있는 직업병은? [15 경기의료기술]

① 청색증
② 레이노드 질환
③ 참호족
④ 난청

03

인체의 고온순화(Acclimatization) 현상으로 옳지 않은 것은? [15 서울]

① 땀 분비 감소
② 맥박 수의 감소
③ 땀의 염분농도 감소
④ 심박출량 증가

04

고온작업장에서 중노동 시 말초혈관 운동신경의 조절장애와 심박출량의 부전에 의한 순환부전으로 나타나는 열중증으로 포도당 수액 정맥투여, 강심제 투여를 통해 치료하는 것은 무엇인가? [16 경기의료기술]

① 열허탈
② 열사병
③ 열경련
④ 열쇠약증

05

다음 중 열중증에 대한 설명으로 옳지 않은 것은? [16 경북의료기술]

① 열사병은 과도한 고온환경에 노출되거나, 더운 환경에서 작업, 운동 등을 시행하면서 신체의 열발산이 원활히 이루어지지 않아 고체온 상태가 되면서 발생하는 신체 이상으로 40℃ 이상의 심부체온, 중추신경계 기능 이상 등이 나타난다.

② 열허탈증은 발한에 의한 탈수와 피부혈관 확장으로 인해 순환부족 및 저혈압이 주원인이 된다.

③ 열경련은 고온고열환경의 노동자가 중근육 노동에 의한 발한에 의하여 수분과 염분을 상실한 상태에서 수분만을 섭취하면, 혈액 중의 전해질, 특히 나트륨의 감소가 나타나고, 통증이 수반한 수의근의 경련이 보이는 것을 말한다.

④ 열쇠약증은 만성적인 체열소모와 비타민C 부족으로 인한 것이다.

Self Check

06

고온환경에서 근육노동 중인 근로자가 땀을 많이 흘린 뒤 염분을 보충하지 않은 상태에서 근육에 지속적이고 반복적인 경련을 호소한다면 의심할 수 있는 열중증은 무엇인가? [16 인천]

① 열경련 ② 열피비
③ 열사병 ④ 열쇠약증

07

다음에서 설명하는 직업성 질환은 무엇인가? [16 충북보건연구사]

고온 작업장에서 일하는 근로자가 땀을 많이 흘린 후 근육경련을 호소하여 응급처치로 생리식염수 1L를 정맥주사한 뒤 휴식을 취하게 하였더니 증상이 호전되었다.

① 열허탈 ② 열경련
③ 열쇠약증 ④ 열허탈증

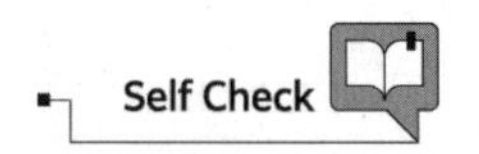

08

전리방사선 노출 후 발생가능한 건강문제로 연결되지 않은 것은? [16 경기]

① 백혈병, 갑상샘암
② 피부건조, 피부궤양
③ 백내장, 태아발육부전
④ 레이노드, 폐암

09

「환경정책기본법」에 따른 소음환경기준 지역구분이 옳지 않은 것은? [17 인천]

① 가 지역: 녹지 지역, 전용 주거 지역
② 나 지역: 생산 관리 지역, 일반 주거 지역
③ 다 지역: 상업지역, 준공업 지역
④ 라 지역: 전용 공업 지역, 농림 지역

10

이상기온에 의한 건강장애 중 고온환경에서 발한에 의한 염분손실이 주원인이 되는 증상은? [17 경기]

① 열경련(heat cramps)
② 열사병(heat stroke)
③ 열피비(heat exhaustion)
④ 열성발진(heat rash)

11

고온에 폭로되어 땀을 많이 흘린 후 특히 나트륨 손실이 원인이 되는 고온 건강장애는 무엇인가? [17 울산]

① 열경련
② 일사병
③ 열허탈
④ 열쇠약증

Self Check

12

고온폭로로 발생할 수 있는 열중증 중에서 만성 열중증에 해당하는 질환은? [17 경남]

① 열쇠약　　② 열경련
③ 열사병　　④ 열실신

13

만성적 체열소모와 비타민 B_1 부족이 원인이 되어 식욕부진, 위장장애 등을 일으키는 고열 장애는 무엇인가? [17 울산의료기술]

① 열사병　　② 열쇠약증
③ 열경련　　④ 열탈수

14

감압병의 증상에 해당하지 않는 것은? [17 충남]

① 피부 소양감　　② 호흡장애 및 흉부통증
③ 폐출혈　　④ 중추신경계 장애

15

잠함병의 원인이 되는 주요 기체는 무엇인가? [17 강원, 강원의료기술(9월)]

① 질소　　② 산소
③ 이산화탄소　　④ 일산화탄소

16

잠함병의 증상으로 옳지 않은 것은? [17 충북(12월)]

① 피부소양감　　② 뇌내 혈액순환장애
③ 폐출혈증상　　④ 근골격계 통증

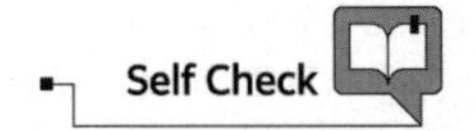

17

다음 전리방사선 중 인체의 투과력이 가장 약한 것은? [17 서울]

① 알파선 ② 베타선
③ 감마선 ④ 엑스선

18

다음 중 직업병을 일으킬 수 있는 직업의 연결이 옳지 않은 것은? [18 경기]

① 잠함병 – 잠수부
② 직업성난청 – 착암작업
③ VDT증후군 – 통신 및 금속 가공업
④ 레이노드병 – 분쇄가공

19

다음 중 직업병의 물리적인 원인과 질병이 올바르게 연결된 것은?

[19 경기의료기술]

① 수은 – 백혈병 ② 진동 – 참호족
③ 자외선 – 백내장 ④ 고열 – 레이노드 병

20

방사선에 의해 유발될 수 있는 질병의 연결로 옳지 않은 것은?

[19 전북의료기술]

① 적외선 – 백내장 ② 자외선 – 피부궤양
③ 극저주파 – 소아백혈병 ④ 가시광선 – 기형아

21

다음 중 잠함병과 관련된 요소로 옳은 것은? [19 경기]

① 기압 – 질소 ② 기압 – 산소
③ 기류 – 질소 ④ 기류 – 산소

22

다음 중 직업병에 대한 설명으로 옳지 않은 것은? [19 호남권]

① 분진에 의한 직업병으로 석면은 폐의 섬유화를 유발한다.
② 진동은 척추 손상, 소화기계 장애를 일으킨다.
③ 소음으로 인한 난청은 4,000~6,000Hz에서 가장 많이 발생하며 장시간의 소음폭로는 비가역적인 청력손실을 초래한다.
④ 고온폭로시 체내 수분 및 혈중 염분의 증가로 열중증이 발생한다.

23

신체의 각 기관 및 부위 중 전리방사선 노출시 가장 민감한 부위는?

[19 부산]

① 갑상선 ② 수정체
③ 지방 ④ 신경세포

24

다음 중 소음성 난청에 대한 설명으로 옳지 않은 것은? [19 부산]

① 4,000Hz에서 난청이 잘 발생한다.
② 레이노드병을 일으킨다.
③ 감각신경성 난청이다.
④ 대부분 양측성으로 온다.

25

「진단용 방사선 발생장치의 안전관리에 관한 규칙」에 따르면, 방사선 관계 종사자의 연간 유효선량은 몇 mSv(millisievert) 이하여야 하는가?

[19 서울시 7급]

① 50mSv ② 100mSv
③ 150mSv ④ 200mSv

Self Check

5 산업보건

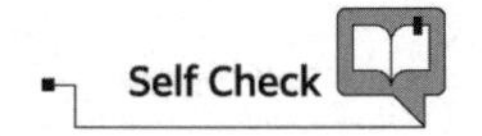

26

고열환경에서 땀을 많이 흘린 후 말초혈관의 순환 부전으로 생기는 열중증 질환은? [19 강원의료기술(10월)]

① 열사병 ② 열허탈
③ 열경련 ④ 열실신

27

다음은 전리방사선의 단위에 대한 내용이다. 단위와 설명의 연결이 옳지 않은 것은? [19 경북보건연구사]

① Ci(큐리) – 방사선의 양
② Roentgen(뢴트겐) – x선과 γ선의 조사선량
③ Rem(렘) – 생물학적 영향을 고려한 단위
④ Blue(블루) – 흡수에너지

28

고온 작업 근로자가 두통, 이명, 피로 등의 호소와 이완기 혈압 하강이 두드러지게 나타났다. 이 근로자에 대한 조치로 적절한 것은? [19 충북보건연구사]

㉠ 사지마찰	㉡ 충분한 휴식
㉢ 식염과 물 공급	㉣ 항신진대사제 투여

① ㉠, ㉡ ② ㉡, ㉢
③ ㉢, ㉣ ④ ㉠, ㉣

29

정신적, 신체적으로 인체에 유해한 소리인 소음에 대한 설명으로 옳지 않은 것은? [19 충남보건연구사]

① 소음의 노출평가와 기준을 대부분 dB(A)로 측정한다.
② 소음에 의한 난청은 4,000Hz에서 가장 많이 생긴다.
③ 정상인의 달팽이관은 대략 20~20,000Hz의 주파수 범위를 지각할 수 있다.
④ 소음의 정의는 '데시벨(dB)이 큰 소리'이다.

Self Check

30

「산업안전보건기준」에 따른 소음작업의 기준은? [19 강원보건연구사]

① 65dB(A) ② 75dB(A)
③ 85dB(A) ④ 95dB(A)

31

고온으로 인한 수분부족이 원인이 되어 혈액순환이 잘 안되고 심박동이 감소하는 건강장애는? [19 부산보건연구사]

① 열쇠약증 ② 열허탈증
③ 열사병 ④ 열경련

32

직업병과 그 원인으로 옳지 않은 것은? [19 충북보건연구사]

① 레이노증후군 – 소음 ② 진폐증 – 분진 흡입
③ 규폐증 – 유리규산 ④ 감압병 – 이상기압

33

공사현장에서 근로자들이 귀마개나 귀덮개를 사용하도록 하면 ( ) 예방에 도움이 된다. ( )에 해당하는 것은? [20 경기]

① 감압병 ② 규폐증
③ 레이노드병(Raynod's disease) ④ C5-dip 현상

Self Check

34

「산재보상보험법」상 소음성난청의 업무상 질병 인정기준으로 옳지 않은 것은? [20 대구]

① 연속음으로 85dB 이상의 소음에 노출되는 작업장에서 3년이상 종사한 사람이다.
② 한귀의 청력손실이 40dB 이상인 감각신경성 난청으로 진단받은 경우이다.
③ 고막 또는 중이에 뚜렷한 병변이 없어야 한다.
④ 순음청력검사 결과 기도청력역치와 골도청력역치 사이에 뚜렷한 차이가 있어야 한다.

35

고온다습한 환경에서 육체노동을 한 근로자가 체온이 41℃ 이상 올라가고 의식장애를 보이고 있다. 어떤 건강장애로 판단할 수 있는가?

[20 울산의료기술(10월)]

① 열사병
② 열탈진
③ 열경련
④ 열쇠약증

36

다음 중 열경련 원인으로 옳은 것은? [20 인천의료기술(10월)]

① 탈수로 인한 염분 소실
② 만성적인 체열 소모
③ 순환부전
④ 체내 열 축적에 의한 뇌의 온도 상승

37

시버트를 단위로 하며, 방사능의 종류를 고려하는 방사선량은?

[20 경기보건연구사]

① 조사선량
② 흡수선량
③ 등가선량
④ 유효선량

Self Check

38

열중증의 종류 중 고온환경에서 지나친 발한에 의한 체내 수분 및 염분의 손실에 의한 것으로 옳은 것은? [20 세종보건연구사]

① 열사병 ② 열쇠약
③ 열경련 ④ 열탈진

39

고온장애를 방지하기 위해 고안된 온열지수로서 고온환경에서 경작업을 하는 사람이 매 시간 75% 작업, 25% 휴식을 유지해야 하는 노출기준은? [21 대구의료기술(4월)]

① 습구흑구온도지수 30℃
② 습구흑구온도지수 30.6℃
③ 불쾌지수 75
④ 불쾌지수 80

40

다음 중 소음작업의 노출기준(dB)으로 적절한 것은? [21 경북의료기술(4월)]

① 1일 1시간 노출 허용 소음강도 – 60dB
② 1일 2시간 노출 허용 소음강도 – 90dB
③ 1일 4시간 노출 허용 소음강도 – 60dB
④ 1일 8시간 노출 허용 소음강도 – 90dB

41

작업 시 진동으로 유발되는 직업병은 무엇인가? [21 전북의료기술(5월)]

① 레이노드병 ② 소음성 난청
③ VDT 증후군 ④ 납창백

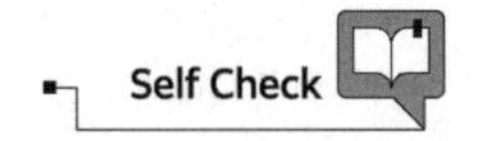

42

고온작업장에서 중노동에 종사하는 미숙련공에게 많이 발생하는 열중증으로 땀을 많이 흘린 후 염분과 수분보충이 부적절하여 순환부족 및 저혈압이 주된 원인이 되는 직업병은 무엇인가? [21 대전]

① 열사병 ② 열경련
③ 열탈진 ④ 열쇠약증

43

다음 중 산업재해에 대한 설명으로 옳지 않은 것은? [21 충북]

① 착암기, 굴착기, 그라인더, 에어임팩트렌치, 연마기, 전기톱 등을 사용하는 노동자에게 VDT 증후군이 발생한다.
② 참호족은 오랫동안 지속적으로 습하고 차가운 곳에 노출되어 발생한다.
③ 고온장애는 고온장소에서 장시간 근무 시 많이 발생하는 증상으로 경련, 만성체력 소모, 중추성 체온기능 장애 등의 증상이 일어나는 현상을 일컫는다.
④ 석면폐증은 석면방직, 시멘트, 보일러제조, 단열재제조, 자동차 브레이크 라이닝 제조공장에 일하는 노동자에게 발생하는 폐의 섬유증식이다.

44

고압환경에서 정상기압으로 감압하는 과정에서 질소와 같은 불활성 기체가 체외로 배출되지 않고 혈중으로 용해되어 혈액순환을 방해하는 건강장애는 무엇인가? [21 복지부]

① 참호족 ② 비중격천공
③ 이타이이타이병 ④ 잠함병
⑤ 레이노드병

45

다음 중 C5-dip 현상과 관련이 있는 환경요인은 무엇인가? [21 복지부]

① 진동 ② 먼지
③ 소음 ④ 고온
⑤ 매연

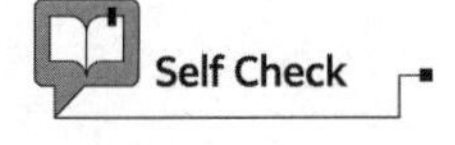

46

C5-dip 현상이 일어나는 주요 주파수 영역은? [21 울산의료기술]

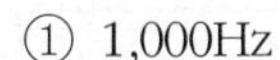

① 1,000Hz　　② 3,000Hz
③ 4,000Hz　　④ 6,000Hz

47

고온다습한 환경에서 격심한 육체노동을 하는 경우 주로 발생하며, 체온조절중추의 기능장애로 체온이 41~43도까지 상승하는 열중증은 무엇인가? [21 인천의료기술]

① 열사병　　② 열경련
③ 열허탈　　④ 열실신

48

직업병의 유해인자와 질병의 연결이 옳지 않은 것은? [21 경기경력경쟁]

① 진동 – Raynod's syndrom
② 이상기온 – 열사병
③ 이상기압 – 잠함병
④ 불량조명 – VDT 증후군

49

다음 중 직업성질환에 대한 설명으로 옳지 않은 것은? [21 세종보건연구사]

① 소음작업은 1일 8시간 작업을 기준으로 95dB 이상의 소음이 발생하는 작업장이다.
② 열사병의 원인은 체온조절중추의 기능장애이다.
③ 규폐증, 석면폐증 등은 분진에 의한 질병이다.
④ 자외선, 적외선, 가시광선 등은 비전리방사선에 해당한다.

Self Check

50

방사선에 대한 설명으로 옳은 것은? [21 대구보건연구사]

ㄱ. 조사선량은 시버트를 단위로 사용한다.
ㄴ. 감마선의 투과력은 베타선보다 강하고 중성자보다 약하다.
ㄷ. 결체조직은 고도 감수성 조직이다.
ㄹ. 연골은 저감수성 조직이다.

① ㄱ, ㄴ　② ㄱ, ㄷ
③ ㄴ, ㄹ　④ ㄷ, ㄹ

51

다음 직업병 중 물리적 원인에 의한 것에 해당하지 않는 것은?

[21 경남보건연구사]

① 미나마타병　② VDT 증후군
③ 레이노이드　④ 잠함병

52

고온장애 중 열쇠약증의 발생원인에 대한 설명으로 옳은 것은?

[21 경남보건연구사]

① 비타민 B_1 결핍으로 인한 만성적인 체열소모
② 체온조절 중추 자체의 장애
③ 피부 혈관의 확장으로 인한 저혈압
④ 탈수로 인한 염분소실

53

C5-dip 현상이 시작되는 주파수에 해당하는 것은? [21 대전보건연구사]

① 500Hz　② 1,000Hz
③ 4,000Hz　④ 10,000Hz

Self Check

54

방사선의 단위 중 등가선량의 단위로 사용되는 것은? [21 충남보건연구사]

① 그레이 ② 시버트
③ 베크렐 ④ 뢴트겐

55

고온장애 중 중추신경장애가 원인이 되어 고온이 증상으로 나타나는 것은? [21 충남보건연구사]

① 열경련 ② 열피로
③ 열허탈 ④ 열사병

56

다음 중 레이노드 병의 원인에 해당하는 것은? [22 충북의료기술]

① 소음 ② 기온
③ 진동 ④ 이상기압

57

직업병에 대한 실명으로 가장 옳지 않은 것은? [22 서울시 고졸 보건직(10월)]

① 소음성 난청이란 내이 코르티 기관의 신경말단 손상으로 인한 불가역적인 청력손실을 뜻한다.
② VDT증후군은 사무자동화로 생기는 질환으로 안정피로, 경견완증후군 등의 증상이 나타난다.
③ 소음성 난청의 초기 단계에는 고주파인 8,000Hz에서부터 청력장애가 현저히 커지는 C5－dip 현상이 있다.
④ 잠함병이란 이상고압에 노출되었다가 정상기압으로 감압하는 과정에서 발생한 질소기포가 혈전현상을 일으키는 건강장애이다.

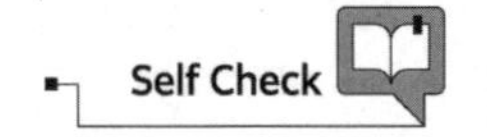

58

다음 중 감압병의 원인이 되는 성분은? [22 경기의료기술(11월)]

① 이산화탄소 ② 질소
③ 산소 ④ 일산화탄소

59

고열에 의한 건강장애 중 말초순환장애, 구역, 두통, 어지러움, 탈진 등이 증상으로 나타나는 것은? [22 충북보건연구사]

① 열사병 ② 열경련
③ 열실신 ④ 열허탈

60

인체는 방사선이 투과할 때 방사선 에너지를 흡수하게 되며 전리현상이 몸 안에서 일어나 일시적 또는 영구적 변화를 일으킨다. 일정 수준 이상의 방사선 피복이 있을 때 모든 사람에게 나타나는 영향이 아닌 것은? [22 경남보건연구사]

① 눈의 백내장 ② 피부 섬유화
③ 탈모 ④ 암

61

고온작업 환경에서 중노동을 하는 근로자의 체온조절중추 기능장애에 의한 직업성 질환은 무엇인가? [23 충남의료기술]

① 열사병 ② 열허탈
③ 열쇠약 ④ 열경련

Self Check

62

열사병에 대한 설명으로 옳지 않은 것은? [23 경기경력경쟁]

① 질소와 같은 불활성기체가 과포화상태로 되어 혈액과 조직에 기포를 형성하여 혈액순환을 방해한다.
② 체온이 40℃ 이상 상승한다.
③ 땀이 나지 않고 피부가 건조하다.
④ 뇌의 온도가 상승하여 체온조절중추의 장애가 발생한다.

63

다음 중 직업병의 원인 연결로 옳은 것은? [23 강원의료기술]

① 전리방사선 – 암
② 규폐증 – 섬유먼지
③ VDT증후군 – 감압
④ 소음성 난청 – 진동

64

방사선의 단위로 옳지 않은 것은? [23 울산의료기술]

① 방사능량 – 베크렐
② 흡수선량 – 그레이
③ 등가선량 – 시버트
④ 유효선량 – 뢴트겐

65

레이노 현상에 대한 설명으로 옳지 않은 것은? [23 대구보건연구사]

① 겨울보다 여름에 증상이 악화된다.
② 착암기, 병타기공 등에서 발병한다.
③ 혈관의 비정상적인 반응으로 인해 손가락의 국소적인 혈류 감소를 일으킨다.
④ 손가락이 희백하거나 청백색으로 변하여 저릿한 느낌이 든다.

66

산소중독증의 증상에 해당하지 않는 것은? [24 서울의료기술]

① 폐부종
② 이통(耳痛)
③ 감각둔화
④ 충혈

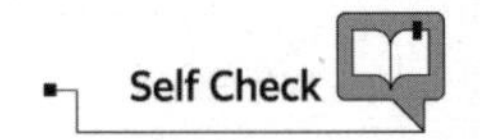

제 3 절 분진에 의한 직업병

(정답 p.307)

01

WHO 1급 발암물질로 흡입되면 폐포 내 염증세포를 활성화시켜 폐섬유화를 유발하고, 화장품, 풍선 등에서 검출되어 사회적 이슈가 되었던 물질은 무엇인가? [17 서울의료기술]

① 석면 ② 납
③ 수은 ④ 카드뮴

02

분진에 의한 진폐증 중 규폐증에 대한 설명으로 옳은 것은? [19 경남]

① 규폐증은 비활성 먼지에 의한 진폐증이다.
② 폐결핵이 대표적인 합병증이다.
③ 주로 폐암으로 진행되어 사망한다.
④ 지연성 과민증을 유발한다.

03

다음 직업성 질환에 대한 설명으로 옳지 않은 것은? [19 광주보건연구사]

① 면폐증 – 유리규산의 분진 흡입에 의해 유발되는 폐의 만성 섬유 증식 질환
② 잠함병 – 고압환경에서 감압시 질소와 같은 불활성 기체가 혈중으로 용해되어 혈액순환을 방해하여 발생
③ 레이노드 증후군 – 반복적인 진동으로 인하여 주로 손가락 끝 부분이 혈액 내 산소부족으로 손상 돼 나타나는 수지감각마비, 창백 등의 증상
④ 소음성 난청 – 소음으로 인하여 내이의 코르티기관에 손상이 발생하여 청력저하를 보이는 감각신경성 난청

04

국제암연구소(IARC)에서 1급 발암물질로 분류된 물질로 폐암과 중피종을 일으키는 물질은? [20 경기의료기술(11월)]

① 석면 ② 벤젠
③ 포름알데히드 ④ 톨루엔

05

진폐증에 대한 설명으로 옳지 않은 것은? [20 울산보건연구사]

① 진폐증은 폐에 분진이 침착하여 그에 의한 폐의 조직반응이다.
② 폐포침착률이 가장 큰 분진의 크기는 0.5~5.0㎛이다.
③ 규폐증의 원인인 유리규산(SiO_2)은 유기성분진이다.
④ 규폐증의 대표적인 합병증은 폐결핵이다.

06

〈보기〉의 설명과 관련있는 유해물질은 무엇인가? [21 충남]

보기
- 3대 직업병의 원인이다.
- 폐섬유화를 일으킨다.
- 호흡곤란, 지속적인 기침 발생, 결핵의 합병
- 채광, 채석, 도자기공업

① 석면 ② 벤젠
③ 유리규산 ④ 납

Self Check

5 산업보건

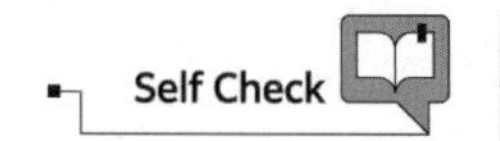

07

〈보기〉에서 설명하는 직업병에 대한 설명으로 가장 옳은 것은? [21 서울 고졸]

> **보기**
>
> 유리규산의 분진을 장기간 흡입하면서 발생하는 폐의 섬유 증식 질환

① 주로 중추신경계 증상이 나타난다.
② 결핵을 합병할 가능성이 높다.
③ 분진으로 인한 직업병 중 폐암 발생률이 가장 높다.
④ 주로 농부에게 발병하는 직업병이다.

08

근로자가 작업하는 장소에 발생하는 분말상의 물질인 분진은 진폐증의 원인이 된다. 다음 중 섬유화를 일으키는 무기먼지에 의한 진폐증에 해당하는 것은? [21 전남보건연구사]

① 규폐증 ② 철폐증
③ 흑연폐증 ④ 면폐증

09

직업병에 대한 설명으로 옳지 않은 것은? [22 대전보건연구사]

① 열허탈은 고온작업장에서 중노동에 종사하는 근로자에게 주로 발생하며 탈수와 말초 순환부족, 저혈압이 주된 원인이다.
② 규폐증은 석면섬유먼지에 의해 발생하며 흉통이 있다.
③ 진동으로 인해 발생하는 손목의 통증은 추위로 인해 증상이 심해질 수 있다.
④ C5-dip현상은 3000~6000Hz에서 나타나며 4000Hz에서 가장 심하다.

제4절 화학적 유해요인에 의한 직업병 (정답 p.308)

Self Check

01

납중독에 의해 나타날 수 있는 4대 징후에 해당하지 않는 것은? [15 경남]

① 소변 중 코프로폴피린 검출
② 호염기성 과립적혈구 증가
③ 비점막염증, 비중격 천공
④ 혈관수축, 빈혈로 인한 피부창백

02

환경오염물질이 인체에 미치는 영향에 대한 설명으로 옳은 것은? [15 서울보건연구사]

① Pb – 신경계통의 손상으로 인한 신경위축, 사지경련, 조혈기능장애
② Cr – 폐활량 감소, 운동신경기능 저하, 시력저하
③ O_3 – 빈혈, 골다공증, 골연화증
④ Mn – 피부염, 피부궤양, 구내염

03

페인트공장과 인쇄소에서 주로 많이 검출되는 중금속으로 중독 시 소변에 코프로폴피린이 검출되고 빈혈을 주로 일으키는 물질은? [16 울산보건연구사]

① 납 ② 크롬
③ 카드뮴 ④ 수은

04

다음 중 골연화증을 유발하는 유해중금속은? [16 경기]

① 크롬 ② 납
③ 수은 ④ 카드뮴

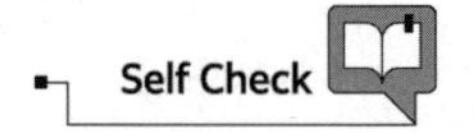

05

다음 중 골연화증, 신장장애등의 증상을 일으키는 이타이이타이병의 원인이 되는 유해금속은 무엇인가? [17 경기(12월)]

① 카드뮴 ② 납
③ 수은 ④ 비소

06

다음 중 중독되었을 때 비중격 천공을 유발하는 중금속은 무엇인가? [17 울산]

① 납 ② 망간
③ 크롬 ④ 비소

07

산업장에서 발생할 수 있는 중독과 관련된 질환에 대한 설명으로 가장 옳은 것은? [17 서울]

① 수은 중독은 연빈혈, 연선, 파킨슨증후군과 비슷하게 사지에 이상이 생겨 보행장애를 일으킨다.
② 납 중독은 빈혈, 염기성 과립적혈구수의 증가, 소변 중에 코프로폴피린(corproporphyrin)이 검출된다.
③ 크롬 중독은 흡입 시 위장관계통 증상, 복통, 설사 등을 일으키고, 만성중독 시 폐기종, 콩팥장애, 단백뇨 등을 일으킨다.
④ 카드뮴 중독은 호흡기 장애, 비염, 비중격의 천공, 적혈구와 백혈구 수의 감소(조혈장애) 등을 가져온다.

Self Check

08

산업보건에 대한 설명으로 옳지 않은 것은? [17 경기]

① 밀스 – 랑케현상: 물을 여과공급하면 수인성 감염병이 감소하고 일반사망률도 감소한다.
② RMR: 작업 대사량에 대한 기초대사량의 비율이다.
③ 잠함병: 고압환경에서 감압 시 발생하는 건강문제로 질소 같은 불활성기체가 원인이 된다.
④ 수은: 미나마타병의 원인으로 정신장애, 조화운동 불능, 감각이상 등의 신경계증상을 일으킨다.

09

공업중독의 원인물질과 위험작업의 연결이 옳은 것은? [18 경기의료기술]

① 크롬 – 도금
② 납 – 체온계 제조
③ 카드뮴 – 농약제조
④ 수은 – 축전지 제조

10

다음 설명에 해당하는 중금속은? [18 강원]

- 생체 필수적인 금속이다.
- 중독 시 비중격 천공, 부비동염, 알레르기성 피부염의 증상이 나타난다.

① 비소
② 알루미늄
③ 망간
④ 크롬

11

중금속 관련 증상의 연결이 옳지 않은 것은? [18 전남, 전북]

① 비소 – 백혈병
② 알루미늄 – 치매
③ 6가크롬 – 피부병
④ 카드뮴 – 신경증상

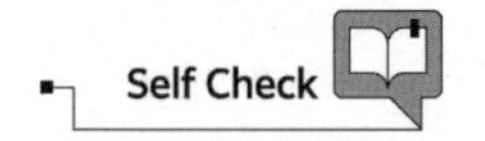

12

우리나라의 직업보건의 중요 사건 중 하나인 원진레이온 직업병의 원인 물질은? [18 부산]

① 이산화황 ② 사염화탄소
③ 이황화탄소 ④ 황산미스트

13

〈보기〉에 해당하는 유해물질로 가장 옳은 것은? [18 서울(10월)]

보기

- 기름 · 지방 등을 녹이고 휘발성이 강하다.
- 다양한 생활용품 제조에 사용되고 있으며 근로자뿐 아니라 일반인들도 일상생활에서 빈번하게 노출되는 물질이다.
- 노출되는 경우 일반적으로 신경계 독성이 많이 나타나며 물질에 따라 간독성, 신장독성, 발암성 등을 나타내기도 한다.

① 유기용제 ② 유기인제
③ 중금속 ④ 유해가스

14

다음의 중금속 중 중독 시 비중격 천공, 피부궤양의 건강문제를 일으키는 것은? [19 경북의료기술]

① 크롬 ② 수은
③ 비소 ④ 납

15

다음 중 중금속 중독에 의한 질병의 연결이 옳은 것은? [19 경기]

① 납 – 빈혈 ② 수은 – 이타이이타이병
③ 카드뮴 – 빈혈 ④ 망간 – 비중격천공

Self Check

16
다음 중 산업장에서 발생하는 위해요소와 관련된 질병이 옳은 것으로만 연결된 것은? [19 부산]

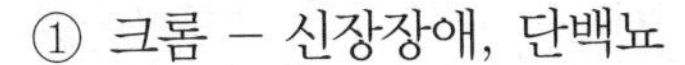
① 크롬 – 신장장애, 단백뇨
② 수은 – 정신이상, 구내염, 근육진전
③ 납 – 부비동염, 비중격 천공, 폐암
④ 카드뮴 – 코프로폴피린, 신근마비, 연선

17
질병유발의 원인이 되는 물질과 그로 인한 질병의 연결이 옳지 않은 것은? [19 충북보건연구사]

① 납 중독 – 피부궤양, 비중격 천공
② 오존층 파괴 – 피부암
③ 수은 중독 – 구내염, 수전증
④ 금속 증기 – 발열

18
다음 유해금속에 관한 중독증상 중 옳지 않은 것은? [19 울산보건연구사]

① 납 – 중추신경장애
② 수은 – 호흡기계 독성
③ 카드뮴 – 신경계 장애
④ 6가크롬 – 피부궤양

19
중독시 발생되는 증상이 호염기성 적혈구가 증가하고 소변에 코프로포르피린이 검출되는 중금속은 무엇인가? [20 경북의료기술]

① 납 ② 수은
③ 카드뮴 ④ 망간

Self Check

20

중독 시 이타이이타이병을 유발하게 되며 폐부종, 골연화증 등의 증상이 나타나는 중금속은 무엇인가? [20 대전]

① 크롬 ② 수은
③ 납 ④ 카드뮴

21

카드뮴(Cd) 중독으로 인한 일본의 환경오염 문제를 사회적으로 크게 부각시킨 것으로 가장 옳은 것은? [20 서울]

① 욧카이치 천식 ② 미나마타병
③ 후쿠시마 사건 ④ 이타이이타이병

22

휘발성이 강한 유기 용제이며, 인조견, 셀로판, 수지와 고무 제품 등에 이용되는 것으로 중추신경장애, 말초신경장애 등을 일으킬 수 있는 물질은? [20 서울보건연구사]

① 벤젠 ② 이황화탄소
③ 노말헥산 ④ 톨루엔

23

형광등제조업에 종사하던 사람이 신장장애와 수지떨림, 인지장애, 입안에 염증 등이 나타났다. 이 증상의 원인으로 추정되는 물질은 무엇인가? [21 경북의료기술(4월)]

① 카드뮴 ② 납
③ 수은 ④ 크롬

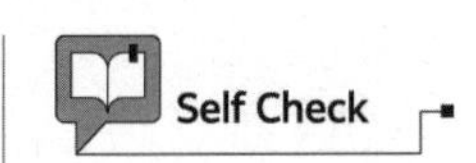

24

다음 중 중금속 중독의 주요증상에 대한 연결이 옳지 않은 것은? [21 경남]

① 납 중독 – 빈혈
② 수은 중독 – 정신증상
③ 카드뮴 – 파킨슨병
④ 크롬 – 폐암

25

산업장의 유해인자 중 만성중독 시 조혈장애, 백혈병을 유발하는 유기용제는 무엇인가? [21 경북]

① 벤젠
② 납
③ 카드뮴
④ 비소

26

〈보기〉에서 설명하는 물질로 가장 옳은 것은? [21 서울]

> **보기**
> 은백색 중금속으로 합금제조, 합성수지, 도금작업, 도료, 비료제조 등의 작업장에서 발생되어 체내로 들어가면 혈액을 거쳐 간과 신장에 축적된 후 만성중독 시 신장기능장애, 폐기종, 단백뇨 증상을 일으킨다.

① 비소
② 수은
③ 크롬
④ 카드뮴

27

중독 시 태반을 통과할 수 있으며 구내염, 근육경련, 정신증상이 나타나는 유해물질은 무엇인가? [21 전남경력경쟁(7월)]

① 납
② 수은
③ 카드뮴
④ 벤젠

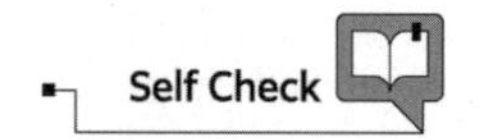

28

산업장의 독성물질에 의한 건강장애 연결로 옳은 것은? [21 경기7급]

① 수은 – 빈혈
② 카드뮴 – 구내염
③ 크롬 – 호흡기궤양
④ 벤젠 – 결막염

29

<보기>에서 설명하는 중금속의 주요 중독 증상을 옳게 짝지은 것은? [21 서울 고졸]

보기

(가) 농약 제조업, 건전지 제조업, 형광등 제조업에 종사하는 근로자에게 중독 증상이 나타날 수 있으며 미나마타 중독 현상이 대표적인 예이다.
(나) 3대 직업병 중 하나로 축전지 제조업, 페인트 작업, 인쇄 작업 근로자에게 중독 증상이 나타날 수 있으며 체내 흡수된 후 적혈구에 결합된다.

	(가)	(나)
①	근육진전	빈혈
②	비중격 천공	유산
③	말초신경염	폐기종
④	소변의 코프로포르피린 검출	골연화증

30

<보기>의 증상을 유발하는 중금속은 무엇인가? [21 경기경력경쟁]

보기

- 경구섭취 시는 위장점막을 강하게 자극하여 오심, 구토, 복통, 급성 위장염의 원인이 된다.
- 호흡기계 흡입으로는 급성폐렴, 호흡곤란, 흉부 압박감, 두통 등이 있다.
- 만성중독의 주요 증상은 폐기종, 신장기능 장애, 단백뇨 등이 있다.

① 수은
② 망간
③ 카드뮴
④ 벤젠

Self Check

31

다음 중 유해요인과 관련된 질병의 연결이 옳지 않은 것은?

[21 경기보건연구사]

① 납 – 빈혈
② 수은 – 신경과민증
③ 크롬 – 비중격 천공
④ 카드뮴 – 폐섬유증식증

32

다음 중 중금속과 중독 증상의 연결로 옳지 않은 것은? [21 부산보건연구사]

① 수은 – 골연화증
② 크롬 – 비중격 천공
③ 카드뮴 – 폐기종
④ 비소 – 백혈병

33

〈보기〉의 설명에 해당하는 유해물질은 무엇인가? [22 경북의료기술]

보기

- 탄소와 수소를 함유하고 있는 화학물 중 다른 물질을 녹이는 데 쓰이는 용매이다.
- 화학적으로 비교적 안정하고 지방질을 녹이며 실온에서는 액체이고 휘발하기 쉬운 특성이 있다.
- 접착제, 고무 및 가죽가공 등에 사용된다.

① 납
② 수은
③ 유기용제
④ 카드뮴

34

일본 미나마타시에서 발생했던 환경오염 사건의 원인으로 중추신경계에 작용하여 환청, 언어장애, 정신장애 등을 유발하는 물질은? [22 충남의료기술]

① 납
② 카드뮴
③ 유기수은
④ 망간

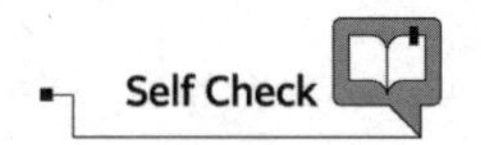

35

납 중독의 증상으로 옳지 않은 것은? [22 강원의료기술(10월)]

① 빈혈　　② 위장장애
③ 중추신경장애　　④ 폐기종

36

〈보기〉의 설명에 해당하는 물질은 무엇인가? [22 대구보건연구사]

보기

- 비중격 천공이 가장 대표적인 증상으로 전기도금공장, 가죽제조공장, 시멘트 제조 등에 이용된다.
- 피부염, 피부궤양, 기관지염 등을 일으킨다.

① 포름알데히드　　② 비소
③ 크롬　　④ 알루미늄

37

다음 중 산업장의 유해물질과 질병의 연결이 옳지 않은 것은? [22 경남보건연구사]

① 비소 – 흑색종
② 유기인 – 헌터러셀증후군
③ 알루미늄 – 루게릭병
④ 망간 – 파킨슨병

PART

식품위생과 보건영양

핵심 키워드

- 식품위생
- HACCP
- 세균성 식중독
- 자연독 식중독
- 식품첨가물
- 영양소
- 기초대사량
- BMI
- 영양섭취기준

〈최근 10개년 영역별 평균출제빈도〉

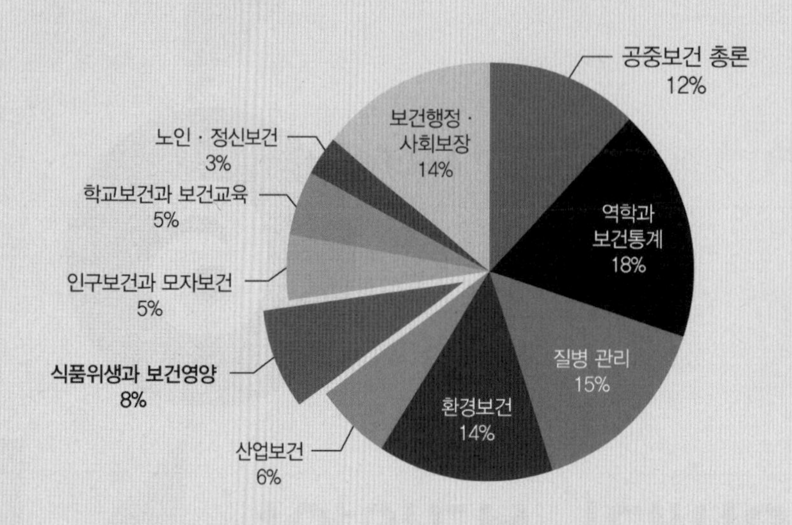

〈최근 10개년 서울시(지방직) 영역별 출제빈도분석(2015~2024)〉

구분	2015	2016	2017	2018	2019	2020	2021	2022	2023	2024	합계
공중보건 총론	1	2	3	1	2	3	4	3	2	2	23
역학과 보건통계	3	3	3	2	4	4	5	3	3	5	35
질병 관리	5	1	3	6	3	0	1	4	3	3	29
환경보건	3	2	3	2	3	2	3	4	4	2	28
산업보건	1	2	2	0	1	2	1	1	1	2	13
식품위생과 보건영양	2	1	2	2	2	3	1	0	1	2	16
인구보건과 모자보건	3	2	0	1	0	2	2	1	0	0	11
학교보건과 보건교육	1	3	1	1	1	2	0	1	1	0	11
노인 · 정신보건	0	0	1	0	1	0	1	1	1	1	6
보건행정 · 사회보장	1	4	2	5	3	2	2	2	4	3	28
합계	20	20	20	20	20	20	20	20	20	20	200

제 1 장 식품위생

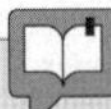
Secret Note

1. 식품위생관리(HACCP)

(1) **HACCP 선행 요건**: 우수제조기준(GMP), 표준위생운영절차(SSOP) 등

(2) **HACCP 7원칙**

① 위해요소분석(Harzard Analysis)
② 중요관리점(CCP) 설정
③ 허용한계기준(CL) 설정
④ 모니터링(Monitoring) 설정
⑤ 개선조치(Corrective Action) 설정
⑥ 검증(Verification) 설정
⑦ 기록(Record) 보관 및 문서화시스템 설정

2. 식중독의 분류

(1) **세균성 식중독**

① **감염형 식중독**: 살모넬라균, 장염비브리오, 병원성대장균, 여시니아, 캄필로박터, 리스테리아, 장구균, 비브리오패혈증 등
② **독소형 식중독**: 포도상구균, 보툴리누스균, 웰치균, 세레우스(중간형) 등

(2) **자연독 식중독**

복어	테트로도톡신(Tetrodotoxin)	
조개	모시조개, 바지락, 굴 등	베네루핀(Venerupin)
	섭조개, 대합조개 등	삭시톡신(Saxitoxin)
독버섯	무스카린(Muscarine), 아마니타톡신(Amanitatoxin) 등	
감자	솔라닌(Solanine)	
청매(미숙한 매실) 중독	아미그달린(Amigdalin)	
독미나리	시쿠톡신(Cicutoxin)	
목화씨	고시폴(Gossypol)	
피마자씨	리신(Ricin)	
독보리	테무린(Temuline)	
오두(바꽃)	아코니틴(Aconitine)	
대두	사포닌(Saponin)	
맥각독	에르고톡신(Ergotoxin), 에르고타민(Ergotamine)	
황변미 중독	시트리닌(Citrinin)	
아스퍼질러스플라브스(Aspergillus Flavus)	아플라톡신(Aflatoxin)	

(3) **유해한 식품첨가물**

① 유해감미료: 둘신, 톨루딘, 사이클라메이트
② 유해착색제: 아우라민, 로다민, 실크스카렛
③ 유해보존료: 붕산, 포름알데히드, 승홍
④ 유해표백제: 롱가리트, 삼염화질소

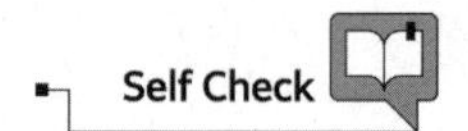

제1절 식품위생의 개요

(정답 p.313)

01

식품위해요소중점관리기준(HACCP)에 대한 설명으로 옳지 않은 것은?

[15 서울]

① 식품생산과 소비의 모든 단계의 위해요소를 규명하고 이를 중점 관리하기 위한 예방적 차원의 식품위생 관리방식이다.
② 국내에 HACCP 의무적용대상 식품군은 없다.
③ HACCP시스템이 효율적으로 가동되기 위해서는 GMP와 SSOP가 선행되어야 한다.
④ 1960년대 미항공우주국(NASA)에서 안전한 우주식량을 만들기 위해 고안한 식품위생 관리방법이다.

02

'가짜 백수오'인 이엽우피소가 들어간 한약을 조제하는 등 부정식품 및 첨가물, 부정의약품 및 부정유독물의 제조나 무면허 의료행위 등의 범죄에 대하여 처벌의 기준이 되는 법은 무엇인가?

[15 경북]

① 국민건강증진법
② 공공보건의료에 관한 법률
③ 보건범죄단속에 관한 특별조치법
④ 식품위생법

03

위해요소중점관리제도의 7가지 원칙에 해당하지 않는 것은? [16 대전]

① 위해요소분석　　② 공정흐름도 확인
③ 중요관리점 결정　　④ 한계기준결정

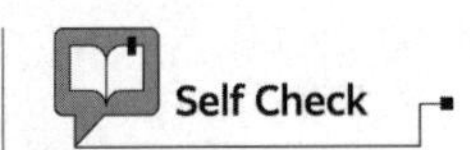

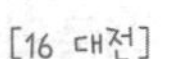

04

다음 중 식품위생에 대한 설명으로 옳지 않은 것은? [17 전남]

① 식품의 안전성, 건전성, 완전무결성을 확보하기 위해 필요한 모든 수단을 말한다.
② 식품뿐만 아니라 기구 또는 용기 · 포장을 대상으로 하는 위생이다.
③ 식품첨가물은 식품위생에 포함되지 않는다.
④ 식품으로 인하여 생기는 위생상의 위해를 방지하고자 한다.

05

식품위생의 3원칙이 아닌 것은? [17 충북(12월)]

① 완전무결성　　② 안전성
③ 건전성　　④ 보관성

06

HACCP 도입의 효과로 옳지 않은 것은? [17 강원]

① 식품의 안전성 확보
② 기업의 자율적 위생관리
③ 자금이 부족한 영세업자에 유리
④ 생산 시 문제점의 신속한 대응

Self Check

07

식품의 원료관리 및 제조 · 가공 · 조리 · 소분 · 유통의 모든 과정에서 위해한 물질이 식품에 섞이거나 식품이 오염되는 것을 방지하기 위하여 각 과정의 위해요소를 확인 · 평가하여 중점적으로 관리하는 기준은?

[17 경기(12월)]

① GMP　　② HACCP
③ ACGIH　　④ BMI

08

식품을 제조 · 가공단계부터 판매단계까지 각 단계별로 정보를 기록 · 관리하여 그 식품의 안전성 등에 문제가 발생할 경우 그 식품을 추적하여 원인을 규명하고 필요한 조치를 할 수 있도록 관리하는 것을 의미하는 용어는 무엇인가? [17 인천]

① 위해요소분석　　② 안전관리인증기준 관리계획
③ 식품이력추적관리　　④ 영양표시

09

다음 중 식품위생의 대상 범위에 포함되는 것은? [18 울산]

① 포장, 식품첨가물　　② 먹는물, 기구
③ 용기, 의약품　　④ 식품첨가물, 먹는물

10

식품위생관리기준에 대한 내용으로 옳지 않은 것은? [19 전북의료기술]

① 사후적 관리제도
② 식품위생 관리의 과학성 확립
③ 식품의 위해요소 예방
④ 중요 관리점 결정하여 관리

11

식품의 안전성 관리 방법에 관한 설명 중 옳지 않은 것은? [19 부산]

① PP(선행요건프로그램) – 식품생산 작업장 내 가동조건을 관리하는 프로그램
② HACCP – 식품에 대한 위해요소를 규명하고 관리하는 예방적 관리체계
③ 식품이력추적관리제도 – 식품을 제조·가공단계부터 판매단계까지 각 단계별로 정보를 기록·관리
④ GMP(우수제조관리기준) – 우수하고 균등한 제품생산을 보장하기 위한 품질 관리 방법으로 모든 가공식품에 적용

12

「식품위생법」에 따라 식품안전관리인증기준 적용업소로 인증을 받은 영업자의 인증유효기간은 몇 년인가? [19 경기보건연구사]

① 2년 ② 3년
③ 4년 ④ 5년

13

「식품위생법」에서 정의하는 식품위생의 범위에 해당하지 않는 것은? [19 인천보건연구사]

① 의약품 ② 포장
③ 기구 ④ 식품첨가물

14

다음 「식품위생법」에 의한 식품위생의 관리 대상에 해당하지 않는 것은? [20 경기의료기술]

① 기구 ② 포장
③ 영양 ④ 식품첨가물

Self Check

6 식품위생과 보건영양

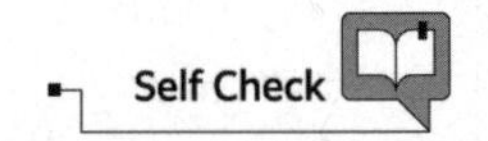

15

HACCP의 절차상 위해요소분석 다음에 해당하는 단계는? [20 전북보건연구사]

① 중요관리점 설정　　② 허용한계기준 설정
③ 모니터링 설정　　④ 개선조치

16

식품의 안전성 평가를 위한 기준으로 사람이 일생동안 매일 섭취하더라도 현 시점에서 알려진 독성이 나타나지 않을 것으로 예상되는 1일 섭취허용량을 의미하는 것은? [20 세종보건연구사]

① LD_{50}　　② ADI
③ NOAEL　　④ AMES 검사

17

식품의 원료 및 재료 단계부터 제조, 가공, 보존, 유통, 조리를 거쳐 최종 소비자가 섭취하기 전까지의 각 단계에서 발생할 우려가 있는 위해요소를 규명하고, 이를 중점적으로 관리하기 하는 과학적인 위생 관리 체계는 무엇인가? [21 경기의료기술(2월)]

① GMP　　② HACCP
③ GAP　　④ Cold chain

18

다음 중 HACCP에 대한 설명으로 옳지 않은 것은? [21 부산]

① HA는 위해요소를 파악하고 분석하는 과정이다.
② CCP는 중점관리점을 설정하고 예방하는 과정이다.
③ CL은 중요관리점에서의 위해요소 관리가 허용범위 이내로 이루어지고 있는지 판단할 수 있는 기준이다.
④ GMP에 비해 제품분석 시간이 오래 소요된다.

19

HACCP의 단계로 옳은 것은? [21 경기7급]

원칙 1	위해요소 분석(HA)
원칙 2	(1)
원칙 3	(2)
원칙 4	(3)
원칙 5	(4)
원칙 6	검증 절차 및 방법 수립
원칙 7	문서화, 기록유지방법 설정

㉠ 허용한계기준 설정　　㉡ 중요관리점 설정
㉢ 모니터링체계 확립　　㉣ 개선조치 방법 수립

	(1)		(2)		(3)		(4)
①	㉠	−	㉡	−	㉢	−	㉣
②	㉡	−	㉠	−	㉢	−	㉣
③	㉠	−	㉢	−	㉡	−	㉣
④	㉡	−	㉣	−	㉢	−	㉠

20

식품위생관리체계인 HACCP의 실행단계에 해당하지 않는 것은? [21 대구보건연구사]

① 공정흐름도 작성　　② 중요관리점설정
③ 모니터링　　④ 허용한계 기준 설정

21

HACCP의 관리원칙으로 옳지 않은 것은? [22 경기의료기술]

① 소요비용이 저렴하다.
② 최종 제품의 관리, 검사한다.
③ 비숙련공도 관리가 가능하다.
④ 식품생산의 모든 과정에 적용한다.

Self Check

6 식품위생과 보건영양

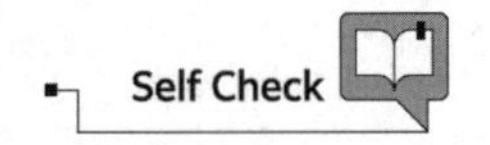

22

다음 중 HACCP에 대한 설명으로 옳지 않은 것은? [22 대전의료기술]

① 우수제조기준(GMP)과 표준위생운영절차(SSOP)는 선행요건이다.
② 검증절차 및 방법수립은 중요관리점(CCP)보다 선행되어야 한다.
③ 개선조치 설정은 모니터링 결과가 관리를 벗어났을 때 시정 조치를 하는 단계이다.
④ 위해요소(HA) 분석시 각 단계별로 모든 잠재적인 생물학적 · 화학적 · 물리적 위해요소를 분석한다.

23

식품위생 관련 용어 정의로 옳지 않은 것은? [22 부산의료기술]

① "식품첨가물"이란 식품을 제조 · 가공 · 조리 또는 보존하는 과정에서 감미, 착색, 표백 또는 산화방지 등을 목적으로 식품에 사용되는 물질을 말하며, 기구(器具) · 용기 · 포장을 살균 · 소독하는 데에 사용되어 간접적으로 식품으로 옮아갈 수 있는 물질은 제외한다.
② "식품이력추적관리"란 식품을 제조 · 가공단계부터 판매단계까지 각 단계별로 정보를 기록 · 관리하여 그 식품의 안전성 등에 문제가 발생할 경우 그 식품을 추적하여 원인을 규명하고 필요한 조치를 할 수 있도록 관리하는 것을 말한다.
③ "용기 · 포장"이란 식품 또는 식품첨가물을 넣거나 싸는 것으로서 식품 또는 식품첨가물을 주고받을 때 함께 건네는 물품을 말한다.
④ "식품위생"이란 식품, 식품첨가물, 기구 또는 용기 · 포장을 대상으로 하는 음식에 관한 위생을 말한다.

24

다음 중 HACCP의 7원칙에 해당하는 것은? [22 충북보건연구사]

① 제품설명서 작성, 공정흐름도 확인
② 공정흐름도 확인, 위해요소 분석
③ 위해요소 분석, 허용한계기준 설정
④ 허용한계기준 설정, 사용용도 확인

25

다음 중 식품위생의 3요소에 해당하지 않는 것은? [23 대전의료기술]

① 안전성 ② 영양성
③ 건전성 ④ 완전무결성

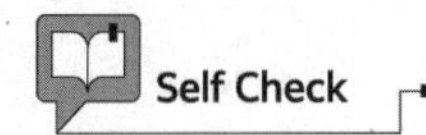

제2절 식품의 보존 (정답 p.317)

01

질소성분이 함유되지 않은 유기화합물로서 당질이나 지방질의 식품이 미생물에 의해 분해되어 변질되는 것은? [15 지방]

① 발효(Fermentation) ② 변패(Deterioration)
③ 자기소화(Self-digestion) ④ 숙성(Aging)

02

기름의 열화현상(劣化現象)이며, 이것은 공기 속의 산소 · 빛 · 열 · 세균 · 효소 · 습기 등의 작용에 의하여 변화되는 현상으로 가수분해형, 케톤형, 산화형 등으로 나눌 수 있는 식품의 변질형태는 무엇인가? [16 경기]

① 산패 ② 변패
③ 발효 ④ 숙성

03

식품이 산소가 없는 상태에서 미생물의 작용으로 분해되어 유용한 물질로 변화되는 현상은 무엇인가?

① 발효 ② 변패
③ 자기소화 ④ 숙성

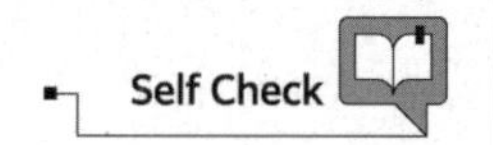

04

질소가 포함된 유기물을 미생물이 분해하였을 때 나오는 유해한 상태의 변화는? [17 서울의료기술]

① 부패 ② 산패
③ 변패 ④ 발표

05

식품의 변질 방지를 위하여 사용하는 저장법 중 가열법과 가장 거리가 먼 것은? [17 서울]

① 저온살균법 ② 고온단시간살균법
③ 초고온순간살균법 ④ 훈연법

06

다음 중 화학적 보존법으로만 구성된 것은? [17 경기(12월)]

① 가열법, 훈연법, 건조법
② 당장법, 염장법, 식품보존료
③ 건조법, 밀봉법, 냉동법
④ 방사선 이용법, 건조법, 보존료 첨가법

07

식품보존방법에 대한 설명으로 옳은 것은? [18 경기의료기술]

① 냉장법은 0℃~15℃로 보존하는 방법이다.
② 자외선 멸균법은 2,500~2,700Å의 파장을 이용하여 살균하는 방법이다.
③ 가열법은 120℃에서 30분간 가열하는 방법이다.
④ 건조법은 수분함량을 20% 이하로 낮추는 방법이다.

08

식품 변질에 대한 설명으로 가장 옳은 것은? [19 서울]

① 부패: 탄수화물이나 지질이 산화에 의하여 변성되어 맛이나 냄새가 변하는 것
② 산패: 단백질 성분이 미생물의 작용으로 분해되어 아민류와 같은 유해물질이 생성되는 것
③ 발효: 탄수화물이 미생물의 작용을 받아 유기산이나 알코올 등을 생성하는 것
④ 변패: 유지의 산화현상으로 불쾌한 냄새나 맛을 형성하는 것

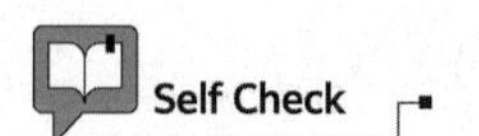

09

식품의 보존을 위한 방법으로 옳지 않은 것은? [19 호남권]

① 120도에서 20분간 가열하면 완전멸균된다.
② 식품첨가물로 허용된 방부제로는 BHT, BHA, 아스코르빈산(vit C), 토코페롤(vit E)이 있다.
③ 냉장법은 미생물의 증식을 억제한다.
④ 훈증법은 곡류 저장에 사용된다.

10

다음 중 식품보전 방법에 대한 설명으로 옳지 않은 것은? [19 대구]

① 당장법: 20%의 설탕에 저장하는 방법
② 냉장법: 0~10℃ 사이에 보관
③ 건조법: 수분 15%이하
④ 저온살균법: 62~65℃에서 30분간 가열

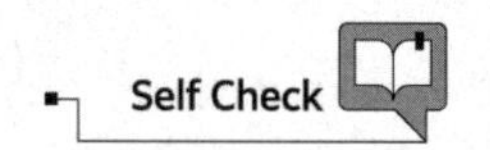

11

〈보기〉에서 식품의 보존 방법 중 물리적 보존법으로 옳은 것을 모두 고른 것은? [19 서울 고졸]

보기

ㄱ. 가열법　　ㄴ. 절임법
ㄷ. 훈연법　　ㄹ. 밀봉법
ㅁ. 통조림법

① ㄱ, ㄴ, ㄷ　　② ㄱ, ㄹ, ㅁ
③ ㄴ, ㄷ, ㄹ　　④ ㄷ, ㄹ, ㅁ

12

식품위생검사의 종류와 검사항목의 연결이 옳지 않은 것은?

[19 강원의료기술(10월)]

① 관능검사 – 색깔, 조직의 변화 상태 검사
② 미생물학적 검사 – 초기 부패 판정 기준 세균수는 10^5~10^6이다.
③ 화학적 검사 – 식품첨가물 검사
④ 물리적 검사 – 농산물 방사능 오염검사

13

다음의 설명에 해당하는 것은? [19 인천의료기술(10월)]

가. 미생물 등에 의하여 식품 중의 탄수화물이나 지방질이 미생물에 의해 변화되는 것
나. 탄수화물이 미생물의 작용을 받아 유기산이나 알코올 등을 생성하는 것

① 가 – 산패, 나 – 부패　　② 가 – 부패, 나 – 발효
③ 가 – 변패, 나 – 발효　　④ 가 – 변패, 나 – 산패

Self Check

14

다음 중 식품의 위생적인 보관을 위한 방법으로 옳지 않은 것은?

[19 전북보건연구사]

① 80℃에서 30분 가열하면 포자를 형성하지 않는 미생물은 사멸된다.
② 식품의 수분은 30% 이하로 유지하면 적당하다.
③ 훈연법은 연기에 함유된 포름알데히드, 아세톤, 개미산 등에 의해 살균하는 방법이다.
④ 저온 보관은 0~10℃ 사이에 보관하는 것이다.

15

식품의 변질 유형으로 미생물 등에 의하여 식품 중의 탄수화물이나 지방질이 분해되는 것과 탄수화물이 미생물의 작용을 받아 유기산이나 알코올 등을 생성하는 것으로 옳게 짝지어진 것은? [19 인천보건연구사]

① 산패 – 부패
② 부패 – 발효
③ 변패 – 발효
④ 변패 – 산패

16

식품의 보존에 대한 내용으로 옳지 않은 것은? [20 대전]

① 탄수화물과 지방이 산소에 의해 분해된 것을 발효라 한다.
② 식품의 가열은 물리적 보존법이다.
③ 방사선과 자외선 소독은 물리적 보존법이다.
④ 식품을 설탕에 저장하는 방법은 화학적 보존법이다.

17

식품의 보존방법 중 화학적 보존방법에 해당하는 것은? [20 서울]

① 절임법
② 가열법
③ 건조법
④ 조사살균법

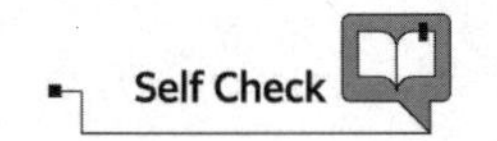

18

식품의 보존방법 중 물리적인 보존에 해당하지 않는 것은?

[20 전남의료기술(7월)]

① 절임법 ② 가열법
③ 건조법 ④ 자외선 및 방사선 이용법

19

다음 중 식품의 위생적인 보관 방법으로 옳지 않은 것은? [20 강원보건연구사]

① 염장법은 소금 50~60%을 첨가하여 미생물의 발육을 억제하는 방법이다.
② 식품을 보존하기 위해서 수분 15% 이하로 건조하는 것이 좋다.
③ 자외선 멸균법에 이용되는 파장은 2,400~2,800 Å 이다.
④ 냉장법은 0~10℃사이에 식품을 보관하는 방법이다.

20

식품의 보존방법 중 물리적 보존법에 해당하지 않는 것은? [21 강원]

① 가열법 ② 냉장법
③ 밀봉법 ④ 훈연법

21

식품의 보관방법 중 물리적 저장법에 해당하지 않는 것은? [21 경남]

① 가열법 ② 냉장법
③ 건조법 ④ 염장법

22

식품의 보관방법 중 물리적인 보존법에 해당하지 않는 것은? [21 부산]

① 가열법 ② 냉장법
③ 방사선조사 ④ 염장법

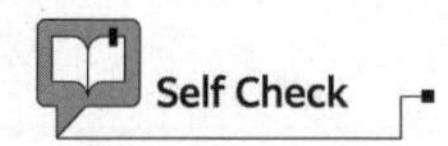

23

식품의 보존방법 중 물리적 보존법에 해당하지 않는 것은? [21 인천의료기술]

① 자외선 및 방사선 이용법 ② 절임법
③ 가열법 ④ 냉동법

24

식품의 변질에 대한 설명으로 옳은 것은? [21 경기경력경쟁]

① 발효는 지방 분해되어 유용하게 변화되는 것이다.
② 부패는 단백질이 분해되어 유해하게 변화되는 것이다.
③ 산패는 탄수화물이 변화된 것이다.
④ 변패는 단백질이 변화된 것이다.

25

식품의 보존방법 중 화학적 보존법에 해당하는 것은? [22 전남경력경쟁]

① 설탕절임법 ② 저온살균법
③ 냉동보관법 ④ 자외선살균법

26

식품의 보존법 중 물리적 보존법에 해당하지 않는 것은? [22 울산의료기술(10월)]

① 가열법 ② 냉동법
③ 절임법 ④ 건조법

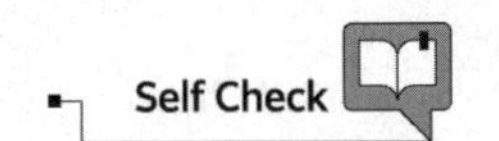

27

식품의 보존에 대한 설명으로 옳지 않은 것은? [22 대전보건연구사]

① 어류의 사후강직이 지나면 근육이 연화되어 향미가 증가되는 상태를 자기소화라고 한다.
② 발효는 식품이 미생물의 작용으로 분해되어 사람에게 유용한 물질로 전환하는 것을 말한다.
③ 냉동법은 0℃ 이하에서 육류, 어류 등을 보관하는 방법으로 미생물이 저온으로 인해 사멸한다.
④ 식품의 완전멸균을 위해서는 120℃에서 20분 정도 가열할 필요가 있다.

28

식품의 변질 중 부패현상은 어떤 성분에서 나타나는 현상인가?

[23 전북경력경쟁]

① 단백질 ② 무기질
③ 지방 ④ 탄수화물

29

식품의 화학적 보존법은? [23 보건직]

① 냉장법 ② 절임법
③ 밀봉법 ④ 가열법

30

주류와 탄수화물, 지방 등이 미생물에 의해 변화되어 부적절하게 되는 현상은? [23 충남의료기술]

① 변패 ② 부패
③ 산패 ④ 발효

31

어떤 독성물질을 실험할 때 독성물질의 경구 또는 주사투여 시 실험군의 50%가 사망하는 투여량을 의미하는 것은? [23 충북보건연구사]

① LD_{50}　② LC_{50}
③ ED_{50}　④ ID_{50}

Self Check

32

식품의 보존방법 중 물리적 방법은? [24 보건직]

① 방사선 처리법　② 염장법
③ 보존료 첨가법　④ 산 저장법

제 3 절 식중독

제 3-1 절 | 세균성 식중독 (정답 p.320)

01

화농성 질환 환자가 만든 음식으로 인해 감염 가능한 식중독은 무엇인가? [15 전남]

① 포도상구균　② 살모넬라
③ 캠필로박터　④ 리스테리아

02

식중독에 대한 설명으로 옳은 것은? [15 서울보건연구사]

① 독소형 식중독은 체내에서 증식된 식중독 균 자체에 의해 발생한다.
② 식중독 지수는 기온에 따른 식중독 발생가능성을 백분율로 수치화한 것이다.
③ 장염비브리오 식중독은 음식을 60℃ 이상 가열하여 먹어도 예방할 수 없다.
④ 살모넬라 식중독은 도축장의 위생관리를 철저히 하면 예방할 수 있다.

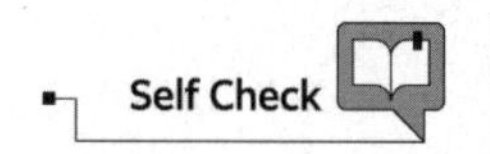

03

장염비브리오 식중독에 대한 설명으로 옳은 것은? [16 인천]

① 독소형 식중독이다.
② 평균 잠복기는 3시간 정도이다.
③ 주요원인식품은 햄, 소시지, 통조림 식품 등이다.
④ 예방을 위해 해산물을 가열 후 섭취한다.

04

소화기계 감염병과 비교한 세균성 식중독의 특징으로 옳은 것은? [17 경기]

① 발병균이 소량이다.
② 잠복기가 비교적 길다.
③ 2차 감염이 거의 없다.
④ 면역성이 성립되기도 한다.

05

잔칫집에서 음식을 섭취하고 2시간 후 구토, 복통, 설사 등의 증상을 일으켰다면 의심할 수 있는 식중독균은 무엇인가? [17 충북]

① 살모넬라균 ② 장염비브리오균
③ 포도상구균 ④ 보툴리누스균

06

야유회에서 도시락을 먹고 약 3시간 뒤 구토, 복통, 설사와 함께 38도의 열을 호소하였다. 어떠한 식중독을 의심할 수 있는가? [17 서울의료기술(9월)]

① 웰치균 식중독 ② 포도상구균 식중독
③ 리스테리아 식중독 ④ 살모넬라 식중독

07

다음은 어떤 식중독에 대한 설명인가? [17 서울]

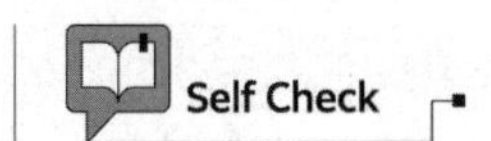

- 통조림, 소시지 등이 혐기성 상태에서 A, B, C, D, E형이 분비하는 신경독소
- 잠복기 12~36시간이나 2~4시간 이내 신경증상이 나타날 수 있음
- 증상으로 약시, 복시, 연하곤란, 변비, 설사, 호흡곤란
- 감염원은 토양, 동물의 변, 연안의 어패류 등

① 살모넬라 식중독
② 포도알균(포도상구균) 식중독
③ 보툴리누스 식중독
④ 독버섯 중독

08

식중독 중에서 치사율이 가장 높은 신경계 식중독은 무엇인가? [17 광주]

① 보툴리누스 식중독
② 웰치균 식중독
③ 세레우스 식중독
④ 장구균 식중독

09

사망률이 가장 높은 식중독이며, 통조림이나 소시지 등의 밀폐된 혐기성 상태의 식품에서 번식하고 강한 독소를 만드는 식중독은 무엇인가? [17 경기]

① 살모넬라 식중독
② 보툴리누스 식중독
③ 웰치균 식중독
④ 포도상구균 식중독

10

집단급식에서 발생하기 쉬운 식중독은 무엇인가? [17 충남]

① 병원성대장균 식중독
② 웰치균 식중독
③ 비브리오 식중독
④ 리스테리아 식중독

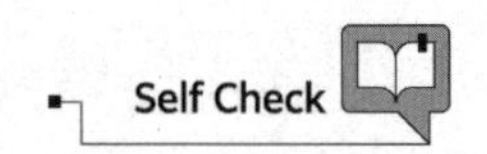

11

주로 겨울철에 익히지 않은 굴이나 오염된 식수를 통하여 감염되는 식중독은 무엇인가? [17 울산]

① 세레우스 식중독 ② 노로바이러스 식중독
③ 장구균 식중독 ④ 여시니아 식중독

12

다음에서 설명하는 식중독은 무엇인가? [17 대구]

- 잠복기는 평균 20시간이며, 발병률이 75% 정도로 높다.
- 38~40℃의 고열을 동반한 급성위장염증상이 특징이다.
- 어패류와 우유 및 유제품 등이 원인식품이며 주로 동물성 식품이 원인이 된다.

① 살모넬라 식중독 ② 대장균감염증
③ 장염비브리오 식중독 ④ 리스테리아 식중독

13

포도상구균 식중독 예방을 위한 대책으로 옳지 않은 것은? [17 경북]

① 100℃에서 30분 이상 가열 ② 조리식품의 즉시 처리
③ 화농성 질환자의 식품조리를 금지 ④ 조리식품의 저온 보존

14

다음 중 세균성 식중독에 대한 설명으로 옳지 않은 것은? [18 충남의료기술, 보건진료]

① 다량의 균이나 독소로 감염된다.
② 소화기계감염병에 비해 잠복기가 짧은 편이다.
③ 포도상구균 식중독, 보툴리눔 독소증, 노로바이러스는 감염형 식중독에 해당한다.
④ 감염 후 면역이 형성되지 않는다.

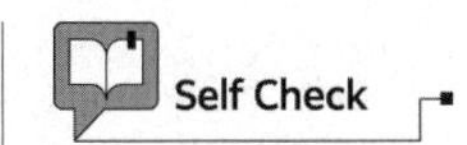

15

운동회에서 햄버거를 먹고 집에 돌아가서 구토와 복통 증상이 나타났다. 햄버거는 전날 만들어졌으며 충분히 익혔다고 한다. 어떤 식중독인가?

[18 충북]

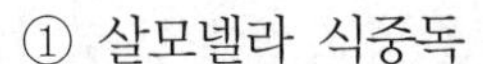

① 살모넬라 식중독　　② 장염비브리오 식중독
③ 황색포도알구균 식중독　　④ 웰치균 식중독

16

소화기계 감염병에 비해 세균성 식중독이 가지는 특성으로 옳은 것은?

[18 부산]

① 주로 물에 의해 감염된다.
② 2차 감염은 없고 대부분 중증의 증상이 나타난다.
③ 적은 수의 균으로도 감염된다.
④ 자연능동면역은 형성되지 않는다.

17

〈보기〉에서 설명하는 대표적인 식중독 원인 바이러스는? [18 서울(6월)]

> 보기
> • 우리나라 질병관리본부(현 질병관리청)에서 1999년부터 검사를 시작하였다.
> • 저온에 강하여 겨울철에도 발생한다.

① 장출혈성 대장균　　② 살모넬라
③ 비브리오　　④ 노로바이러스

18

우리나라에서 가장 많이 발생하는 포도상구균 식중독에 대한 설명으로 가장 옳은 것은? [18 서울(6월)]

① 신경계 주 증상을 일으키며 사망률이 높다.
② 다른 식중독에 비해 발열증상이 거의 없는 것이 특징이다.
③ 원인물질은 장독소로 120℃에 20분간 처리하면 파괴된다.
④ 원인식품은 밀봉된 식품, 즉 통조림, 소시지 등이다.

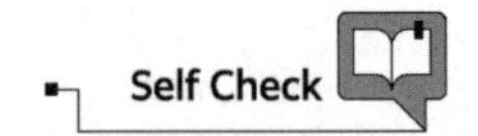

19

〈보기〉에서 식중독의 원인이 되는 미생물에 해당하는 것은? [18 서울(10월)]

보기

- 일본에서 1950년대 초반에 발생한 식중독의 원인으로 처음 발견되었고, 우리나라에서는 1969년 경북 안동에서 물치라는 생선을 먹고 집단적으로 환자가 발생한 바 있다.
- 자연 상태에서는 따뜻한 바닷물에서 흔하게 발견되며, 사람에게 위장관 증세를 일으킨다.
- 굴과 같은 조개류를 날 것으로 또는 잘 요리하지 않고 섭취한 후 24시간 내에 물과 같은 설사를 주 증상으로 복통, 오심, 구토, 열과 오한을 동반한다.

① 살모넬라
② 장염비브리오
③ 황색포도상구균
④ 캠필로박터

20

세균성 식중독과 소화기계 감염병의 특성에 대한 설명으로 옳지 않은 것은? [18 울산]

① 세균성 식중독은 비교적 잠복기가 짧고 소화기계 감염병은 잠복기가 긴 편이다.
② 세균성 식중독은 면역이 형성되지 않으며 소화기계 감염병은 어느 정도의 면역이 형성된다.
③ 세균성 식중독은 미량의 병원체로 발병하며 소화기계 감염병은 다량의 균으로 발병한다.
④ 세균성 식중독은 격리가 필요 없으며 소화기 계감염병은 격리가 필요하다.

21

다음 중 포도상구균 식중독에 대한 설명으로 옳지 않은 것은? [19 경기의료기술]

① 평균 잠복기가 3시간 정도로 짧다.
② 식중독의 원인은 내열성이다.
③ 원인은 neutrotoxin이다.
④ 구역질, 구토, 복통, 설사의 증상이 나타난다.

22

식중독 잠복기기간으로 옳지 않은 것은? [19 전북의료기술]

① 장염비브리오증: 48시간
② 살모넬라 식중독: 12~72시간
③ 황색포도상구균 식중독: 1~6시간
④ 노로바이러스 식중독: 24~48시간

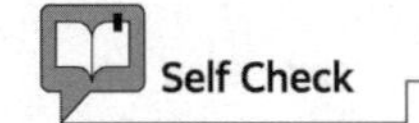

23

다음 중 보툴리누스 식중독의 특징으로 옳은 것은? [19 경기]

① 예방을 위해 화농성 질환자의 조리를 금지한다.
② 통조림, 병조림, 소시지등이 주요 원인식품이다.
③ 신경독소는 120도에서 파괴된다.
④ 신경계 증상은 일으키지만 치명적이지 않다.

24

다음 중 독소형 식중독에 해당하는 것은? [19 경남]

ㄱ. 보툴리누스 식중독	ㄴ. 포도상구균 식중독
ㄷ. 살모넬라 식중독	ㄹ. 캠필로박터 식중독

① ㄱ, ㄴ
② ㄱ, ㄴ, ㄹ
③ ㄴ, ㄷ
④ ㄴ, ㄷ, ㄹ

25

다음 중 독소형 식중독으로만 묶인 것은? [19 부산]

ㄱ. 보툴리누스	ㄴ. 포도상구균
ㄷ. 캄필로박터	ㄹ. 장염비브리오
ㅁ. 살모넬라	

① ㄱ, ㄴ
② ㄱ, ㄴ, ㄷ
③ ㄴ, ㄷ, ㄹ
④ ㄴ, ㄷ, ㄹ, ㅁ

Self Check

26

바다나 갯벌에서 수온이 26℃인 시기에 활발하게 증식하는 식중독 균으로 열에 약하고 3~5% 식염농도에서 잘 발육하지만 10% 이상의 식염농도에서는 성장이 정지되는 균에 의한 식중독은 무엇인가? [19 인천]

① 살모넬라 식중독
② 장염비브리오 식중독
③ 포도상구균 식중독
④ 병원성 대장균 식중독

27

〈보기〉의 (가)와 (나)에 해당하는 질환은? [19 서울시 7급]

보기

(가) 발생률이 높은 독소형 식중독으로 독소는 100℃에서 30분간 끓여도 파괴되지 않는다. 잠복기는 1~5시간으로 짧으며 열은 거의 없고 심한 설사와 구토, 복통을 일으키며 대부분 24~48시간 이내에 회복된다.
(나) 감염형 식중독으로 6~9월에 많이 발생하고 잠복기는 12~48시간이며 38~40℃의 고열이 나타난다. 원인식품으로는 육류, 계란, 유제품, 두부 등이 있으며 복통, 설사 등의 주요 증세는 2~5일이면 사라진다.

	(가)	(나)
①	병원성 대장균 식중독	웰치균 식중독
②	병원성 대장균 식중독	포도상구균 식중독
③	포도상구균 식중독	노로바이러스 감염증
④	포도상구균 식중독	살모넬라 식중독

28

다음 중 식중독의 분류로 옳은 것은? [19 강원의료기술(10월)]

① 감염형 식중독 – 살모넬라 식중독, O-157
② 독소형 식중독 – 장염비브리오 식중독, 웰치균 식중독
③ 곰팡이형 식중독 – 아플라톡신, 테트로도톡신
④ 바이러스형 식중독 – 노로바이러스, 에볼라바이러스

29

다음 식중독 중에서 치사율이 가장 높은 것은? [19 경기의료기술(11월)]

① 보툴리눔 식중독 ② 포도상구균 식중독
③ 장염비브리오 식중독 ④ 살모넬라 식중독

Self Check

30

대장균감염증은 균주가 생성하는 독소의 유형에 따라 질병의 양상에 차이가 있다. 병원성 대장균 중에서 O-157 균주가 생성하는 독성물질은 무엇인가? [19 경북보건연구사]

① Enterotoxin ② Verotoxin
③ Neurotoxin ④ Saxitoxin

31

〈보기〉의 설명에 해당하는 식중독은? [19 충남보건연구사]

보기
- 감염형 식중독이다.
- 굴과 같은 조개류를 날것으로 또는 잘 요리하지 않고 섭취할 때 감염된다.
- 잠복기는 12시간 정도이다.

① 살모넬라 ② 포도상구균
③ 장염비브리오 ④ 병원성 대장균

32

토양세균의 일종으로 자연계에 중요한 부패원인균으로 널리 분포되어 있으며 설사형 증상과 구토형 증상으로 구분되는 증상을 보이고 숙주가 약한 상태에서는 패혈증, 폐렴, 심내막염 등의 중증 기회감염을 일으킬 수 있는 균은? [19 대전보건연구사]

① 레지오넬라균 ② 바실러스 세레우스
③ 장구균 ④ 클로스트리디움 퍼프리젠스

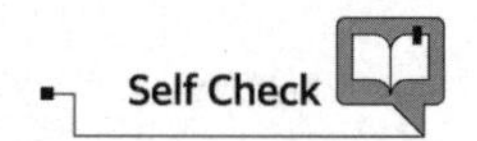

33

복통과 설사의 증상을 주로 나타내며 해수가 원인이 되는 식중독은?

[19 충북보건연구사]

① 여시니아　② 장염비브리오
③ 비브리오 패혈증　④ 조개중독

34

세균성 식중독 중 독소형 식중독의 원인균에 해당하는 것은? [20 경기]

① 포도상구균　② 살모넬라
③ 장염비브리오　④ 병원성 대장균

35

100℃에 30분간 가열해도 사라지지 않는 장독소를 생산해내는 식중독 원인균은 무엇인가? [20 광주 · 전남 · 전북]

① 살모넬라균　② 장염비브리오균
③ 황색포도상구균　④ 여시니아균

36

다음 설명에 해당하는 균으로 옳은 것은? [20 대구]

- 토양을 통하여 달걀이나 새싹 같은 식품에 오염된다.
- 사람이나 동물에 전파되는 인수공통질환의 일종이다.
- 장내세균이며 그람음성간균이다.

① 황색포도상구균　② 장염비브리오균
③ 살모넬라균　④ 캠필로박터균

37

다음 중 감염형 식중독에 해당하지 않는 것은? [20 충북]

① 살모넬라 식중독
② 리스테리아 식중독
③ 보툴리누스 식중독
④ 장염비브리오 식중독

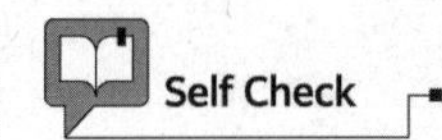

38

겨울철에 발생하는 대표적인 식중독으로 오염된 어패류의 생식을 통하여 주로 감염되며 2차 감염도 가능한 것은? [20 울산의료기술(10월)]

① 장염비브리오 식중독
② 대장균 감염증
③ 리스테리아 식중독
④ 노로바이러스 감염증

39

어패류 또는 조리기구 등을 통해 감염되는 식중독은? [20 인천의료기술(10월)]

① 장염비브리오 식중독
② 살모넬라 식중독
③ 보툴리누스 식중독
④ 황색포도상구균 식중독

40

세균성 식중독 중 독소형 식중독에 대한 설명으로 가장 옳은 것은? [20 서울(고졸)]

① 잠복기가 길다.
② 가열에 의해 예방이 가능하다.
③ 균이 사멸하면 식중독이 발생하지 않는다.
④ 세균이 증가할 때 발생하는 체외 독소가 소화계에 작용하여 일어난다.

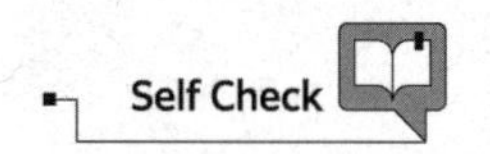

41

토양, 바다, 하천, 연못의 바닥 등에 널리 분포하는 균에 의한 식중독으로 이 균의 신경독소가 원인이며 중독시 복시, 시야흐림, 연하곤란 등의 증상을 일으키는 균은? [20 경기의료기술(11월)]

① 포도상구균 ② 보툴리누스균
③ 살모넬라균 ④ 대장균

42

다음 중 (ㄱ), (ㄴ) 설명에 해당하는 식중독균이 알맞게 짝지어진 것을 고르시오. [20 충북보건연구사]

(ㄱ) 원인균과 포자가 토양 · 오수 · 식물 등 자연계에 널리 분포하므로 식품에 오염될 기회가 많다. 감염원 원료의 불완전처리, 밀봉상태 가공식품의 불완전취급에 의해 이루어지며, 병조림, 통조림 소시지등 내부가 혐기성 상태인 환경에서 잘 서식한다.
(ㄴ) 사람과 동물에 모두 질병을 일으킬 수 있는 인수공통의 나선형 세균으로, 미호기성 상태에서 증식 가능하다. 닭 · 소 · 개 · 돼지 · 고양이 등에 널리 분포하며 미국의 날 닭고기의 절반 이상이 이 세균을 갖고 있으며 가장 흔한 세균성 설사질환이다.

① (ㄱ) 장염비브리오 (ㄴ) 살모넬라
② (ㄱ) 클로스트리디윰 (ㄴ) 캠필로박터
③ (ㄱ) 장염비브리오 (ㄴ) 캠필로박터
④ (ㄱ) 클로스트리디윰 (ㄴ) 살모넬라

43

다음 설명에 해당하는 미생물은 무엇인가? [20 경기보건연구사]

- 독소형 식중독을 유발한다.
- 원인식품은 빵류, 우유, 버터, 치즈 등의 유제품이다.
- 잠복기는 1~6시간이다.

① 포도상구균 ② 살모넬라균
③ 장염비브리오균 ④ 대장균 O-157

Self Check

44

여름철 어패류 등의 해산물을 먹고 걸릴 수 있는 식중독은? [20 경북보건연구사]

① 살모넬라균 ② 비브리오균
③ 보툴리누스균 ④ 포도상구균

45

다음 중 세균성 식중독균에 해당하지 않는 것은? [20 광주보건연구사]

① campylobacter jejuni ② staphylococcus aureus
③ clostridium welchii ④ salmonella typhi

46

소화기계 감염병과 세균성 식중독에 대한 설명으로 옳지 않은 것은? [20 울산보건연구사]

① 소화기계 감염병은 2차감염이 있고, 세균성 식중독은 2차감염이 없다.
② 소화기계 감염병은 면역이 형성되지 않고, 세균성 식중독은 면역이 형성된다.
③ 소화기계 감염병은 잠복기가 길고, 세균성 식중독은 잠복기가 짧다.
④ 소화기계 감염병은 미량의 균으로도 발병되고, 세균성 식중독은 다량의 균이나 독소량이 많을 때 발병한다.

47

다음 식중독 중 특성이 다른 것은? [20 전북보건연구사]

① 웰치균 ② 살모넬라
③ 포도상구균 ④ 보툴리누스

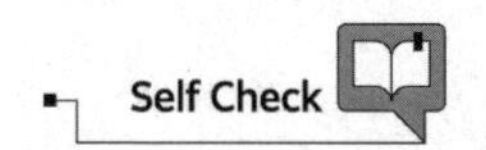

48

다음 중 세균성 식중독과 수인성 감염병의 특징으로 옳지 않은 것은?

[20 대전보건연구사]

	세균성 식중독	수인성 감염병
①	다량의 균으로 발병한다.	소량의 균으로 발병한다.
②	이환기간이 비교적 길다.	이환기간이 비교적 짧다.
③	잠복기가 짧다.	잠복기가 길다.
④	2차감염이 없다.	2차감염이 있다.

49

〈보기〉의 설명에 해당하는 식중독은 무엇인가? [20 부산보건연구사]

보기

- 12~72시간 이내에 발병한다.
- 설사, 발열, 복통이 생긴다.
- 파충류 접촉을 통해 감염될 수 있다.

① 살모넬라 ② 황색포도상구균
③ 장염비브리오 ④ 캠필로박터

50

〈보기〉의 설명에 공통적으로 해당하는 식중독은? [20 서울보건연구사]

보기

- 원인균으로는 장염균, 쥐티푸스균 등이 있다.
- 잠복기는 일반적으로 12~48시간이다.
- 감염증상은 복통, 설사, 구토 등의 위장염, 발열 등이 있다.
- 원인식품으로는 어패류와 그 가공식품, 우유 및 유제품, 샐러드 등이 있으며 일반적으로 동물성 식품이다.

① 살모넬라 식중독 ② 장구균 식중독
③ 포도상구균 식중독 ④ 웰치균 식중독

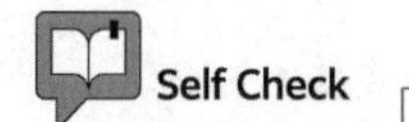

51

〈보기〉의 설명에 해당하는 식중독의 종류로 옳은 것은? [20 세종보건연구사]

보기

- 원인균은 편성 혐기성 간균으로 내열성인 포자를 형성한다.
- 주요 감염원은 병조림, 통조림식품, 소시지 등이다.

① 살모넬라 식중독 ② 포도상구균 식중독
③ 보툴리누스 식중독 ④ 웰치균 식중독

52

다음 중 독소형 식중독의 원인이며 내열성인 병원체는? [21 대구의료기술(4월)]

① Staphylococcus aureus Enterotoxin
② Staphylococcus aureus
③ Clostridium botulinum
④ Clostridium botulinum neurotoxin

53

햄, 소시지, 통조림 등의 식품을 섭취한 뒤 24시간 후에 복시, 시야흐림, 연하곤란 등의 증상이 발생하였다. 이에 대한 설명으로 옳은 것은?

[21 경북의료기술(4월)]

① 치명률은 5% 정도이다.
② 감염형 식중독이다.
③ 가열하여도 예방할 수 없다.
④ 원인은 보툴리누스균의 신경독소이다.

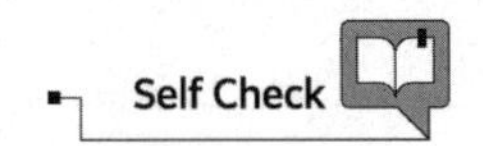

54

<보기>에 해당하는 질병은 무엇인가? [21 전북의료기술(5월)]

보기

감염자의 대변 또는 구토물에 오염된 물이나 음식물을 통해 감염될 수 있고, 어패류 등의 생식을 통해서도 감염되며, 감염시 오심, 구토, 설사 등을 일으켜 "겨울철 구토병"이라고도 불린다.

① 노로바이러스 ② 비브리오증
③ 콜레라 ④ 살모넬라

55

다음 중 세균성 식중독의 특징으로 옳지 않은 것은? [21 강원]

① 다량의 균이나 독소를 섭취해야 발병한다.
② 면역이 형성되며 2차 감염이 많다.
③ 음식물 중에서 세균이 증식한 뒤 섭취하여 발병한다.
④ 소화기계 감염병에 비해 잠복기가 짧은 편이다.

56

우리나라에서 겨울철에 유행하는 대표적인 식중독은 무엇인가? [21 경기]

① 장염비브리오 ② 살모넬라
③ 콜레라 ④ 노로바이러스

57

김○○씨는 야외에서 오후 1시경 도시락을 먹고난 후 오후 3시부터 복통을 호소하기 시작했다. 의심되는 식중독의 원인균은 무엇인가? [21 경북]

① 황색포도상구균 ② 보툴리누스균
③ 장염비브리오균 ④ 살모넬라균

Self Check

58

다음 중 식중독에 대한 설명으로 옳지 않은 것은? [21 부산]

① 살모넬라 식중독은 고열이 특징적인 증상이다.
② 포도상구균 식중독은 식품을 100℃에서 30분 이상 가열하여 섭취하면 예방할 수 있다.
③ 보툴리누스 식중독은 이완성 신경마비를 일으킨다.
④ 장염비브리오 식중독은 여름철 해산물이 주요 원인이 된다.

59

식중독에 대한 설명으로 가장 옳지 않은 것은? [21 서울]

① 세균성 식중독은 크게 감염형과 독소형으로 분류된다.
② 대부분의 세균성 식중독은 2차 감염이 거의 없다.
③ 노로바이러스는 온도, 습도, 영양성분 등이 적정하면 음식물에서 자체 증식이 가능하다.
④ 살모넬라, 장염비브리오는 감염형 식중독 원인균에 해당한다.

60

소화기계 감염병과 비교했을 때 세균성 식중독의 특징으로 옳은 것은? [21 충남]

① 잠복기가 짧다.
② 면역이 형성된다.
③ 2차 감염이 많다.
④ 격리가 필요하다.

61

다음 중 세균성 식중독에 대한 설명으로 옳은 것은? [21 충북]

① 소화기계 감염병보다 잠복기가 길다.
② 감염후 면역이 획득된다.
③ 2차감염이 발생한다.
④ 다량의 세균이나 독성이 있어야 발생한다.

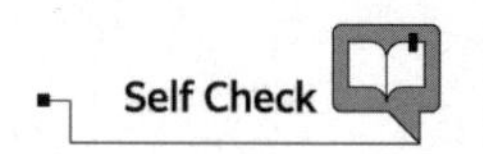

62

다음 중 세균성 식중독에 대한 설명으로 옳지 않은 것은? [21 전남경력경쟁(7월)]

① 바이러스와 기생충에 의한 식중독으로 분류된다.
② 황색포도상구균 식중독, 살모넬라 식중독, 장염비브리오 식중독 등이 있다.
③ 2차 감염이 거의 없다.
④ 면역이 형성되지 않는다.

63

다음 중 세균에 의한 감염형 식중독에 해당하는 것은? [21 복지부]

① 황색포도상구균
② 보툴리누스균
③ 웰치균
④ 장염비브리오
⑤ 노로바이러스

64

음식을 가열해도 독소가 파괴되지 않아 건강문제를 일으키는 식중독은? [21 인천의료기술]

① 포도상구균 식중독
② 살모넬라 식중독
③ 장염비브리오 식중독
④ 보툴리누스 식중독

65

소화기계 감염병과 세균성 식중독을 비교하였을 때 소화기계 감염병의 특징으로 옳지 않은 것은? [21 경기경력경쟁]

① 소화기계 감염병은 잠복기가 짧다.
② 소화기계 감염병은 2차감염이 많다.
③ 소화기계 감염병은 면역이 형성되는 경우가 많다.
④ 소화기계 감염병은 소량의 균으로 감염이 이루어진다.

Self Check

66

식중독균에 대한 설명 중 옳은 것은? [21 경기보건연구사]

① Vibrio parahaemolyticus는 아포를 형성하여 자연계에 널리 존재한다.
② E. coli O157 : H7은 장독소형 대장균(Enterotoxigenic E. coli)이다.
③ Staphylococcus aureus는 잠복기가 2~8일로 비교적 긴 편이다.
④ Listeria는 저온에서 증식이 가능하다.

67

세균에 의한 식중독 중 독소형 식중독의 원인균에 해당하지 않는 것은? [21 세종보건연구사]

① 병원성 대장균
② 황색포도상구균
③ 클로스트리디움 보툴리늄
④ 클로스트리디움 퍼프리젠스

68

다음 중 식중독에 대한 설명으로 옳지 않은 것은? [21 대구보건연구사]

① 살모넬라 식중독은 고열이 특징이다.
② 포도상구균 식중독은 1~6시간 내에 발생한다.
③ 장염비브리오 식중독은 해산물이 주요 원인식품이다.
④ 웰치균 식중독의 원인독소는 신경독소이다.

69

주로 통조림, 병조림과 같은 식품을 통해 감염되는 식중독으로 신경독소에 의한 질병을 일으키는 식중독균은 무엇인가? [21 전북보건연구사]

① 포도상구균　② 캠필로박터균
③ 웰치균　④ 보툴리누스균

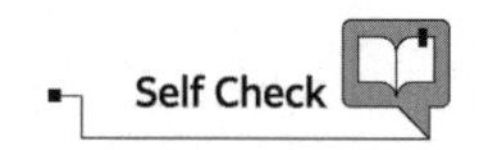

70

다음 중 식중독에 대한 설명으로 옳지 않은 것은? [21 대전보건연구사]

① 포도상구균은 감염형 식중독이다.
② 살모넬라균은 냉동 시에도 생존 가능하다.
③ 노로바이러스는 겨울철에도 증식한다.
④ 비브리오균은 어패류와 해산물이 원인식품이다.

71

〈보기〉의 설명에 해당하는 질병은 무엇인가? [22 대전의료기술]

보기

- 소, 닭, 돼지 등 가축이 병원균을 보유하고 있다.
- 오염된 고기, 우유 등을 통해 전파된다.
- 잠복기는 12~48시간이다.

① 장티푸스　② 파라티푸스
③ 살모넬라　④ 포도상구균

72

다음 중 독소형 식중독에 해당하는 것은? [22 부산의료기술]

① 살모넬라 식중독　② 장염비브리오 식중독
③ 병원성대장균 식중독　④ 보툴리누스 식중독

73

캄필로박터 식중독에 대한 설명으로 옳지 않은 것은? [22 지방직]

① 피가 섞인 설사를 할 수 있다.
② 원인균은 호기적 조건에서 잘 증식한다.
③ 닭고기에서 주로 발견된다.
④ Guillain-Barre syndrome을 일으킬 수 있다.

74

세균성 식중독과 소화기계 감염병에 대한 설명으로 옳은 것은?

[22 울산의료기술(10월)]

① 세균성 식중독은 소량의 균으로 발병한다.
② 소화기계 감염병은 경과가 대체로 짧다.
③ 세균성 식중독은 2차감염이 거의 없다.
④ 소화기계 감염병은 면역이 형성되지 않는다.

75

다음 중 포도상구균 식중독에 대한 설명으로 옳지 않은 것은?

[22 인천의료기술(10월)]

① 포도상구균의 외독소인 장독소(Eenterotoxin)가 원인이다.
② 김밥, 떡, 도시락, 유제품 등의 식품을 통해 감염된다.
③ 감염형 식중독이다.
④ 원인물질은 내열성으로 가열해도 예방할 수 없다.

76

〈보기〉의 설명에 해당하는 식중독은 무엇인가? [22 경기의료기술(11월)]

보기

- 감염형 식중독이다.
- 닭, 돼지, 소 등이 균을 보유하고 있어서 식육, 계란, 우유 등을 통해 중독을 일으킨다.
- 평균 잠복기는 20시간이며 고열을 동반한 위장염 증상을 일으킨다.

① 살모넬라 ② 포도상구균
③ 비브리오 패혈증 ④ 보툴리누스

Self Check

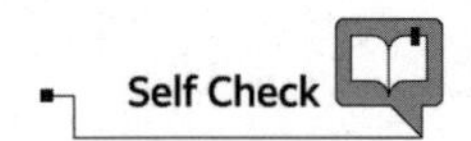

77

급격한 발열증상을 주된 특징으로 하는 식중독은? [22 서울보건연구사]

① 웰치균 식중독
② 살모넬라균 식중독
③ 포도상구균 식중독
④ 보툴리누스균 식중독

78

노로바이러스 감염증에 대한 설명으로 옳은 것은? [23 전남의료기술]

① 연중 발생이 가능하며 2차 발병률이 높다.
② 오염된 물이나 음식물을 통해 감염되며 사람 간 전파는 이루어지지 않는다.
③ 감염된 후 영구면역이 형성된다.
④ 예방접종을 통한 관리가 효과적이다.

79

〈보기〉의 설명에 해당하는 식중독은 무엇인가? [23 강원의료기술]

보기

- 잠복기는 2~6시간이며 식중독의 증상이 2~3일 정도 지속된다.
- 원인균의 외독소인 내열성 장관독소에 의해 발생한다.

① 포도상구균 식중독
② 보툴리누스 식중독
③ 캄필로박터 식중독
④ 웰치균 식중독

80

장염비브리오 식중독이 해당되는 식중독의 종류는 무엇인가? [23 인천의료기술]

① 세균성 감염형 식중독
② 세균성 독소형 식중독
③ 바이러스성 감염형 식중독
④ 바이러스성 독소형 식중독

Self Check

81

다음 중 독소형 식중독에 대한 설명으로 옳은 것은? [23 경기보건연구사]

① 독소형 식중독으로는 포도상구균 식중독, 보툴리누스 식중독, 살모넬라 식중독이 있다.
② 그룹A형 웰치균 식중독의 원인균은 100℃에서 1시간 가열하면 사멸된다.
③ 세레우스 식중독은 여름철에 주로 발생한다.
④ 보툴리누스 식중독의 원인독소는 A, B, E, F형이 있다.

82

다음 설명에 해당하는 식중독은 무엇인가? [24 경기의료기술]

- 햄, 소시지, 채소통조림, 고기통조림 등이 원인식품이다.
- 오심, 구토, 두통, 신경마비, 호흡마비 등의 증상이 발생한다.
- 잠복기는 12~36시간이다.

① 살모넬라 ② 보툴리누스
③ 포도상구균 ④ 장염비브리오

83

식중독의 종류 연결로 옳지 않은 것은? [24 경기의료기술]

① 곰팡이독 식중독 – 아플라톡신
② 화학적 식중독 – 포름알데히드
③ 바이러스 식중독 – 장염비브리오
④ 세균성 식중독 – 보툴리누스

84

다음 중 살모넬라에 대한 설명으로 옳지 않은 것은? [24 경북의료기술]

① 계란, 우유, 육류 등의 섭취로 발생할 수 있는 식중독이다.
② 세균성–독소형 식중독이다.
③ 복통, 설사, 구토를 일으킨다.
④ 음식을 가열하여 섭취하면 예방할 수 있다.

Self Check

85

〈보기〉의 설명에 해당하는 식중독으로 옳은 것은? [24 경북의료기술]

보기

- 구토형, 설사형으로 구분되며 구토형의 잠복기는 1~5시간, 설사형의 잠복기는 6~16시간이다.
- 토양, 식물 등 자연계에 널리 분포되어 있어 식품에 오염되기 쉽다.
- 원인균의 포자는 내열성이어서 135℃에서 4시간을 가열해도 견딘다.

① 장염비브리오(Vibrio) 식중독
② 세레우스(Bacillus cereus) 식중독
③ 보툴리누스(Botulinus) 식중독
④ 노로바이러스(Norovirus) 식중독

86

다음에서 설명하는 식중독의 원인균은? [24 보건직]

- 어패류 섭취에 의해 많이 발생한다.
- 70℃에서 15분간 조리하면 식중독을 예방할 수 있다.

① 클로스트리디움 퍼프리젠스(Clostridium perfringens)
② 캠필로박터(Campylobacter jejuni)
③ 장염비브리오(Vibrio parahaemolyticus)
④ 바실러스 세레우스(Bacillus cereus)

87

다음 중 세균에 의한 감염형 식중독에 해당하는 것은? [24 강원의료기술]

① 노로바이러스 ② 장염비브리오
③ 황색포도상구균 ④ 클로스트리듐 퍼프리젠스

88

식중독은 감염형, 독소형으로 구분된다. 다음 중 감염형 식중독에 해당하지 않는 것은? [24 인천의료기술]

① 살모넬라 식중독 ② 장염비브리오 식중독
③ 병원성 대장균 식중독 ④ 포도상구균 식중독

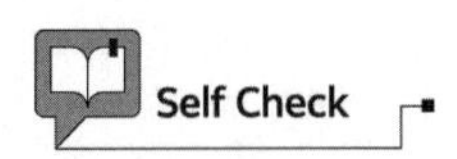

제 3-2 절 | 자연독 식중독 (정답 p.330)

01

자연독 식중독을 일으키는 식품과 원인물질의 연결이 잘못된 것은? [15 전남]

① 감자 – Solanine ② 목화씨 – Gossypol
③ 맥각 – Aconitine ④ 매실 – Amigdalin

02

식물성 식중독과 독소성분을 연결한 것 중 틀린 것은? [15 경북]

① 독미나리 – Cicutoxin ② 매실 – Amygdalin
③ 독버섯 – Muscarine ④ 피자마씨 – Gossypol

03

다음 중 식중독을 일으키는 식품과 원인물질이 맞게 짝지어진 것은? [16 서울]

① 고사리 – 아미그달린 ② 청매 – 솔라닌
③ 목화 – 프타퀼로시드 ④ 독미나리 – 시쿠톡신

04

자연독에 의한 식중독의 원인물질을 연결한 것 중 옳지 않은 것은? [16 경북]

① 맥각 – 에르고톡신(Ergotoxin) ② 감자 – 솔라닌(Solanine)
③ 바지락 – 베네루핀(Venerupin) ④ 버섯 – 아미그달린(Amygdalin)

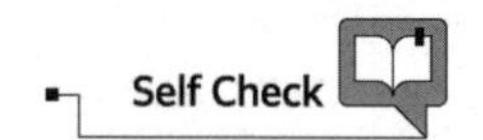

05

자연독 성분 중에서 강력한 발암물질로 분류되는 독은 무엇인가? [16 부산]

① Tetrodotoxin
② Solanine
③ Aflatoxin
④ Muscarine

06

복어의 독소로 식중독을 일으키는 것은 무엇인가? [17 강원의료기술]

① 테트로도톡신(Tetrodotoxin)
② 에르고톡신(Ergotoxin)
③ 시쿠톡신(Cicutoxin)
④ 솔라닌(Solanin)

07

자연독에 의한 식중독을 일으키는 식품과 독소 연결이 옳지 않은 것은? [17 광주]

① 독버섯 – 맥각독(Claviceps toxin)
② 모시조개 – 베네루핀(Venerupin)
③ 독미나리 – 시쿠톡신(Cicutoxin)
④ 목화씨 – 고시폴(Gossypol)

08

자연독 식중독의 식품이 바르게 연결된 것은? [17 경남]

① 독미나리 – 아코니틴(Aconitine)
② 청매 – 아미그달린(Amigdalin)
③ 목화씨 – 테뮬린(Temuline)
④ 독보리 – 리신(Ricin)

09

자연독의 원인 식품 연결이 틀린 것은? [17 울산의료기술]

① 조개 – 베네루핀(Venerupin)
② 광대버섯 – 무스카린(Muscarine)
③ 감자 – 솔라닌(Solanine)
④ 복어 – 에르고톡신(Ergotoxin)

10

식물성 독성분 중 목화씨의 독성분은 무엇인가? [18 경북]

① Amigdalin ② Cicutoxin
③ Gossypol ④ Temuline

Self Check

11

자연성 식중독과 유발 원인인자를 옳게 짝지은 것은? [18 서울(10월)]

① 감자 중독 – 테트로도톡신(tetrodotoxin)
② 복어 중독 – 에르고톡신(ergotoxin)
③ 바지락 중독 – 솔라닌(solanine)
④ 독버섯 중독 – 무스카린(muscarine)

12

식중독에 대한 설명으로 옳지 않은 것은? [19 호남권]

① 조개의 독인 삭시톡신(Saxitoxin)은 100도에서 30분간 가열시 파괴된다.
② 식중독을 유발하는 바이러스로는 노로바이러스, A형간염 바이러스, 로타바이러스가 있다.
③ 프로테우스 모르가니(Proteus morganii)균은 히스타민을 생성하여 알레르기성 식중독을 일으킨다.
④ 독소형 식중독을 일으키는 균으로는 포도상구균, 보툴리누스균, 웰치균이 있다.

13

다음 중 자연독 식중독 음식과 독성물질 연결이 옳은 것은? [19 인천]

① 오두 – 아코니틴(aconitine)
② 고사리 – 고시폴(gossypol)
③ 목화씨 – 시큐톡신(cicutoxin)
④ 독미나리 – 프타퀼로시드(ptaquiloside)

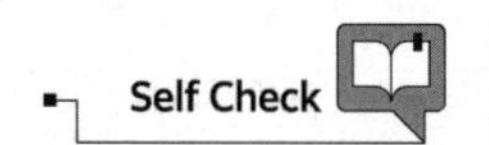

14

다음의 내용에 해당하는 원인으로 맞는 것은? [19 인천보건연구사]

> 영국의 타조 농장에서 타조들이 사료를 먹고 간장에 독성을 보였고, 집단 폐사하였다.

① 아플라톡신 ② 아마니타톡신
③ 에르고톡신 ④ 이슬란디톡신

15

자연독에 의한 식중독의 원인이 되는 독성분이 아닌 것은? [20 서울]

① 테트로도톡신(tetrodotoxin) ② 엔테로톡신(enterotoxin)
③ 베네루핀(venerupin) ④ 무스카린(muscarine)

16

자연독 중 모시조개의 독으로 옳은 것은? [20 충남]

① venerupin ② tetrodotoxin
③ muscarin ④ saxitoxin

17

다음 중 간암을 유발할 수 있는 위험인자는? [20 경북보건연구사]

① A형간염 바이러스 ② 아플라톡신
③ 테트로도톡신 ④ 아마니타톡신

Self Check

18

식중독 원인물질에 대한 내용으로 옳지 않은 것은? [20 대전보건연구사]

① 보툴리누스균은 내열성 포자를 형성할 수 있다.
② 리스테리아 모노사이토제네스(Listeria Monocytogenes)는 냉장환경에서 사멸하므로, 냉장보관하면 식중독을 예방할 수 있다.
③ 아스퍼질러스플라브스(Aspergillus Flavus)의 독성 대사산물인 아플라톡신은 발암성이 있다.
④ 모시조개의 독인 베네루핀(Venerupin)은 내열성이다.

19

다음 중 곰팡이독소에 대한 설명으로 옳지 않은 것은? [21 대구의료기술(4월)]

① 곰팡이가 생성하는 2차 대사산물은 사람과 가축에게 중독증상을 일으킨다.
② 섭취를 통한 감염뿐만 아니라 피부접촉에 의한 감염도 이루어진다.
③ 아플라톡신, 시트리닌, 파툴린은 모두 모두 1급 발암물질에 해당한다.
④ 옥수수와 곡류 등에 번식하기 쉽다.

20

다음 중 복어중독의 원인독에 해당하는 것은? [21 대구]

① 에르고톡신 ② 삭시톡신
③ 베네루핀 ④ 테트로도톡신

21

식중독의 원인이 되는 자연독 연결로 옳지 않은 것은? [21 대전]

① 청매 – 아미그달린 ② 독버섯 – 무스카린
③ 황변미 – 테뮬린 ④ 조개 – 삭시톡신

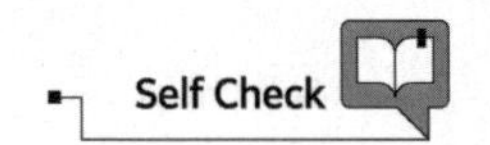

22

적조 시 잡히는 섭조개, 대합조개 등의 독성분으로 열에 안정적이며 마비 증상을 나타내는 독소는 무엇인가? [21 경기7급]

① Saxitoxin ② Venerupin
③ Ergotoxin ④ Tetrodotoxin

23

아플라톡신(Aflatoxin) 식중독에 대한 설명으로 가장 옳은 것은? [21 서울보건연구사/7급]

① 땅콩, 옥수수 등과 같은 곡류가 오염되어 발생한다.
② 감자의 발아 부위나 녹색으로 변색된 부분을 섭취하여 발생한다.
③ 식중독 중에 발생률이 가장 높다.
④ 오염된 햄, 통조림, 소시지 등에 의한 신경친화적 식중독이다.

24

다음 중 섭조개, 대합, 검은조개에 들어있는 독성분은? [21 복지부]

① 베네루핀(Venerupin) ② 삭시톡신(Saxitoxin)
③ 테트로도톡신(Tetrodotoxin) ④ 시큐톡신(Cicutoxin)
⑤ 아미그달린(Amigdalin)

25

다음 중 버섯과 고사리의 자연독 성분으로 옳은 것은? [21 울산의료기술]

① 무스카린(Muscarine), 솔라닌(Solanine)
② 아마니타톡신(Amaitatoxin), 프타퀼로시드(ptaquiloside)
③ 고시폴(Gossypol), 시쿠톡신(Cicutoxin)
④ 아미그달린(Amigdalin), 사포닌(Saponin)

26

<보기>의 내용 중 복어 중독으로 인한 증상으로 옳은 것은?

[21 충북보건연구사]

보기
- ㉠ 지각이상과 혈압강하
- ㉡ 전신마비
- ㉢ 용혈성요독증후군
- ㉣ 언어장애

① ㉠, ㉡, ㉢
② ㉡, ㉢, ㉣
③ ㉠, ㉡, ㉣
④ ㉠, ㉢, ㉣

Self Check

27

다음 중 곰팡이 독소에 해당하는 것은? [21 전북보건연구사]

① 베로톡신
② 아플라톡신
③ 삭시톡신
④ 무스카린

28

다음 중 식중독의 원인물질 연결이 옳지 않은 것은? [21 충남보건연구사]

① 모시조개 – venerupin
② 독미나리 – cicutoxin
③ 목화씨 – temuline
④ 오두 – aconitine

29

다음 중 식중독의 원인식품과 독소의 연결이 옳지 않은 것은?

[22 경북의료기술]

① 감자 – 솔라닌
② 피마자 – 리신
③ 독버섯 – 시큐톡신
④ 덜익은 매실 – 아미그달린

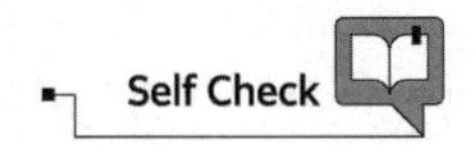

30

자연독에 의한 식중독의 원인식품과 독소의 연결이 옳지 않은 것은? [22 지방직]

① 바지락 – venerupin
② 감자 – solanine
③ 홍합 – tetrodotoxin
④ 버섯 – muscarine

31

다음 중 독버섯의 독소로 식중독의 원인이 되는 것은? [22 경기의료기술(11월)]

① Neurine
② Amigdalin
③ Venerupin
④ Tetrodotoxin

32

〈보기〉의 설명에 해당하는 독소는 무엇인가? [22 인천보건연구사]

> **보기**
> - 쌀, 밀, 옥수수 등의 곡식 섭취 시 중독될 수 있다.
> - 곰팡이가 원인이다.
> - 장기간 섭취 시 간암을 유발한다.

① 삭시톡신(Saxitoxin)
② 아플라톡신(Aflatoxin)
③ 에르고톡신(Ergotoxin)
④ 아미그달린(Amigdalin)

33

청매의 식중독 원인 독소는 무엇인가? [23 대전의료기술]

① 아미그달린
② 시쿠톡신
③ 테뮬린
④ 솔라닌

34

다음 중 자연독 식중독의 원인 독소 연결이 옳지 않은 것은? [23 경기경력경쟁]

① 조개 – 베네루핀
② 맥각독 – 에르고톡신
③ 목화씨 – 시쿠톡신
④ 복어 – 테트로도톡신

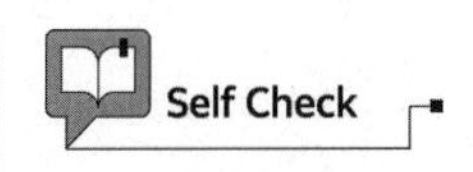

35

〈보기〉는 식중독의 원인이 되는 자연독의 종류이다. 연결이 옳은 것은?

[23 강원의료기술]

보기

ㄱ. 복어 – 테트로도톡신
ㄴ. 모시조개 – 베네루핀
ㄷ. 버섯 – 아마니타톡신
ㄹ. 감자 – 솔라닌

① ㄱ, ㄴ, ㄷ
② ㄴ, ㄷ, ㄹ
③ ㄱ, ㄷ, ㄹ
④ ㄱ, ㄴ, ㄷ, ㄹ

36

다음 중 자연독 식중독의 원인이 되는 독소와 식물의 연결로 옳은 것은?

[24 광주의료기술]

① 쌀 – 에르고톡신
② 사과 – 파튤린
③ 땅콩 – 시쿠톡신
④ 커피 – 솔라닌

37

〈보기〉의 설명에 해당하는 독소는 무엇인가? [24 대구의료기술]

보기

• 땅콩, 쌀, 밀, 옥수수 등의 곡물에 존재하는 독소다.
• 장기간 섭취 시 간암을 유발한다.

① 아플라톡신
② 베네루핀
③ 아미그달린
④ 아코니틴

Self Check

제 3-3 절 | 화학성 식중독 (정답 p.334)

01

식품의 원래 성분 이외의 물질로 주로 조리 과정에서 오염되어 발생하는 식중독은? [17 전남]

① 세균성 식중독 ② 독소형 식중독
③ 화학적 식중독 ④ 곰팡이균 식중독

02

식품의 불량첨가물 중 유해 인공감미료에 해당하지 않는 것은? [21 경북]

① 파라니트로아닐린(p-nitroaniline)
② 파라-니트로-오르토-톨루딘(*ρ*-Nitro-*o*-Toluidine)
③ 사이클라메이트(Cyclamate)
④ 에틸렌글리콜(ethylene glycol)

03

약간의 단맛을 내는 유해감미료로 섭취시 간이나 신장에 손상을 줄 수 있는 것은? [22 부산의료기술]

① 파라-니트로-오르토-톨루딘(*ρ*-Nitro-*o*-Toluidine)
② 둘신(Dulcin)
③ 시클라메이트(Cyclamate)
④ 에틸렌글리콜(ethylene glycol)

제4절 식품첨가물 (정답 p.335)

Self Check

01

식품첨가물 종류에 따른 첨가물 연결이 옳지 않은 것은? [18 경기의료기술]

① 보존료: 소르빅산, 디하이드로초산
② 감미료: 사카린나트륨, 아스파탐
③ 산화방지제: BHT, 프로피온산나트륨
④ 살균제: 표백분, 차아염소산나트륨

02

식품 첨가물의 종류와 특성을 가장 옳게 짝지은 것은? [19 서울 고졸]

① 산화방지제 – 공기 중의 산소에 의한 산화 변질을 방지하기 위해 차아염소산나트륨을 사용한다.
② 살균제 – 식품 등에 있는 미생물을 살균할 목적으로 L-아스코르브산(비타민 C)을 사용한다.
③ 조미료 – 당질 이외의 감미를 가진 화학적 합성품을 총칭하는 것으로써 영양가가 높다.
④ 보존료 – 부패세균의 발육을 억제시키는 방부제와 곰팡이의 발육을 억제시키는 방미제가 있다.

03

제조 · 가공 · 조리 또는 보존하는 과정에서 감미(甘味), 착색(着色), 표백(漂白) 또는 산화방지 등을 목적으로 식품에 사용되는 물질인 식품첨가제 중 보존제에 해당하지 않는 것은? [20 대구보건연구사]

① 에리소르빈산
② 디히드로초산
③ 소르빅산
④ 파라옥시안식향산에스테르류

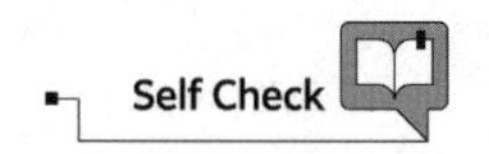

04

식품의 외관, 향미, 조직 또는 저장성을 향상시키기 위한 목적으로 소량으로 식품에 첨가되는 비영양물질인 식품첨가물 중 보존료에 해당하지 않는 것은? [23 대구보건연구사]

① 소르빅산　　② 안식향산
③ 프로피온산　　④ 에리소르빈산

05

다음 중 산화방지제로 사용되는 식품첨가물로 옳은 것은? [24 경북의료기술]

① L아스코르빈산　　② 아스파탐
③ 프로피온나트륨　　④ 차아황산나트륨

제 2 장 보건영양

Secret Note

1. 영양소

(1) 영양소의 종류

① 3대 영양소: 단백질, 탄수화물, 지방
② 5대 영양소: 단백질, 탄수화물, 지방, 무기질, 비타민
③ 6대 영양소: 단백질, 탄수화물, 지방, 무기질, 비타민, 물

(2) 영양소의 기능

① 열량소: 활동에 필요한 에너지를 공급하고 몸을 따뜻하게 유지시키는 영양소로, 탄수화물, 단백질, 지방이 있다.
② 구성소: 필요한 물질을 재합성하고 조직 등을 구성하며, 소모된 물질을 보충하는 영양소. 단백질, 지질, 무기질 등이 속한다.
신체의 조직구성: 물(65%) > 단백질(16%) > 지방(14%) > 무기질(5%) > 탄수화물(1%)
③ 조절소: 생리기능과 대사를 조절하는 물질로, 무기질, 비타민이 해당한다.

(3) 무기질

종류	결핍증	종류	결핍증
칼슘(Ca)	골격 발육 부진, 골연화증, 구루병,	요오드(I)	갑상선종, 비만증
인(P)	골격 발육 부진, 골연화증,	불소(F)	충치
나트륨(Na)	식욕 부진, 소화 불량, 경련,	망간(Mn)	생장장애, 생식 작용 불가능
염소(Cl)	식욕부진, 소화불량	코발트(Co)	비타민B_{12} 결핍, 빈혈
칼륨(K)	근육의 이완, 발육 부진	구리(Cu)	저혈색소성 빈혈
마그네슘(Mg)	신경질환, 혈관의 확장과 경련	셀레늄(Se)	근육 소모, 심근증, 임신 말기 결핍 시 유산·사산·조산
황(S)	손톱과 발톱의 발육 부진, 모발의 발육 부진	아연(Zn)	소아 성장장애, 생식기능 발달 저하
철(Fe)	빈혈, 피로		

(4) 비타민

구분	종류	결핍증
지용성 비타민	비타민 A	야맹증, 안구건조증, 피부이상
	비타민 D	구루병, 골연화증
	비타민 E(토코페롤)	불임, 근육위축증, 빈혈, 노화
	비타민 K	혈액응고 지연, 출혈
수용성 비타민	비타민 B_1(티아민)	각기병, 신경염
	비타민 B_2(리보플라빈)	구내염, 구각염, 설염
	비타민 B_6(피리독신)	피부염
	비타민 B_{12}(코발라민)	악성빈혈
	비타민 B_3(니아신)	펠라그라병
	비타민 C	괴혈병

2. 영양상태

(1) 기초대사량(BMR, Basal Metabolic Rate)

호흡, 대사, 체온유지 등 생명유지를 위한 에너지를 말한다.

① 체표면적이 클수록 열량이 큼(남자 > 여자)

② 발열이 있는 사람의 소요열량이 큼(영아 > 성인)

③ 기온 낮으면 소요열량이 커짐(겨울 > 여름)

④ 체온 1℃ ↑ : 13% ↑

⑤ 수면 시 약 10% 감소

⑥ 항상성

⑦ 연령 ↑ : BMR ↓

(2) 특이동적 대사(SDA, Specific Dynamic Action)

음식물의 소화흡수 대사과정에서 에너지가 소비되는 현상이다. 단백질(20~30%) > 탄수화물(4~9%) > 지방(4%)의 순으로 많으며, 단백질과 탄수화물, 지방 혼합식의 경우 10% 가량의 에너지를 소비한다.

(3) 영양상태판정(신체계측에 의한 판정법)

① **Kaup 지수**: 영유아 판정지수, 20 이상 비만

② **Rohrer 지수**: 학령기 이후, 160 이상 비만

③ **Vervaek 지수**: 92 이상 비만

④ **Broca's Index 대비 비만도**: 20% 이상 비만

⑤ **체질량 지수(BMI, Body Mass Index)**: 18.5 미만 - 저체중, 18.5~24.9 - 정상, 25 이상 - 비만

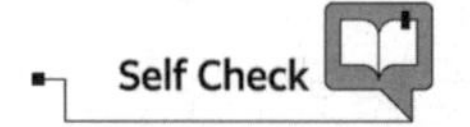

제1절 보건영양의 개요

(정답 p.335)

01

영양 문제에 대해서 옳지 않은 것은? [19 부산]

① 영양상태는 건강의 중요한 결정요인이다.

② 영양결핍은 다음 생애주기에 영향을 미친다.

③ 영양결핍은 다음 세대까지 전달된다.

④ 영양문제는 군집속성이 없어서 지역사회차원에서 관리하기는 어렵다.

제2절 영양과 영양소 (정답 p.336)

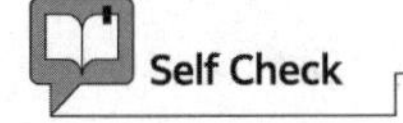

01
단백질의 기능이 아닌 것은? [15 전남]

① 신체의 에너지원으로 작용한다.
② 효소와 호르몬의 성분이 된다.
③ 신경전도작용 및 근육수축작용을 한다.
④ 질병에 대한 면역체 주성분이 된다.

02
다음 중 니아신 결핍에 의한 질병은 무엇인가? [15 경북]

① Kwashiorkor병　② 항구루병
③ 펠라그라병　④ 생식선 이상

03
체내 충분한 양이 섭취되지 않으면 빈혈을 일으킬 수 있는 무기질은? [16 인천의료기술]

① 칼슘(Ca)　② 철(Fe)
③ 황(S)　④ 셀레늄(Se)

04
갑상선 기능 유지에 작용하며 해조류에 많이 포함된 무기염류는 무엇인가? [17 경기]

① 인(P)　② 철분(Fe)
③ 칼슘(Ca)　④ 요오드(I)

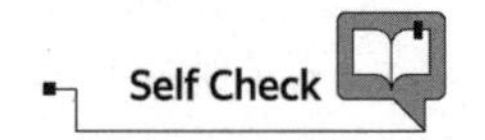

05

비타민의 결핍증상이 바르게 연결된 것은? [17 울산]

① 비타민 C – 야맹증
② 비타민 K – 괴혈병
③ 비타민 F – 출혈
④ 비타민 E – 불임

06

수용성 비타민의 특성으로 옳지 않은 것은? [17 경남]

① 결핍 시 증상이 서서히 나타난다.
② 소변을 통해 빠르게 배출된다.
③ 조리 시 손실이 크다.
④ 비타민 B, 비타민 C는 수용성 비타민이다.

07

빈혈과 가장 관계가 적은 영양소는? [17 인천]

① 철분
② 엽산
③ 요오드
④ 비타민 B_6

08

다음 중 지용성 비타민에 해당하는 것은? [17 강원의료기술(9월)]

① 비타민 A, 비타민 C
② 비타민 E, 비타민 M
③ 비타민 F, 비타민 K
④ 비타민 D, 비타민 B

09

지용성 비타민의 특성에 대한 설명으로 옳은 것은? [18 경기]

① 필요 이상 섭취 시 배설된다.
② 결핍 증세가 서서히 나타난다.
③ 소변으로 쉽게 방출된다.
④ 필요량을 매일 공급하여야 한다.

Self Check

10

영양소 중 조절소의 기능을 하는 것으로 결핍 시 불임이나 유산의 문제가 발생할 수 있는 것은? [18 충남의료기술, 보건진료]

① 탄수화물 ② 레티놀
③ 아연 ④ 비타민 E

11

다음 중 5대 영양소에 해당하지 않는 것은? [18 경북]

① 단백질 ② 지질
③ 비타민 ④ 식이섬유

12

영양소의 3대 작용에 해당하지 않는 것은? [18 경북의료기술]

① 열량공급 ② 면역력
③ 신체조직 구성 ④ 신체기능 조절

13

다음 중 비타민 결핍증의 연결이 옳지 않은 것은? [19 경기]

① 비타민 A – 야맹증
② 비타민 D – 구루병
③ 비타민 E – 불임증
④ 비타민 B_2 – 각기병

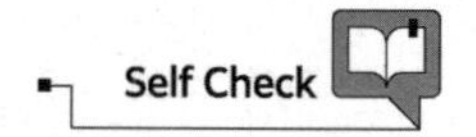

14

영양소의 기능으로 옳은 것은? [19 호남권]

ㄱ. 비타민 A – 눈의 건강, 어두운 곳에서 시력유지 작용
ㄴ. 비타민 D – 혈액응고작용
ㄷ. Fe – 혈색소의 구성성분
ㄹ. Mg – 골격과 치아 형성, 혈액응고 작용
ㅁ. I – 갑상선 호르몬의 구성성분(티록신)

① ㄱ, ㄴ, ㄷ
② ㄱ, ㄷ, ㅁ
③ ㄴ, ㄷ, ㄹ
④ ㄷ, ㄹ, ㅁ

15

영양 물질 중 무기질의 인체 내 작용으로 옳은 것은? [19 대구]

① 세포, 효소, 항체 등이 구성성분
② 에너지원으로 작용
③ 체온 유지 및 피부보호
④ 뼈나 치아 등의 경조직 구성

16

식품의 영양소 중 무기질에 해당하지 않는 것은? [19 대전]

① 염소
② 아연
③ 질소
④ 마그네슘

17

다음 중 열량소와 조절소의 연결이 옳은 것은? [19 인천]

① 열량소 – 단백질, 조절소 – 탄수화물
② 열량소 – 무기질, 조절소 – 비타민
③ 열량소 – 비타민, 조절소 – 지질
④ 열량소 – 지질, 조절소 – 무기질

18
신체의 생리기능을 조절하는 영양소로 바르게 묶인 것은?

[19 인천의료기술(10월)]

① 탄수화물, 단백질
② 단백질, 지방
③ 탄수화물, 비타민
④ 비타민, 무기질

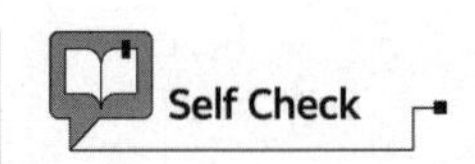

19
단백질의 주요 기능으로 옳은 것은? [19 충남보건연구사]

① 세포, 효소, 항체의 구성성분이다.
② 혈액 내에서 산도를 조절한다.
③ 체내 삼투압을 조절한다.
④ 체내 수분함량을 조절한다.

20
비타민과 해당 비타민의 결핍증 연결이 옳지 않은 것은? [19 광주보건연구사]

① 비타민 D – 야맹증
② 비타민 B_1 – 각기병
③ 비타민 B_2 – 구내염
④ 비타민 B_6 – 피부염

21
단백질 부족 현상으로 옳지 않은 것은? [19 대구보건연구사]

① 부종
② 산혈증
③ 면역결핍
④ 지방간

22
다음 중 열량과 단백질이 모두 결핍되어 발생하는 질병은? [19 충북보건연구사]

① 구루병
② 콰시오커
③ 마라스무스
④ 펠라그라

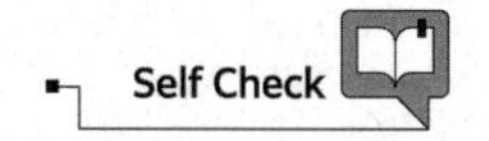

23

비타민 B_6 결핍 시 발생하는 질병은? [20 경북의료기술]

① 피부염 ② 야맹증
③ 각기병 ④ 펠레그라병

24

다음에서 설명하는 영양소의 연결로 옳은 것은? [20 경북]

(가) 아미노산을 생성하며 신체 조절기능과 에너지원으로 작용한다.
(나) 뼈의 구성성분이며 뇌신경의 주성분이며 에너지 대사에 관여한다.

	(가)	(나)
①	단백질	인
②	탄수화물	인
③	단백질	물
④	탄수화물	물

25

다음 영양소 중 결핍 시 불임을 유발하는 것은? [20 대전]

① 비타민 A ② 비타민 E
③ 비타민 F ④ 비타민 K

26

다음 중 무기질에 대한 설명으로 옳지 않은 것은? [20 충북]

① 구리 – 치아의 구성성분이 된다.
② 철 – 헤모글로빈의 구성분이 된다.
③ 셀레늄 – 항산화효소 구성성분이 된다.
④ 요오드 – 갑상샘 호르몬의 구성성분이 된다.

27

비타민 부족에 의한 건강문제의 연결이 옳지 않은 것은?

[20 인천의료기술(10월)]

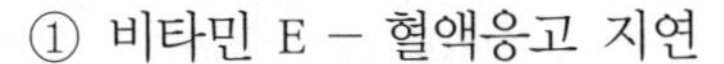

① 비타민 E – 혈액응고 지연
② 비타민 C – 괴혈병
③ 비타민 F – 피부건조
④ 비타민 D – 구루병

Self Check

28

보건영양에 관한 설명으로 옳지 않은 것은? [20 전북보건연구사]

① 단백질의 구성요소인 아미노산은 성장에 반드시 필요하다.
② 비타민은 질병에 대한 저항성을 형성한다.
③ 탄수화물은 세포, 효소, 호르몬의 구성성분이다.
④ 물은 우리 몸에서 15% 이상 부족하면 사망할 수 있다.

29

〈보기〉의 설명에 해당하는 영양소는 무엇인가? [21 전북의료기술(5월)]

> 보기
>
> C, H, O로 구성, 95% 이상을 인체의 에너지로 사용하며 과잉 섭취 시 축적되어 비만을 유도한다.

① 단백질 ② 탄수화물
③ 지방 ④ 비타민

30

영양물질 중 무기질에 대한 설명으로 옳은 것은? [21 충남]

① P – 혈액의 구성성분
② Ca – 혈액의 응고작용
③ Fe – 뼈의 구성성분
④ NaCl – 항산화 작용

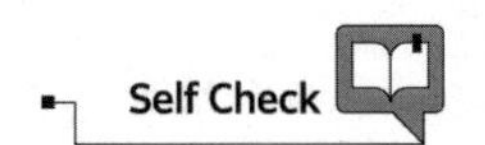

31

다음 중 무기질의 결핍증 연결이 옳지 않은 것은? [21 충북]

① 구리(Cu) – 빈혈
② 셀레늄(Se) – 심장기능 부전
③ 칼륨(K) – 혈액응고장애
④ 요오드(I) – 갑상샘 기능저하

32

〈보기〉에 해당하는 무기질은 무엇인가? [21 전북보건연구사]

보기
- 부족 시 크레틴병, 갑상샘 비대, 점액수종이 발병한다.
- 갑상샘 호르몬의 구성성분
- 임산부와 수유부에게 공급해야 한다.

① 칼륨 ② 칼슘
③ 요오드 ④ 철

33

다음 중 비타민에 대한 설명으로 옳지 않은 것은? [22 부산의료기술]

① 비타민 A, D, E, K는 지용성 비타민이다.
② 대부분 인체 내에서 합성하지 못하므로 식품을 통해 섭취해야 한다.
③ 지용성 비타민은 결핍 시 빠르게 증상이 나타난다.
④ 지용성 비타민은 간, 지방 등에 주로 저장된다.

34

비타민 중 혈액응고에 관여하며 지용성 비타민에 해당하는 것은? [22 충남의료기술]

① 비타민 K ② 비타민 A
③ 비타민 C ④ 비타민 D

35

다음 중 무기질의 기능에 대한 설명으로 옳은 것은? [22 충북보건연구사]

① Mg – 근육흥분 억제
② Cl – Hb와 친화력 촉진
③ Fe – 삼투압 조절
④ I – 충치예방

36

다음 중 비타민 결핍 시 발생할 수 있는 질병의 연결이 옳지 않은 것은? [23 전북경력경쟁]

① 비타민 A – 야맹증
② 비타민 C – 괴혈병
③ 비타민 E – 불임
④ 비타민 B_1 – 구순염

37

〈보기〉의 내용이 결핍 시 증상으로 나타나는 비타민의 종류 연결로 옳은 것은? [23 부산의료기술]

보기
(ㄱ) 각기병, 식욕부진 (ㄴ) 악성빈혈

① (ㄱ) 티아민 (ㄴ) 코발라민
② (ㄱ) 리보플라빈 (ㄴ) 엽산
③ (ㄱ) 바이오틴 (ㄴ) 피리독신
④ (ㄱ) 니아신 (ㄴ) 판토텐산

Self Check

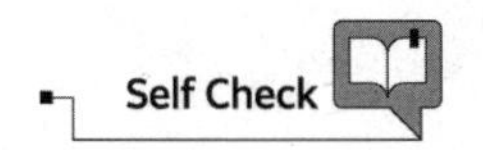

38

다음 중 지용성 비타민에 해당하는 것을 바르게 연결한 것은?

[23 대전의료기술]

ㄱ. 레티놀	ㄴ. 토코페롤
ㄷ. 리보플라빈	ㄹ. 칼리페놀

① ㄱ, ㄴ, ㄷ ② ㄴ, ㄷ, ㄹ
③ ㄱ, ㄴ, ㄹ ④ ㄱ, ㄴ, ㄷ, ㄹ

39

인체를 구성하는 구성성분의 기능으로 옳지 않은 것은? [23 전남의료기술]

① Fe – 해독작용 ② K – 단백질 합성 관여
③ Na – 삼투압 유지 ④ P – 골격 형성

40

피부가 화상을 입은 것처럼 그을게 되고 적갈색으로 보이고 껍질이 일어나는 이 질환은 어떤 비타민의 부족으로 인한 것인가? [24 전북의료기술]

① 비타민 D ② 비타민 F
③ 비타민 B_3 ④ 비타민 K

41

〈보기〉의 설명에 해당하는 영양소는 무엇인가? [24 대구의료기술]

보기
- 생체 내 적은 양으로 성장과 건강을 유지하게 해주는 필수 성분이다.
- 대부분 인체 내에서 합성이 되지 않아 반드시 음식으로 섭취하여야 한다.
- 지용성과 수용성으로 분류할 수 있다.

① 탄수화물 ② 무기질
③ 비타민 ④ 물

42

다음 설명에 해당하는 무기질은 무엇인가? [24 강원의료기술]

> • 60%가 골격과 치아를 형성한다.
> • 신경 자극을 전달하고 결핍 시 경련이 있다.
> • 호두같은 견과류에 함유되어 있다.

① 칼슘 ② 인
③ 철 ④ 마그네슘

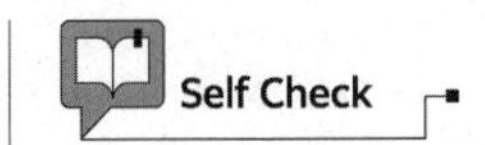

43

비타민의 결핍증상을 연결한 것으로 옳지 않은 것은? [24 인천의료기술]

① 비타민 A – 야맹증, 안구건조증
② 비타민 C – 괴혈병, 면역력 약화
③ 비타민 E – 열중증, 구내염
④ 비타민 K – 혈액응고 지연

제 3 절 에너지대사 및 영양 상태 판정 (정답 p.340)

01

다음 중 한국인 영양섭취기준에 대한 설명으로 옳지 않은 것은? [15 서울]

① 평균필요량은 건강한 사람들의 50%에 해당하는 사람들의 1일 필요량을 충족시키는 값이다.
② 권장섭취량은 대다수 사람의 필요영양섭취량을 말하는 것으로 평균필요량에 2배의 표준편차를 더해서 계산된 수치이다.
③ 충분섭취량은 권장섭취량에 안전한 양을 더한 값이다.
④ 상한섭취량은 인체건강에 독성이 나타나지 않는 최대섭취량이다.

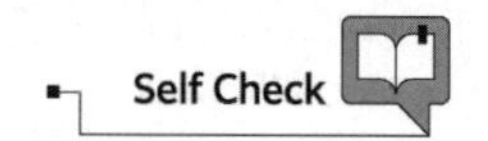

02

기초대사량에 대한 설명으로 옳은 것은? [17 울산]

가. 성인 남자의 기초대사량은 일반적으로 1400~1800kcal이다.
나. 생명유지를 위한 에너지이다.
다. 기온이 낮으면 소요열량이 커진다.
라. 측정은 아침에 식사 후 바로 측정한다.

① 가, 나, 다
② 가, 다, 라
③ 나, 다, 라
④ 가, 나, 다, 라

03

기초대사량에 대한 설명으로 옳은 것은? [17 인천]

① 아침 식사 후 20℃ 실내에서 안정된 상태로 조용히 누워있을 때 측정한다.
② 일반적으로 체중 1kg당 한 시간에 10kcal 정도 소요된다.
③ 생명현상을 유지하기 위한 최소 에너지이다.
④ 20℃에서 최고치를 나타낸다.

04

단백질, 탄수화물, 지방 등이 소화하는 과정에서 에너지가 소비되는 현상을 의미하는 것은? [17 경북]

① 기초대사량
② 작업대사량
③ 활동대사량
④ 특이동적 대사

05

우리나라 체질량지수(BMI) 비만의 기준은? [14 대구]

① 18.5 이상
② 25 이상
③ 30 이상
④ 35 이상

06

영양상태의 평가방법 중 간접적 방법에 해당하는 것은? [17 서울]

① 임상적 검사　② 식품섭취조사
③ 신체계측조사　④ 생화학적 검사

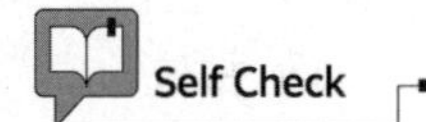

07

영유아기부터 학령기 전반까지 주로 적용하는 신체계측지수로서 20 이상을 비만으로 판정하는 것은? [17 대구]

① 뢰러 지수　② 카우프 지수
③ 브로카 지수　④ BMI 지수

08

신체영양과 관련하여 비만을 측정하기 위한 지수가 아닌 것은?

[17 강원, 강원의료기술(9월)]

① 알파인덱스　② 뢰러 지수
③ Kaup 지수　④ BMI

09

신장 150cm 이상인 사람의 비만을 측정할 때 비만측정을 위한 공식과 비만기준으로 옳은 것은? [18 울산]

① Kaup 지수 $= \frac{\text{체중(kg)}}{[\text{신장(cm)}]^2} \times 10^4$, 15 이상 비만

② Rohrer 지수 $= \frac{\text{체중(kg)}}{[\text{신장(cm)}]^3} \times 10^7$, 160 이상 비만

③ Vervaek 지수 $= \frac{\text{체중(kg)} + \text{흉위(cm)}}{\text{신장(cm)}} \times 10^2$, 82 이상 비만

④ 비만도(%) $= \frac{\text{실체중} - \text{표준체중}}{\text{표준체중}} \times 10^2$, 10% 이상 비만

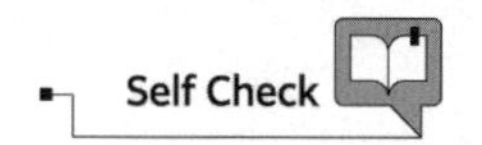

10

신체계측 판정법 중 영유아 비만 판정에 주로 사용되는 지수는 무엇인가?

[18 전남, 전북]

① Kaup 지수
② Rohrer 지수
③ Vervaek 지수
④ BMI

11

학령기 이후의 소아에 대한 영양상태 판정 기준으로 신장이 150cm 이상인 경우 160 이상이면 비만으로 판정하는 지수는? [19 서울]

① 로렐 지수(Rohrer index)
② 카우프 지수(Kaup index)
③ 베르벡 지수(Vervaek index)
④ 체질량 지수(Body mass index)

12

다음 중 기초대사량에 대한 설명으로 옳지 않은 것은? [19 경기]

① 아침 일찍 공복일 때 안정된 상태로 조용히 누워있을 때 측정한다.
② 실내온도 20℃에서 최저치이다.
③ 음식물의 소화흡수 대사 과정에서 소비되는 에너지이다.
④ 생명 유지를 위한 에너지이다.

13

건강한 사람들의 1일 필요량의 중앙값으로부터 산출한 수치이며 인체필요량에 대한 과학적 근거가 충분한 경우 제정하는 한국인의 영양섭취 기준은?

[19 서울시 7급]

① 권장섭취량
② 평균필요량
③ 충분섭취량
④ 상한섭취량

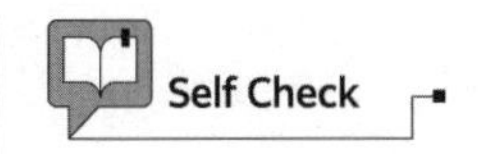

14

영유아기부터 학령기 전반까지 사용되는 비만 판정지수로서 20 이상인 경우 소아비만으로 판단하는 신체계측 지수는? [19 경기의료기술(11월)]

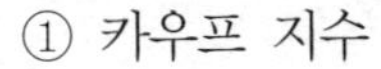

① 카우프 지수　② 뢰러 지수
③ 비만도 지수　④ 체질량 지수

15

영양섭취기준에 대한 설명으로 옳지 않은 것은? [19 경북보건연구사]

① 평균필요량은 건강한 사람들의 절반에 해당하는 사람들의 일일필요량을 충족시키는 값으로 대상 집단의 필요량 분포치 중앙값으로부터 산출한 수치이다.
② 권장섭취량은 평균필요량에 표준편차의 2배를 더한 값이다.
③ 충분섭취량은 평균필요량과 권장섭취량을 구할 수 없을 때 설정한다.
④ 상한섭취량은 인체 건강에 유해 영향이 나타나지 않는 최소 영양소 섭취기준이다.

16

한국인의 4대 영양섭취 기준에 해당하지 않는 것은? [19 충남보건연구사]

① 하한섭취량　② 필요섭취량
③ 충분섭취량　④ 권장섭취량

17

비만을 측정하는 신체계측방법에 대한 설명으로 옳은 것은? [20 경북]

① Kaup 지수 $= \dfrac{체중(kg)}{[신장(cm)]^2} \times 10^4$
② Kaup 지수는 학령기 이후의 비만을 판정하는 데 많이 쓰인다.
③ Rohrer 지수는 영유아의 비만을 판정하는 데 많이 쓰인다.
④ Rohrer 지수 $= \dfrac{체중(kg) + 흉위(cm)}{신장(cm)} \times 10^2$

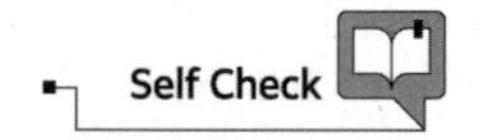

18

체중과 흉위를 이용하여 비만도를 측정하며 92 이상 비만으로 판정하는 지수는 무엇인가? [20 광주 · 전남 · 전북]

① 카우프(Kaup) 지수
② 뢰러(Rohrer) 지수
③ 베르벡(Vervaek) 지수
④ 브로카(Broca's) 지수

19

다음 중 기초대사율(BMR)에 대한 설명으로 옳지 않은 것은? [20 대구]

① 생명을 유지하는 데 필요한 최소한의 에너지량이다.
② 나이 성별 영양상태에 따라 달라질 수 있다.
③ 아침식사 후 30분 뒤 측정한다.
④ 호흡 및 혈액순환 체온유지를 위해 필요한 에너지량이다.

20

학령기 어린이의 영양상태 판정할 때 유용한 판정법은? [20 부산]

① Kaup 지수　② Rohrer 지수
③ BMI 지수　④ Broca's 지수

21

키 170cm에 78kg인 사람의 BMI는? (소숫점은 반올림하시오.) [20 인천의료기술(10월)]

① 27　② 24
③ 26　④ 29

Self Check

22

신체계측지수 중 2세 미만 영유아를 측정하는 데 가장 적합한 방법은 무엇인가? [20 대전보건연구사]

① 카우프 지수 ② 뢰러 지수
③ 베르벡 지수 ④ BMI

23

영양섭취 기준에 대한 설명으로 옳지 않은 것은? [20 대전보건연구사]

① 평균필요량은 건강한 사람들의 절반에 해당하는 사람들의 일일 필요량을 충족시키는 값으로 대상 집단의 필요량 분포치 중앙값으로부터 산출한 수치이다.
② 권장섭취량은 거의 모든(97~98%) 건강한 인구 집단의 영양소 필요량을 충족시키는 섭취량 추정치이다.
③ 충분섭취량은 영양소 필요량에 대한 자료가 정확할 때 필요량의 중앙값과 표준편차를 통해 산출한다.
④ 상한섭취량은 인체 건강에 유해 영향이 나타나지 않는 최대 영양소 섭취 수준이다.

24

다음은 60세 여성의 신체 계측 결과이다. 옳지 않은 것은? [20 인천보건연구사]

신장 160cm, 체중 80kg, 허리둘레 90cm, 엉덩이둘레 80cm

① 이 여성의 체질량지수는 31.3이다.
② 이 여성은 2단계 복부비만이다.
③ 이 여성의 비만도는 48.1%이다.
④ 이 여성의 WHR은 1.13이다.

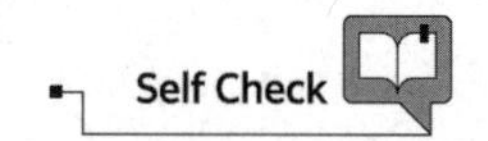

25

영양섭취 기준 중 일일 평균필요량에 표준편차를 2배 더하여 구하는 것은?

[21 경기의료기술(2월)]

① 충분섭취량
② 상한섭취량
③ 권장섭취량
④ 평균섭취량

26

음식물을 섭취한 후 소화흡수 대사 과정에서 에너지가 소비되는 현상을 의미하는 것은?

[21 제주의료기술(5월)]

① 특이동적 대사 작용
② 기초대사 작용
③ 근로대사 작용
④ 노동대사 작용

27

다음 중 비만 지표로 사용하지 않는 것은?

[21 강원]

① 카우프 지수
② BMI
③ 베르벡 지수
④ 기초대사량

28

순수한 단백질 200g, 지방 40g, 탄수화물 50g을 섭취하였을 때 총 kcal는 얼마인가?

[21 경기]

① 1,360kcal
② 1,410kcal
③ 1,610kcal
④ 2,160kcal

29

영양섭취 기준에 대한 설명으로 옳지 않은 것은?

[21 부산]

① 평균필요량은 건강한 사람들의 섭취량의 최빈값을 통해 구한다.
② 충분섭취량은 건강한 사람들의 섭취량을 통해 구한다.
③ 상한섭취량은 최대 무해 용량이다.
④ 권장섭취량은 평균 필요량에 표준편차의 2배를 더한 값이다.

30

영양소 필요량을 추정하기 위한 과학적인 근거가 부족할 경우, 인구집단의 건강 유지를 위해 정하는 기준은 무엇인가? [21 복지부]

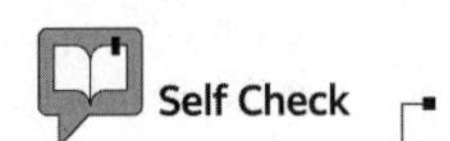

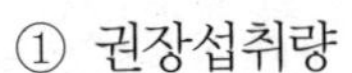

① 권장섭취량　　② 평균필요량
③ 충분섭취량　　④ 상한섭취량
⑤ 에너지적정비율

31

한국인의 영양소 섭취기준에 대한 설명 중 옳은 것은? [21 경기보건연구사]

① 권장섭취량은 영양소 필요량에 대한 정확한 자료가 부족할 때 설정한다.
② 평균필요량은 인구집단의 약 97~98%에 해당하는 사람들의 영양소 필요량을 충족시키는 섭취수준이다.
③ 탄수화물은 에너지원으로 사용된다.
④ 상한섭취량은 모든 영양소에 대해 설정한다.

32

다음 중 영양상태 판정 지표에 대한 내용으로 옳지 않은 것은? [21 세종보건연구사]

① Kaup 지수는 영유아의 비만을 판정하는 데 많이 쓰이며 20 이상이면 비만, 15 미만이면 영양불량 상태이다.
② Broca's index 표준체중은 신장이 150cm 이상 160cm 미만인 경우[(신장(cm) − 150) / 2] + 40으로 계산한다.
③ Kaup지수는 $\frac{\text{체중(kg)}}{[\text{신장(cm)}]^2} \times 10^4$으로 계산한다.
④ Rohrer지수는 $\frac{\text{체중(kg)}}{[\text{신장(cm)}]^3} \times 10^7$으로 계산한다.

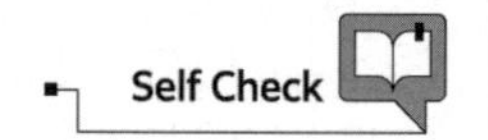

33

다음 중 영양섭취 기준에 대한 설명으로 옳지 않은 것은? [21 광주보건연구사]

① 평균필요량은 대상 집단의 필요량 분포치 중앙값으로부터 산출한 수치이다.

② 권장섭취량은 평균 필요량에 표준편차의 2배를 더하여 정한다.

③ 상한섭취량은 유해영향이 나타나지 않는 최대 영양소 섭취수준이다.

④ 충분섭취량은 평균필요량에 권장섭취량을 더하여 구한 값이다.

34

다음 중 특이동적 대사에 대한 설명으로 옳지 않은 것은? [22 전북의료기술]

① 안정적 상태에서 소비되는 에너지인 기초대사량의 1.1~1.2배 정도이다.

② 특이동적 대사에서 지방은 3~4%를 차지한다.

③ 대사항진에 단백질이 가장 적게 사용된다.

④ 식품섭취에 따른 대사항진을 의미한다.

35

신체계측법 중 (A)는 영유아 비만 판정에 사용되고, (B)는 성인의 비만 판정에 사용된다. 다음 중 옳은 것은? [21 광주보건연구사]

	A	B
①	Rohrer 지수	Kaup 지수
②	Kaup 지수	Broca 지수
③	Kaup 지수	Rohrer 지수
④	Broca 지수	Rohrer 지수

36

〈보기〉에서 설명하는 성인 남녀의 비만 측정을 위한 지수는 무엇인가?

[22 전북의료기술]

보기

- 남자: (신장cm − 100) × 0.9
- 여자: (신장cm − 100) × 0.85

① 카우프 지수
② 뢰러 지수
③ 브로카 지수
④ 베르벡 지수

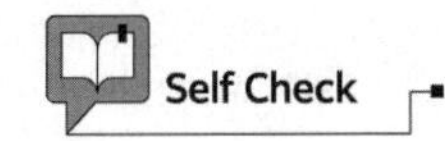

37

에너지대사에 대한 설명으로 옳지 않은 것은? [22 강원의료기술(10월)]

① 기초대사량은 호흡, 대사, 체온유지 등 생명 유지를 위해 사용되는 에너지의 양이다.
② 기초대사량은 나이, 영양상태, 성별, 체온, 기후 등의 영향을 받지 않는다.
③ 특이동적 대사는 음식물을 소화흡수하는 과정에서 항진되는 대사량이다.
④ 단백질은 20~30%의 대사항진이 있다.

38

신체계측방법 중 영유아의 비만을 판정하는 데 주로 사용되는 것은?

[22 강원의료기술(10월)]

① Kaup 지수
② Rohrer 지수
③ Vervaek 지수
④ BMI 지수

39

체질량지수의 측정방법에 대한 설명으로 옳은 것은? [23 경기의료기술]

① 신장(m)의 제곱에 대한 체중(kg)의 값이다.
② 체중(kg)에 대한 신장(m)의 제곱 값이다.
③ 실제체중에서 표준체중을 뺀 값을 표준체중으로 나눈 값이다.
④ 표준체중에서 실제체중을 뺀 값을 실제체중으로 나눈 값이다.

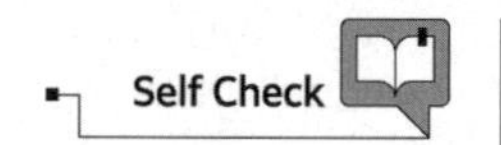

40

2세 미만 어린이의 비만도 지표로 옳은 것은? [23 울산의료기술]

① BMI
② KAUP index
③ Rohrer index
④ Broca's index

41

다음 중 영아의 비만도 측정에 가장 적절한 판정법은? [24 전북의료기술]

① 카우프 지수
② 뢰러 지수
③ 브로카 지수
④ 체질량 지수

42

기초대사량에 대한 설명으로 가장 옳은 것은? [24 서울의료기술]

① 최소한의 생명을 유지하고 신체활동을 위해 필요한 에너지 대사량이다.
② 체지방과 근육량이 많을수록, 체표면적이 작을수록 기초대사량이 높아진다.
③ 아침식사 후 8~10시간이 지나고 정신적으로 안정된 상태에서 측정한다.
④ 체중 60kg인 성인 남자의 1일 기초대사량은 약 1,400kcal이다.

PART 7

인구보건과 모자보건

핵심 키워드

- 맬서스
- 적정인구론
- 인구피라미드
- 인구정태통계
- 인구동태통계
- 인구문제
- 인구주택총조사
- 모자보건사업
- 모자보건법
- 영아사망률
- 가족계획

〈최근 10개년 영역별 평균출제빈도〉

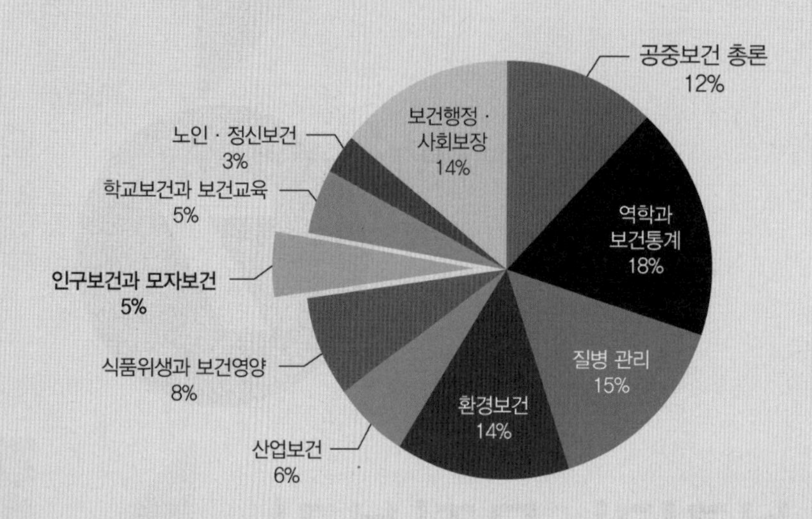

〈최근 10개년 서울시(지방직) 영역별 출제빈도분석(2015~2024)〉

구분	2015	2016	2017	2018	2019	2020	2021	2022	2023	2024	합계
공중보건 총론	1	2	3	1	2	3	4	3	2	2	23
역학과 보건통계	3	3	3	2	4	4	5	3	3	5	35
질병 관리	5	1	3	6	3	0	1	4	3	3	29
환경보건	3	2	3	2	3	2	3	4	4	2	28
산업보건	1	2	2	0	1	2	1	1	1	2	13
식품위생과 보건영양	2	1	2	2	2	3	1	0	1	2	16
인구보건과 모자보건	3	2	0	1	0	2	2	1	0	0	11
학교보건과 보건교육	1	3	1	1	1	2	0	1	1	0	11
노인 · 정신보건	0	0	1	0	1	0	1	1	1	1	6
보건행정 · 사회보장	1	4	2	5	3	2	2	2	4	3	28
합계	20	20	20	20	20	20	20	20	20	20	200

제 1 장 인구보건

Secret Note

1. 인구의 이해

(1) **인구론**: 맬서스주의, 신맬서스주의, 적정인구론

(2) **인구성장이론**

① **노테쉬타인과 톰슨의 분류**: 잠재적 성장단계(고출생, 고사망) – 과도기적 성장단계(고출생, 저사망) – 인구감소단계(저출생, 저사망)

② **블래커의 분류**: 고위정지기(인구정지형) – 초기확장기(인구증가형) – 후기확장기(인구성장둔화형) – 저위정지기(인구증가정지형) – 감퇴기(감소형)

(3) **인구피라미드**: 피라미드형, 종형, 항아리형, 별형, 기타형

2. 인구통계

(1) **인구의 구성**

① **성비**: 여자인구 100명에 대한 남자인구

㉠ 1차 성비: 태아 성비

㉡ 2차 성비: 출생 성비

㉢ 3차 성비: 현재 성비

② **부양비**

- 부양비 $= \dfrac{\text{15세 미만 인구} + \text{65세 이상 인구}}{\text{15∼64세 인구}} \times 100$
- 유년부양비 $= \dfrac{\text{15세 미만 인구}}{\text{15∼64세 인구}} \times 100$
- 노년부양비 $= \dfrac{\text{65세 이상 인구}}{\text{15∼64세 인구}} \times 100$
- 노령화 지수 $= \dfrac{\text{65세 이상 인구(노년인구)}}{\text{14세 이하 인구(유년인구)}} \times 100$

③ **인구증가** = 자연증가 + 사회증가

- 자연증가율 $= \dfrac{\text{연간출생} - \text{연간사망}}{\text{인구}} \times 1{,}000$
- 인구증가지수 또는 인구동태지수 $= \dfrac{\text{출생수}}{\text{사망수}}$ 또는 보통출생률과 보통사망률의 비
- 사회증가 = 유입수 – 유출수
- 인구증가율 $= \dfrac{\text{자연증가} + \text{사회증가}}{\text{인구}} \times 1{,}000$
- 연간 인구증가율 $= \dfrac{\text{연말 인구} - \text{연초 인구}}{\text{연초 인구}} \times 100$

(2) **인구조사**

① **인구정태조사**: 일정 시점에 일정 지역인구의 크기, 자연적 구조(성별, 연령별), 사회적 구조(국적별, 가족관계별), 경제적 구조(직업별, 산업별)에 관한 조사이다.

② **인구동태조사**: 어느 기간에 인구의 변동요인, 즉 출생 · 사망 · 전입 · 전출 등에 관한 조사로서 보건학적으로 중요한 의미를 갖고 있다.

3. 인구문제

(1) **3P**: 환경문제(Pollution), 빈곤(Poverty), 인구(Population)

(2) **3M Complex**: 영양부족(Malnutrition), 질병이환(Morbidity), 사망(Mortality)

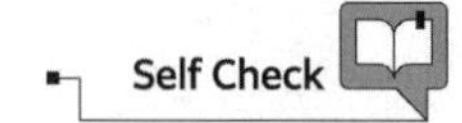

제1절 인구의 이해

(정답 p.347)

01

신맬서스주의를 더욱 발전시켜 인구의 과잉을 식량에게만 국한할 것이 아니라 생활수준에 둠으로써 주어진 여건 속에서 최고의 생활수준을 유지할 때에 실질소득을 최대로 할 수 있다는 적정인구론을 주장한 사람은? [15 서울]

① J.R. Malthus
② Francis Place
③ J. Frank
④ E. Cannan

02

산업혁명 이후 서구의 인구변동을 모형으로 하여 사망률과 출생률의 변화를 산업화 과정과 관련시킨 노테스타인(Notestein)과 톰슨(Thompson)의 인구변천이론으로 옳은 것은? [15 서울보건연구사]

① 고위정지기는 고출생률과 고사망률의 시기로 인구의 증감이 거의 없는 시기이다.
② 과도기적 성장단계는 인구성장이 둔화되는 단계이다.
③ 고잠재적 성장단계는 인구가 급속하게 증가하는 단계이다.
④ 인구감소기는 저출생, 저사망형으로 인구가 현상유지 또는 감소하는 단계이다.

03

인구는 기하급수적으로 늘고 식량은 산술급수적으로 증가하여 인구 압력이 작용할 것이기 때문에 만혼, 금욕과 같은 도덕적 방법으로의 인구 억제를 주장한 이론은 무엇인가? [17 경기]

① 적정인구론 ② 맬서스주의
③ 신맬서스주의 ④ 안정인구론

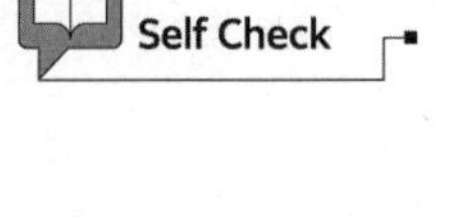

04

맬서스주의 이론의 원리가 아닌 것은? [17 울산의료기술]

① 인구파동의 원리 ② 증식의 원리
③ 감소의 원리 ④ 규제의 원리

05

인구에 대한 정의로 올바른 것은? [17 충북(12월)]

① 안정인구: 인구의 이동이 전혀 없는 상태의 인구
② 폐쇄인구: 인구구조가 변하지 않고 고정된 인구
③ 정지인구: 안정인구 중 출생률과 사망률이 같아 자연성장률이 제로인 경우
④ 준안정인구: 인구의 자연증가는 없고 사회적 증가만 있는 인구

06

이론적 인구분류의 유형에 대한 설명이 옳지 않은 것은?

① 봉쇄인구(Closed Population) - 인구이동이 전혀 일어나지 않는 인구로 자연증가요인인 출생과 사망에 의해서만 변동하는 인구이다.
② 안정인구(Stable Population) - 봉쇄인구에 있어서 인구의 사회증가율이 일정한 특수한 경우이다.
③ 준안정인구(Quasi-stable Population) - 인구이동이 일어나지 않는 인구에서 연령별 출생인구만 일정한 경우이다.
④ 정지인구(Stationary Population) - 안정인구에 있어서 출생과 사망이 동일하여 인구의 자연증가가 전혀 일어나지 않는 인구이다.

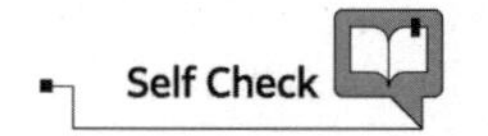

07

일반적으로 농촌지역의 인구구조는 어떤 형에 해당하는가? [17 경기]

① 종형 ② 별형
③ 기타형 ④ 피라미드형

08

출생률이 높고 15세 미만 인구가 65세 이상 인구의 2배 이상인 인구유형은? [17 전북]

① 피라미드형 ② 별형
③ 항아리형 ④ 종형

09

14세 이하 인구가 65세 이상 인구의 2배 이하로서 평균수명이 높은 선진국에서 나타나는 인구형은? [17 강원의료기술(9월)]

① 피라미드형 ② 종형
③ 항아리형 ④ 별형

10

다음의 인구구조 유형에 대한 것으로 맞는 것은? [17 충북(12월)]

- 출생률이 사망률보다 더욱 낮아 인구가 감소한다.
- 평균 수명이 높은 선진국형이다.
- 14세 이하 인구가 65세 이상 인구의 2배 이하이다.

① 종형 ② 항아리형
③ 표주박형 ④ 피라미드형

Self Check

11

성비와 인구피라미드에 대한 설명으로 옳지 않은 것은? [17 경기(12월)]

① 성비는 여자 100명당 남자의 비로 표시된다.
② 출생 시 성비는 105 정도이지만 3차성비인 현재성비는 100 정도이다.
③ 생산층 인구가 전체의 50% 이상일 때의 인구형태는 별형으로 나타난다.
④ 0~14세 인구가 65세 이상 인구의 2배 정도일 때는 항아리형으로 나타난다.

12

C. P. Blacker의 분류에서 사망률과 출생률이 최저에 달하는 단계의 인구증가 유형은? [17 경기의료기술 경력]

① 인구감소형
② 인구증가형
③ 인구성장 둔화형
④ 인구증가 정지형

13

인구성장단계에서 출생률이 사망률보다 작은 경우에 해당하는 인구증가 유형은? [18 경북]

① 인구성장 감소형
② 인구성장 둔화형
③ 인구정지형
④ 인구감소형

14

인구피라미드에서 15세 미만 인구가 65세 이상 인구의 2배 이하가 되는 인구유형은 무엇인가? [18 강원]

① 피라미드형
② 종형
③ 항아리형
④ 기타형

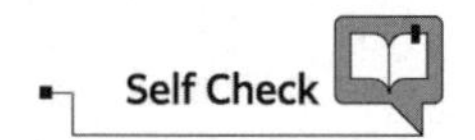

15

주어진 여건 속에서 최대의 생산성을 유지하며, 최고의 생활 수준이 주어질 때 실질소득을 최대로 할 수 있다는 인구론을 주장한 학자는 누구인가?

[18 전남, 전북]

① Malthus ② E. Cannan
③ Francis Place ④ Alfred J. Lotka

16

다음 중 인구와 자원과의 관련성에 근거한 이론으로 그 나라의 사회, 경제적인 여건하에 국민 개개인이 최대의 생산성을 유지하여 최고의 삶의 질을 유지할 수 있는 인구를 뜻하는 인구이론은? [19 경기의료기술]

① 안정인구론 ② 적정인구론
③ 정지인구론 ④ 멜서스주의

17

인구구조를 나타내는 인구피라미드에서 출생률보다 사망률이 높아 14세 이하 인구가 65세 이상 인구의 2배 이하인 유형은? [19 경기]

① 항아리 ② 종형
③ 피라미드형 ④ 기타형

18

인구피라미드 모형 중 15세 미만 인구가 65세 이상 인구의 2배 정도인 경우는? [19 경남]

① 항아리형 ② 종형
③ 별형 ④ 피라미드형

19

C. P. Blacker의 인구성장 이론에 따른 단계로 옳은 것은? [19 경남]

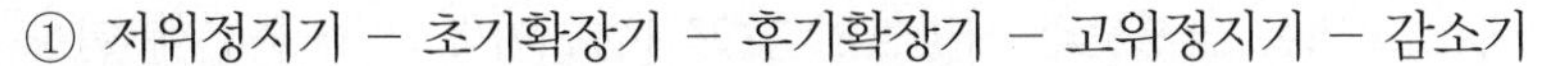

① 저위정지기 – 초기확장기 – 후기확장기 – 고위정지기 – 감소기
② 고위정지기 – 초기확장기 – 후기확장기 – 저위정지기 – 감소기
③ 초기확장기 – 저위정지기 – 후기확장기 – 고위정지기 – 감소기
④ 저위정지기 – 고위정지기 – 초기확장기 – 후기확장기 – 감소기

Self Check

20

인구구조의 형태를 나타내는 인구피라미드에 대한 설명으로 옳은 것은? [19 인천]

① 피라미드형은 출산율이 높고 사망률이 낮은 유형으로 0세에서 14세 이하 인구가 65세 이상 인구보다 2배 이상 많다.
② 종형은 출산율과 사망률이 모두 낮은 유형으로 0세에서 14세 이하 인구와 65세 이상 인구가 거의 같다.
③ 항아리형은 출산율이 사망률보다 높은 유형으로 0세에서 14세 이하 인구가 65세 이상 인구의 2배 이하이다.
④ 별형은 생산층 인구가 전체 인구의 50% 이하이다.

21

성별 · 연령별 인구구성의 모양을 그래프로 나타낸 것을 인구피라미드라고 부른다. 출생률과 사망률이 모두 낮아 정체 인구가 되는 단계로 0~14세 인구가 65세 이상 인구의 2배가 되는 인구피라미드 모형은? [19 서울 고졸]

① 종형　② 항아리형
③ 피라미드형　④ 표주박형

22

C. P. Blacker의 인구변천 5단계 중 저출생률에 저사망률의 경향을 나타내는 단계로, 산업의 발달과 핵가족화 경향이 있는 국가들의 인구형태는? [19 강원의료기술(10월)]

① 고위정지기　② 저위정지기
③ 초기확장기　④ 후기확장기

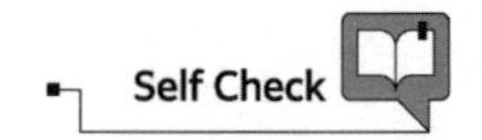

23

다음 중 인구모형에 대한 설명으로 옳은 것은? [19 충남보건연구사]

① 피라미드 모형은 출생률과 사망률이 낮고 14세 이하 인구가 65세 이상 인구의 50% 이상이다.
② 별 모형은 인구 유입형으로 생산층 인구가 전체 인구의 50% 이상이다.
③ 종 모형은 인구감소형으로 14세 이하 인구가 65세 이상 인구의 50% 이하이다.
④ 항아리 모형은 선진국형으로 평균 수명이 높고 14세 이하 인구가 65세 이상 인구의 50% 이하이다.

24

C. P Blacker의 인구성장단계에서 저출생률과 저사망률을 보이는 인구성장둔화형을 나타내는 단계는? [19 울산보건연구사]

① 2단계 ② 3단계
③ 4단계 ④ 5단계

25

블래커(C. P. Blacker)의 인구성장 5단계에 대한 내용으로 옳은 것은?

[19 대전보건연구사]

① 1단계: 고출생률, 고사망률, 인구증가 정지형
② 2단계: 저사망률, 고출생률, 인구증가형
③ 3단계: 저사망률, 저출생률, 인구정지형
④ 4단계: 출생률이 사망률보다 낮음, 인구감소형

26

인구학에 근거한 인구변수에 해당하지 않는 것은 무엇인가?

[19 인천보건연구사]

① 이동 ② 출생
③ 사망 ④ 이혼

27

생산층 인구가 유년인구와 노년인구를 포함한 전체인구의 1/2 이상이 되는 인구유형은 무엇인가? [20 경북]

① 종형 ② 항아리형
③ 별형 ④ 기타형

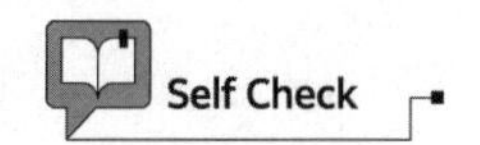

28

다음 중 인구모형에 대한 설명으로 옳은 것은? [20 충북]

① 별형 – 생산연령 인구가 유출되어 15~64세 인구가 전체 인구의 50% 미만이다.
② 항아리형 – 14세 이하 인구가 65세 이상 인구의 2배 이하가 되는 인구형이다..
③ 종형 – 생산연령 인구가 유입되어 15~64세 인구가 전체 인구의 50%를 넘는 경우이다.
④ 피라미드형 – 출생률이 사망률 보다 낮아 인구 감소가 예견되는 나라이다.

29

블래커(C. P. Blacker)가 분류한 인구성장 단계 중 고출생률과 고사망률인 국가가 해당하는 단계는? [20 울산의료기술(10월)]

① 초기확장기 ② 고위정지기
③ 후기확장기 ④ 저위정지기

30

영국의 통계학자로 런던 사망표를 연구하여 "사망표에 관한 자연적 내지 정치적 제관찰"을 저술한 학자로 인구학의 시조로 불리는 사람은 누구인가? [20 울산보건연구사]

① 맬서스(Tomas Rovert Malthus)
② 프란시스 플레이스(Francis Place)
③ 존 그란트(J. Graunt)
④ 캐넌(E. Cannan)

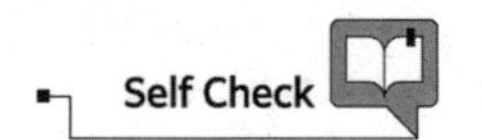

31

인구피라미드의 유형 중 종형에 대한 설명으로 옳은 것은? [20 전북보건연구사]

① 출생률과 사망률이 낮다.
② 출생률이 사망률보다 낮다.
③ 사망률이 출생률보다 낮다.
④ 출생률과 사망률이 높다.

32

〈보기〉에서 설명하는 인구의 변천 단계는? [20 서울보건연구사]

보기

- 블랙커(Blacker)가 제시한 인구의 변천단계 분류에 해당한다.
- 저사망률 · 저출생률의 경향을 나타낸다.
- 인구성장 둔화형이다.
- 산업의 발달과 핵가족화 경향이 있는 국가들의 인구형태이다.

① 고위 정지기　② 후기 확장기
③ 인구 감소단계　④ 과도기적 성장단계

33

〈보기〉에 해당하는 인구유형은 무엇인가? [21 전북의료기술(5월)]

보기

주로 선진국에 해당한다, 14세 이하 인구가 65세 이상 인구의 2배 이하이다

① 피라미드형　② 종형
③ 항아리형　④ 표주박형

34

인구 이동이 없는 폐쇄 인구에서 어느 지역의 인구의 성별 · 연령별 사망률, 출생률이 변하지 않고 오랫동안 지속되면 인구 구조는 변하지 않고 일정한 인구를 유지하는 인구를 설명한 이론은 무엇인가? [21 제주의료기술(5월)]

① 적정인구론　② 안정인구론
③ 맬서스주의　④ 신맬서스주의

35

인구의 구성을 표시하는 인구피라미드 중 저출생 저사망인 국가에서 인구 증가가 정지한 형으로 가장 이상적인 인구유형은? [21 경기]

① 피라미드형(pyramid form)
② 별형(star form)
③ 표주박형(gourd form)
④ 종형(bell form)

36

인구구조에 대한 설명으로 옳지 않은 것은? [21 경남]

① 피라미드형은 인구가 증가하는 형으로 주로 후진국에서 나타난다.
② 종형은 인구가 감소하는 형으로 주로 선진국에서 나타난다.
③ 성형은 주로 도시지역에서 나타난다.
④ 기타형은 생산층 인구가 전체인구의 50% 미만인 유형이다.

37

봉쇄인구인 상태에서 남녀의 연령별 출생인구만 일정한 경우에 해당하는 인구유형은 무엇인가? [21 경북]

① 폐쇄인구 ② 안정인구
③ 준안정인구 ④ 정지인구

38

인구성장의 단계상 인구가 증가하는 것은 어떤 인구변수의 변화 때문인가? [21 광주·전남·전북]

① 출생 ② 혼인
③ 사망 ④ 이동

Self Check

Self Check

39

〈보기〉에서 설명하는 인구구조로 가장 옳은 것은? [21 경기]

> **보기**
>
> 감소형 인구구조로서 출생률이 사망률보다 낮은 인구구조를 말한다. 주로 평균수명이 높은 선진국에 나타나는 모형이다.

① 종형(bell form)
② 항아리형(pot form)
③ 피라미드형(pyramid form)
④ 별형(star form)

40

인구감소형으로 출생률이 사망률보다 낮으며 평균수명이 높은 선진국에서 볼 수 있는 인구유형은? [21 복지부]

① 별형
② 피라미드형
③ 종형
④ 호로형
⑤ 항아리형

41

맬서스주의에 대한 설명으로 옳지 않은 것은? [21 경기보건연구사]

① 인구는 기하급수적으로 증가하고 식량은 산술급수적으로 증가하므로 인류는 식량부족을 피할 수 없다.
② 피임을 통한 산아제한을 주장하였다.
③ 금욕을 통해 출산을 억제해야 한다고 주장하였다.
④ 규제의 원리, 증식의 원리, 인구파동의 원리가 있다.

Self Check

42

블래커의 인구성장 중 후기확장기에 대한 설명으로 옳은 것은?

[21 충북보건연구사]

① 출생률이 사망보다 낮아져 인구가 감소하는 경향이 있다.
② 고출생과 고사망으로 인구증가 잠재력을 가지고 있다.
③ 저출생과 저사망으로 인구핵가족화 경향이 있다.
④ 출생률과 사망률이 최저에 달하는 인구증가정지형이다.

43

인구구조 중 종형에 대한 설명으로 옳은 것은? [21 경남보건연구사]

① 인구정지형으로 14세 이하의 인구가 65세 이상 인구의 2배 정도이다.
② 14세 이하의 인구가 65세 이상 인구의 2배 이하이며 평균수명이 높은 선진국에서 보이는 유형이다.
③ 인구감소형이다.
② 14세 이하 인구가 65세 이상 인구보다 2배 이상 많은 인구증가형이다.

44

인구피라미드 중 종형(bell form)에 대한 설명으로 옳은 것은?

[21 부산보건연구사]

① 15세 미만의 인구가 65세 이상의 인구의 2배 이상이다.
② 인구정지형으로 15세 미만의 인구가 65세 이상의 인구의 2배 정도이다.
③ 선진국의 형태로 인구가 감소한다.
④ 후진국의 형태로 인구가 급속히 증가한다.

45

인구구조 유형 중 종형에 해당하는 것은? [22 경북의료기술]

① 출생률과 사망률 모두 낮아서 정체되는 인구정지형이다.
② 출생률이 사망률보다 낮아서 인구가 감소하는 선진국형이다.
③ 생산연령인구가 높은 유형이다.
④ 출생률과 사망률이 높은 후진국형이다.

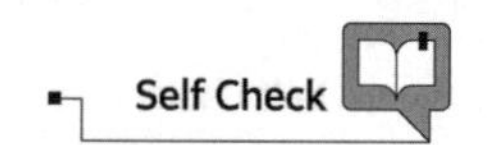

46

블래커의 인구성장 이론에 대한 설명으로 옳지 않은 것은? [22 전북의료기술]

① 고위정지기 – 고출생률 고사망률로 인한 인구정지형
② 초기확장기 – 저사망률, 고출생률로 인한 인구증가형
③ 저위정지기 – 사망률과 출생률 최저로 인한 인구증가정지형
④ 감퇴기 – 사망률이 출생률보다 낮아짐으로 인한 인구 감소형

47

노테쉬타인과 톰슨의 인구성장이론에 대한 설명으로 옳지 않은 것은?

[22 광주의료기술]

① 잠재적 성장단계는 고출생, 고사망으로 인구가 증가하지 않는 상태이다.
② 과도기정 성장단계는 고출생 저사망으로 인구가 급속하게 증가하는 상태이다.
③ 저위정지기는 저출생 저사망으로 인구성장둔화형이다.
④ 인구감소단계는 저출생 저사망으로 인구가 감소하는 상태이다.

48

C. P. Blacker가 제시한 인구성장단계 중 인구증가형에 해당하는 것은?

[22 대전의료기술]

① 고위정지기
② 초기확장기
③ 후기확장기
④ 저위정지기

49

일정한 지역 내 인구의 연령과 성별 구성을 나타내는 인구피라미드에 대한 설명으로 옳지 않은 것은? [22 지방직]

① 남자의 인구수는 왼쪽에, 여자의 인구수는 오른쪽에 표시한다.
② 종형은 출생률과 사망률이 모두 낮은 인구정지형이다.
③ 항아리형은 19세 이하 인구가 65세 이상 인구의 2배 이하인 인구구조이다.
④ 호로형은 생산연령 인구가 많이 유출되는 농촌형이다.

Self Check

50

C. P. Blacker는 인구의 성장을 농경사회에서부터 기계문명이 고도로 발달한 현대사회로의 변천과정을 분류하였다. 단계별 국가의 연결이 옳은 것은? [22 강원보건연구사]

① 고출생률과 저사망률 – 한국과 일본을 제외한 아시아 국가들
② 저출생률과 저사망률 – 중앙아프리카 지역
③ 고출생률과 고사망률 – 남아프리카 지역
④ 사망률과 출생률이 최저 – 일본, 뉴질랜드 등

51

인구피라미드의 유형 중 고출생 저사망으로 인구가 증가하는 유형은 무엇인가? [22 강원보건연구사]

① 별형　② 피라미드형
③ 항아리형　④ 종형

52

블래커(Blacker)의 인구변천 분류 중 "낮은 출생률에 낮은 사망률의 경향을 나타내는 인구성장 둔화형으로 산업의 발달과 핵가족화 경향이 있는 국가들의 인구형태"로 옳은 것은? [22 세종보건연구사]

① 고위정지기　② 초기확장기
③ 후기확장기　④ 저위정지기

53

인구 억제책으로 만혼, 금욕 같은 도덕적 절제 방법을 제안한 인구이론 무엇인가? [23 충남의료기술]

① 적정인구론　② 맬서스주의
③ 신맬서스주의　④ 안정인구론

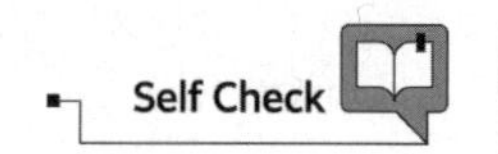

54

인구피라미드 유형 중 14세 이하 인구가 65세 이상 인구의 2배 이하인 유형에 대한 설명으로 옳은 것은? [23 전남의료기술]

① 저출생 저사망률로 인구증가가 정지된다.
② 다산소사형이며 과도기적으로 인구가 증가한다.
③ 출생률이 사망률보다 낮아 인구가 감소한다.
④ 생산연령층 인구가 많은 도시인구의 유형이다.

55

C. P. Blacker의 인구변천 단계 중 고위정지기에 해당하는 것은? [23 울산의료기술]

① 고출생률, 고사망률 ② 고출생률, 저사망률
③ 저출생률, 저사망률 ④ 저출생률, 고사망률

56

이론적 인구의 유형 중 폐쇄인구에 대한 설명으로 옳은 것은? [23 경북보건연구사]

① 출생과 사망이 동일한 인구
② 연령별 출생인구는 일정하고 연령별 사망률만 변동하는 인구
③ 연령별 출생률과 사망률이 일정한 인구
④ 인구 이동이 전혀 일어나지 않고 출생과 사망에 의해서만 변동하는 인구

57

블래커(Blacker)가 제시한 인구성장단계에 대한 설명으로 옳은 것은? [24 경기의료기술]

① 고위정지기는 출생률과 사망률이 모두 높아 인구가 증가하지 않는 인구정지형이다.
② 초기확장기는 저출생률과 저사망률의 국가로 인구성장 둔화형이다.
③ 후기확장기는 저사망률과 고출생률로 인구가 증가하는 인구증가형이다.
④ 저위정지기는 출생률이 사망률보다 낮아 인구가 감소하는 형이다.

58

인구구조 중 사망률보다 출생률이 낮아 인구가 감소하는 유형은?

[24 대구의료기술]

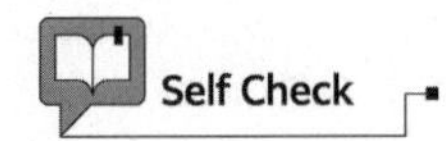

① 항아리형 ② 성형
③ 종형 ④ 호로형

59

인구구조 유형 중 항아리형에 대한 설명으로 옳은 것은? [24 충남의료기술]

① 평균수명이 높은 선진국에서 나타나는 유형이다.
② 생산연령 인구가 많이 유입되는 도시의 유형이다.
③ 생산연령 인구가 많이 유출되는 농촌의 유형이다.
④ 15세 미만 인구가 65세 이상 인구의 2배 이상이다.

60

블래커(C. P. Blacker)는 농경사회에서부터 기계문명이 고도로 발달된 현대사회로의 인구변천 과정을 5단계로 분류하였다. 이에 대한 설명으로 옳지 않은 것은? [24 인천의료기술]

① 제1단계(고위정지기): 고출생률과 고사망률인 인구정지형이다.
② 제2단계(초기확장기): 고출생률에 저사망률인 인구증가형이다.
③ 제3단계(후기확장기): 저출생률에 저사망률의 경향을 나타내는 인구성장 둔화형이다.
④ 제4단계(저위정지기): 출생률이 사망률보다 낮아지는 인구감소형이다.

61

인구피라미드 중 종형(bell form)에 대한 설명으로 옳은 것은?

[24 인천의료기술]

① 생산연령 인구가 많이 유입되는 도시지역의 인구형이다.
② 인구가 증가할 잠재력을 많이 가지고 있는 인구형이다.
③ 평균수명이 높은 일부 선진국에서 볼 수 있다.
④ 가장 이상적인 인구형이다.

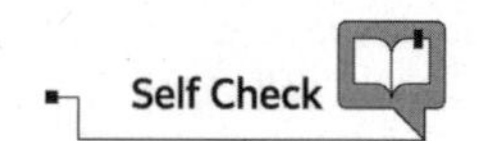

제 2 절 인구의 구성 및 통계

(정답 p.353)

01

인구지표에 대한 설명으로 옳은 것은? [15 경남]

① 성비는 남자 100명이 기준이다.
② 생산연령인구는 21~64세이다.
③ 여자가 일생 동안 낳는 여아의 평균은 합계출산율이다.
④ 현재 우리나라의 인구피라미드는 항아리형이다.

02

우리 시의 인구 구성이 다음과 같다면 인구부양비는 얼마인가? [15 경기의료기술]

- 1~7세: 100명
- 8~14세: 150명
- 15~64세: 1,000명
- 65~71세: 70명
- 71세~: 30명

① 10
② 25
③ 35
④ 40

03

인구증가율을 가장 정확하게 나타낸 것은? [15 서울]

① $\frac{\text{출생 수}}{\text{사망 수}} \times 100$
② $\frac{\text{연말 인구} - \text{연초 인구}}{\text{연초 인구}} \times 1{,}000$
③ $\frac{\text{자연증가} - \text{사회증가}}{\text{인구}} \times 1{,}000$
④ $\frac{\text{자연증가} + \text{사회증가}}{\text{인구}} \times 1{,}000$

04

다음 중 출생성비에 대한 설명으로 옳은 것은? [16 경기]

① 출생성비는 일반적으로 100이다.
② 1차 성비이다.
③ 우리나라 출생 시 성비는 일반적으로 여아 100명 당 남아 105명 정도이다.
④ 우리나라 출생 시 성비는 일반적으로 남아 100명 당 여아 105명 정도이다.

05

다음과 같은 인구구조를 가진 지역사회의 노년부양비는? [16 서울]

> 연령별 인구수
> - 0～14세: 300명
> - 15～44세: 600명
> - 45～64세: 400명
> - 65～74세: 90명
> - 75세 이상: 30명

① 20.0
② 13.3
③ 12.0
④ 9.23

06

인구지수 중 노령화지수를 산출하는 공식으로 옳은 것은? [16 경기의료기술]

① (노년인구 + 유년인구) / 생산층 인구 × 100
② 노년인구 / 유년인구 × 100
③ 노년인구 / 생산층 인구 × 100
④ 유년인구 / 노년인구 × 100

07

인구지표 중 3차 성비 105가 의미하는 것은? [17 울산의료기술]

① 출생 시 여아 100명당 남아가 105명이다
② 생산층 연령 여자 100명당 남자가 105명이다.
③ 노인인구 여자 100명당 남자가 105명이다.
④ 현재인구 여자 100명당 남자가 105명이다.

08

인구 구성이 〈보기〉와 같을 때 부양비는 얼마인가? [17 충북]

> 보기
> - 15세 미만 인구: 25명
> - 15세～64세 인구: 100명
> - 65세 이상 인구: 15명

① 15
② 25
③ 40
④ 60

Self Check

7 인구보건과 모자보건

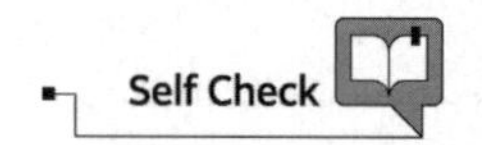

09

다음 중 부양비에 대한 설명으로 옳은 것은? [17 충북(12월)]

> 가. 선진국의 노년부양비가 후진국의 노년부양비보다 높다.
> 나. 비생산인구는 15세 이하 및 65세 이상 인구를 말한다.
> 다. 노년부양비가 높은 이유는 생산인구가 적고 노년인구가 많기 때문이다.
> 라. 노년부양비는 도시가 농촌보다 높다.

① 가, 나 ② 가, 다
③ 가, 나, 다 ④ 가, 나, 다, 라

10

WHO의 고령사회 정의로 옳은 것은? [17 경기(12월)]

① 65세 이상 인구가 전체인구의 7% 이상인 경우
② 60세 이상 인구가 전체인구의 14% 이상인 경우
③ 65세 이상 인구가 전체인구의 14% 이상인 경우
④ 60세 이상 인구가 전체인구의 20% 이상인 경우

11

인구증가율을 구하는 방법을 바르게 나타내고 있는 것은? [17 경남]

① (연말인구 + 연초인구) / 연초인구 × 100
② (연말인구 − 연초인구) / 연초인구 × 1,000
③ (자연증가 + 사회증가) / 인구 × 1,000
④ (자연증가 − 사회증가) / 인구 × 1,000

12

다음 중 인구구조의 변화에 영향을 가장 적게 미치는 요인은? [17 전북]

① 이혼 ② 이민
③ 출생 ④ 사망

13

국가별, 성별, 연령별 인구구조에 대한 영향이 가장 적은 요인은? [17 경북]

① 이혼 ② 출생
③ 사망 ④ 이민

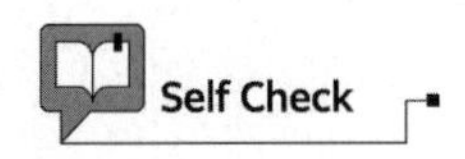

14

다음 중 저출산 고령화를 가장 잘 알 수 있는 인구지표는? [17 전북]

① 인구부양비 ② 노령화지수
③ 노년부양비 ④ 영아사망률

15

어느 지역의 전체 인구가 1,000명이고 0~14세 인구가 200명, 65세 이상 인구가 250명일 때 이 지역의 노령화지수는 얼마인가? [17 인천]

① 200 ② 150
③ 125 ④ 100

16

저출산 · 고령화를 가장 잘 반영할 수 있는 인구지표는? [17 서울의료기술(9월)]

① 합계출산율 ② 인구부양비
③ 노령화지수 ④ 영아사망률

17

우리나라의 인구지표 중 지속적으로 증가하고 있는 것은? [18 경기의료기술]

가. 기대수명	나. 성비
다. 고령인구	라. 합계출산율

① 가, 나, 다 ② 가, 다
③ 나, 라 ④ 가, 나, 다, 라

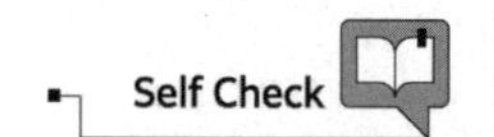

18

인구통계지표에 대한 내용으로 옳지 않은 것은? [18 경북의료기술]

① 인구증가율은 자연증가와 사회증가를 포함한다.
② 인구동태지수는 출생수를 사망수로 나눈 값이다.
③ 노령화지수는 유년인구 100에 대한 노년인구의 수이다.
④ 부양비의 분자는 65세 이상 인구이다.

19

어느 지역의 15세~64세 인구가 5,000명, 15세 미만 인구가 1,000명, 65세~74세 인구가 1,500명, 75세 인구가 500명일 경우 노년부양비는 얼마인가? [18 울산]

① 20　② 30
③ 40　④ 60

20

어느 지역의 인구 1,000명 중 전입인구가 5명이었으며 전출인구는 없었다. 출생인구 10명, 사망인구 5명일 때 이 지역의 인구증가율은 얼마인가? [18 전남, 전북]

① 0.01　② 0.1
③ 0.015　④ 0.15

21

저출산과 고령화를 동시에 나타낼 수 있는 지표는 무엇인가? [18 부산]

① 노령화지수　② 비례사망지수
③ 노년부양비　④ 유년부양비

22

인구구성 지표에 대한 설명으로 가장 옳지 않은 것은? [18 서울(10월)]

① 생산인구는 15세~64세까지의 인구를 말한다.
② 65세 이상 노인인구의 수는 유소년(아동)부양비 산출 시 영향을 미치지 못한다.
③ 노령화지수는 65세 이상의 인구를 생산인구로 나눈 비율이다.
④ 부양비는 유소년(아동)부양비와 노년부양비의 합이다.

23

부양비에 대한 설명으로 옳지 않은 것은? [18 인천]

① 노인인구의 증가는 부양비를 증가시킨다.
② 부양비는 생산층 인구 100당 비생산층 인구의 수이다.
③ 우리나라 부양비는 농촌지역이 도시지역보다 낮다.
④ 선진국은 노년부양비가 높다.

24

어느 지역의 성별 인구가 다음과 같을 때, 2차 성비는? [18 경남]

- 태아: 여자 50, 남자 55
- 출생 인구: 여자 50, 남자 53
- 현재 인구: 여자 100, 100

① 100 ② 106
③ 110 ④ 120

Self Check

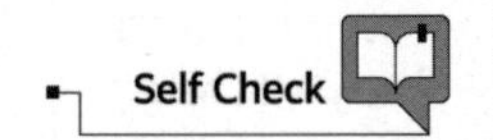

25

어느 지역의 인구구조가 다음과 같을 때 설명으로 옳지 않은 것은?

[19 호남권]

- 15세 미만 인구: 1,250
- 15~64세 인구: 7,300
- 65세 이상 인구: 1,450명

① 피라미드 유형이다.
② 부양비는 37%이다.
③ 고령사회이다.
④ 노령화지수는 116이다.

26

인구통계에서 인구증가율을 산출하기 위한 공식으로 옳은 것은? [19 세종]

① [(연간 출생 − 연간 사망) / 인구] × 1,000
② 출생수 / 사망수
③ (사회증가 + 자연증가) / 인구수 × 1,000
④ [(연말 인구 − 연초 인구) / 연초 인구] × 100

27

인구집단에서 부양비를 산출하기 위한 공식으로 옳은 것은? [19 세종]

① 비생산인구수 / 생산인구수 × 100
② 유년인구수 / 생산인구수 × 100
③ 노년인구수 / 생산인구수 × 100
④ 노년인구수 / 유년인구수 × 100

28

인구의 자연증가율에 대한 설명으로 옳은 것은? [19 제주]

① 전입과 전출이 없는 가정하에 조출생률과 조사망율의 차이
② 전입과 전출을 고려한 조출생률과 조망률의 차이
③ 전입과 전출이 없는 가정하에 연초인구와 연말인구의 차이
④ 전입과 전출을 고려한 연초인구와 연말인구의 차이

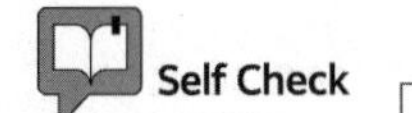

29

다음 중 노령화지수를 구하기 위한 공식으로 옳은 것은? [19 대구]

① 65세 이상 인구 / 14세 이하 인구 × 100
② 65세 이상 인구 / 15세 이하 인구 × 100
③ 14세 이하 인구 / 65세 이상 인구 × 100
④ 15세 이하 인구 / 65세 이상 인구 × 100

30

노령화지수를 구하기 위하여 필요한 것은? [19 서울시 7급]

① 0~14세 인구, 65세 이상 인구
② 15~64세 인구, 65세 이상 인구
③ 0~14세 인구, 15~64세 인구
④ 0~14세 인구, 15~64세 인구, 65세 이상 인구

31

UN이 정한 기준에 따르면 65세 인구가 전체인구의 몇%일 때 고령사회로 정의할 수 있는가? [19 강원의료기술(10월)]

① 7% 이상 14% 미만
② 7%이상 20% 미만
③ 14% 이상 20% 미만
④ 14% 이상 22% 미만

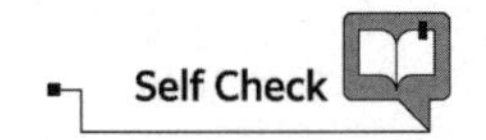

32

다음 중 부양비 지표에 대한 설명으로 옳은 것은? [19 경기의료기술(11월)]

① 유년부양비의 분모는 18세 이상 65세 미만이다.
② 총부양비의 분자는 18세 미만과 65세 이상의 합이다.
③ 노년부양비는 총부양비에서 유년부양비를 뺀 것이다.
④ 유년부양비의 분자는 18세 미만 인구이다.

33

부양비에 대한 설명으로 옳지 않은 것은? [19 경북보건연구사]

① 우리나라는 노년부양비가 증가하지만 총부양비는 지속적으로 감소할 전망이다.
② 장래생산인구가 될 인구가 줄어 노령화지수가 증가하고 있다.
③ 총 부양비는 생산인구에 대한 유년인구와 노년인구의 비이다.
④ 선진국일수록 노년부양비가 유년부양비에 비해 높다.

34

어느 지역의 인구가 다음과 같을 때 이 지역의 노령화지수는 얼마인가? [19 충북보건연구사]

• 0세 인구: 1,000명	• 1세~14세 인구: 5,000명
• 15세~50세 인구: 10,000명	• 51세~64세 인구: 2,000명
• 65세~70세 인구: 2,000명	• 71세~ 인구: 3,000명

① 50　　② 60
③ 83.3　　④ 100

35

인구동태통계에 대한 설명으로 옳은 것은? [19 충남보건연구사]

① 보건학의 생정통계에 이용하는 통계지표이다.
② 일정기간의 인구상태를 나타내는 것이다.
③ 5년마다 조사하는 인구주택총조사는 대표적인 동태통계이다.
④ 성비, 연령별 인구, 인구피라미드 등은 동태통계 지표이다.

Self Check

36

어느 기간의 인구변동을 조사하기 위한 인구동태 자료로 사용되는 것은?

[19 강원보건연구사]

① 이혼　　② 연령

③ 인구구조　　④ 성별

37

다음 인구정태에 관한 내용으로 옳지 않은 것은? [19 광주보건연구사]

① 출생율, 사망률은 인구정태의 주요 지표이다.

② 인구정태는 일정시점의 인구의 분포를 나타나낸다.

③ 인구주택총조사와 주민등록부, 호적부 등을 통해 얻을 수 있다.

④ 성비는 여자 100명당 남자 수로 인구정태지표에 해당한다.

38

우리나라 인구주택총조사의 주기로 옳은 것은? [19 충북보건연구사]

① 5년마다　　② 3년마다

③ 2년마다　　④ 매년

39

다음은 A지역과 B지역의 인구를 나타낸 표이다. 부양비에 대한 설명으로 옳은 것은? [19 충북보건연구사]

	0~14세	15~49세	50~64세	65세 이상
A지역	200	300	100	200
B지역	200	200	300	400

① 유년부양비는 A지역보다 B지역이 높다

② 노년부양비는 A지역보다 B지역이 낮다

③ 노령화지수는 A지역과 B지역이 같다

④ B지역은 A지역에 비해 저출산-고령화 현상이 나타나고 있다.

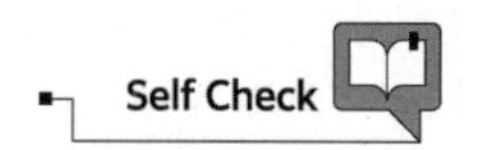

40

A지역의 총 출생수는 4,000명이다. 그 중에 남아 출생 수는 2,100명, 여아 출생 수는 1,900일 때 2차 성비는 얼마인가? [19 충북보건연구사]

① 95
② 100
③ 105
④ 110

41

3차 성비가 110인 경우 의미하는 바로 옳은 것은? [20 경기]

① 출생 시 여자 100명당 남자가 110명이다.
② 출생 시 남자 100명당 여자가 110명이다.
③ 현재 여자 100명당 남자가 110명이다.
④ 현재 남자 100명당 여자가 110명이다.

42

〈보기〉와 같은 인구구조를 가진 지역사회의 노년부양비는? [20 서울]

보기

연령(세)	인구(명)
0~14	200
15~44	600
45~64	400
65~79	110
80 이상	40

① 11.1%
② 13.3%
③ 15%
④ 25%

43

인구의 구성에 대한 설명으로 옳은 것은? [20 충북]

① 생산인구란 18세~65세 이하 인구를 말한다.
② 노령화지수란 15세 이하 인구에 대한 65세 이상 인구의 비이다.
③ 성비는 여자인구에 대한 남자인구의 비이다.
④ 총부양비란 65세 이상 인구에 대한 생산인구의 비이다.

44

고령사회 기준으로 알맞은 것은? [20 전남의료기술(7월)]

① 전체인구 중 65세 이상 인구의 비율이 14% 이상이다.
② 전체인구 중 65세 이상 인구의 비율이 20% 이상이다.
③ 전체인구 중 70세 이상 인구의 비율이 14% 이상이다.
④ 전체인구 중 70세 이상 인구의 비율이 20% 이상이다.

45

〈보기〉에서 설명하는 보건지표는? [20 서울(고졸)]

보기

- 분모는 0~14세의 유년인구이다.
- 분자는 65세 이상의 노년인구이다.
- 저출산 및 고령화를 가장 잘 알 수 있는 자료이다.

① 총부양비　② 유년부양비
③ 노년부양비　④ 노령화지수

Self Check

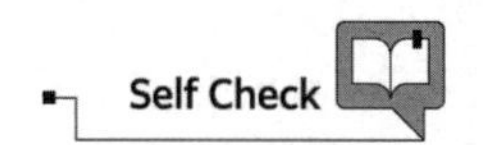

46

다음의 내용을 참고하여 각각 지표를 구하시오. [20 경기보건연구사]

• 0~14세 인구수 400명	• 15~64세 인구수 1,000명
• 65세 이상 인구수 200명	

① 부양비 60 노령화지수 60
② 부양비 60 노령화지수 50
③ 부양비 50 노령화지수 60
④ 부양비 50 노령화지수 50

47

다음 중 인구정태지표에 해당하지 않는 것은? [20 경기보건연구사]

① 출생률 ② 인구밀도
③ 인구구성 ④ 부양비

48

어느 지역의 인구수가 다음과 같을 때 총부양비는 얼마인가? [20 경북보건연구사]

• 0~14세: 150	• 15~64세: 900
• 65~80세: 210	• 81~90세: 90

① 30 ② 40
③ 50 ④ 60

Self Check

49

어느 지역의 인구구조가 다음과 같다. 부양비는 얼마인가? [20 광주보건연구사]

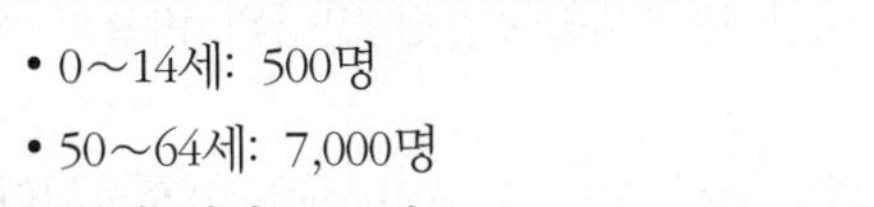

• 0~14세: 500명	• 15~49세: 3,000명
• 50~64세: 7,000명	• 65~79세: 600명
• 80세 이상: 400명	

① 10　　② 13
③ 15　　④ 20

50

생정통계에 대한 설명으로 옳지 않은 것은? [20 울산보건연구사]

① 생정통계는 출생, 사망, 태아사망, 결혼, 이혼의 누적된 자료이다.
② 인구동태통계는 호적신고, 주민등록신고에 의하여 간접적으로 조사할 수 있다.
③ 생명함수는 생존수, 사망수, 생존율, 사망률, 사력, 평균여명이다.
④ 인구주택총조사는 1925년에 처음 시작되었으며 현재 5년마다 7월1일 시점을 기준으로 조사가 이루어진다.

51

〈보기〉에 제시된 인구구조에서 노년부양비와 노령화지수를 더한 값은 얼마인가? [21 경북]

보기

• 15세 미만: 25명	• 15~64세: 100명
• 65세 이상: 50명	

① 100　　② 150
③ 200　　④ 250

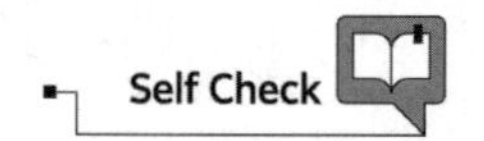

52

인구구조 지표에 대한 설명으로 가장 옳은 것은? [21 서울]

① 부양비는 경제활동연령 인구에 대한 비경제활동연령 인구의 비율로 표시된다.
② 노년부양비는 0~14세 인구에 대한 65세 이상 인구의 비율로 표시된다.
③ 노령화지수는 15~64세 인구에 대한 65세 이상 인구의 비율로 표시된다.
④ 1차 성비는 출생 시 여자 100명에 대한 남자 수로 표시된다.

53

인구의 연령별 구성 중 노령인구가 전체인구의 몇 % 이상일 때 고령사회에 해당하는가? [21 충남]

① 7%
② 14%
③ 20%
④ 25%

54

다음 중 인구통계에 대한 설명으로 옳지 않은 것은? [21 충북]

① 우리나라는 부양비가 증가하고 있다.
② 우리나라 노년부양비는 증가할 것으로 보인다.
③ 우리나라의 유년부양비는 감소할 것으로 보인다.
④ 노령화지수를 알기 위해서는 경제활동인구가 필요하다.

55

다음 중 부양비에 대한 설명으로 옳지 않은 것은? [21 전남경력경쟁(7월)]

① 노년부양비는 18~64세 인구에 대한 65세 이상 인구의 비율이다.
② 노령화지수는 0~14세 인구에 대한 65세 이상 인구의 비율이다.
③ 유년부양비는 15~64세 인구에 대한 15세 미만 인구의 비율이다.
④ 총부양비는 생산층 인구에 대한 유년인구와 노년인구의 비율이다.

56

부양비에 대한 내용으로 옳은 것을 〈보기〉에서 모두 고른 것은?

[21 서울 고졸]

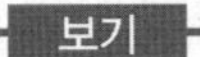

㉠ 총부양비는 경제활동인구에 대한 비경제활동인구의 비이다.
㉡ 총부양비는 유년부양비와 노년부양비의 합이다.
㉢ 부양비가 높아질수록 국가 경제에 긍정적으로 작용한다.
㉣ 노년부양비의 분모는 15세 미만 인구수이다.

① ㉠, ㉡ ② ㉠, ㉢
③ ㉠, ㉡, ㉢ ④ ㉡, ㉢, ㉣

57

어느 지역의 인구수가 〈보기〉와 같을 때 이 지역의 노령화지수로 옳은 것은?

[21 인천의료기술]

• 15세 미만 인구 600명 • 15~64세 인구 1,000명
• 65세 이상 인구 750명

① 125 ② 135
③ 60 ④ 75

58

다음 중 노령화 지수에 대한 설명으로 옳지 않은 것은? [21 울산보건연구사]

① 유년인구에 대한 노년인구의 비이다.
② 저출생 고령화사회는 노령화지수가 높다.
③ 노령인구가 많다는 것은 생산층인구가 부양해야 할 노인인구가 많다는 뜻이다.
④ 생산연령인구에 대한 비생산연령인구의 비이다.

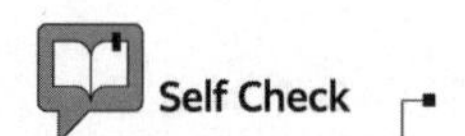

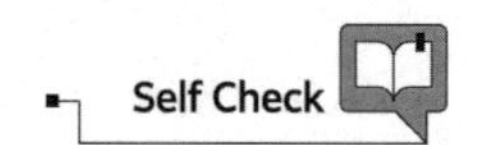

59

인구통계지표에 대한 설명으로 옳은 것은? [21 전북보건연구사]

① 인구정태 지표로는 성비, 출생률, 사망률이 있다.
② 연령별 인구는 인구동태지표에 해당한다.
③ 인구증가는 자연증가와 사회증가를 합한 것이다.
④ 인구동태지수는 사망수를 출생수로 나눈 값이다.

60

다음 중 노년부양비의 설명으로 옳은 것은? [21 인천보건연구사]

① 15세 미만 인구에 대한 65세 이상 인구의 비율
② 생산연령인구에 대한 65세 이상 인구의 비율
③ 생산연령인구에 대한 15세 미만 인구와 65세 이상 인구의 비율
④ 65세 이상 인구에 대한 생산연령인구의 비율

61

다음 중 인구지표에 대한 계산식으로 옳은 것은? [21 부산보건연구사]

① 노인부양비＝65세 이상 인구 / 연앙인구
② 인구증가율＝(자연증가＋사회증가) / 연앙인구
③ 연간인구증가율＝(연말인구－연초인구) / 연앙인구
④ 총부양비＝65세 이상 인구 / 15세 미만 인구

62

다음 중 인구 부양지표에 대한 설명으로 옳지 않은 것은? [22 대전의료기술]

① 노령화지수의 분자는 65세 이상 인구다.
② 총부양비의 분자는 65세 이상 인구다.
③ 노인부양비의 분모는 15세 이상 65세 미만 인구다.
④ 유년부양비의 분모는 15세 이상 65세 미만 인구다.

63

〈보기〉의 자료에서 확인할 수 있는 노년부양비는 얼마인가? [22 전남경력경쟁]

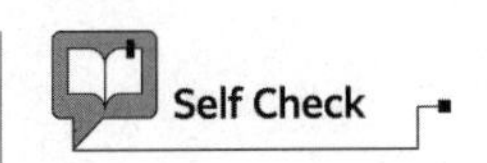

보기
- 14세 이하 인구: 3,000명
- 생산층 인구: 10,000명
- 65세 이상 인구: 4,000명

① 30
② 40
③ 70
④ 90

64

다음 중 자연증가와 사회증가를 통해 구하는 인구증가 지표로 옳은 것은?

[22 대구보건연구사]

① 인구증가율
② 인구동태지수
③ 인구자연증가율
④ 합계출산율

65

인구보건과 관련된 설명으로 옳은 것은? [22 인천보건연구사]

① 저출생과 저사망으로 인구정지형을 나타내는 모형은 항아리형이다.
② 출생, 사망, 이혼등으로 끊임없이 변화하는 것을 나타내는 지표는 인구동태지표이다.
③ 롯카(Lotka)는 적정인구론을 주장하였다
④ 한 여자가 일생동안 낳은 아이의 수를 나타낸 것은 총재생산율이다.

66

어느 지역의 노년부양비가 24.5였다. 이 값의 의미로 옳은 것은?

[23 경북의료기술]

① 유년인구 10명당 노인인구 2.45명
② 유년인구 1명당 노인인구 24.5명
③ 생산층 인구 10명당 노인인구 2.45명
④ 생산층 인구 1명당 노인인구 24.5명

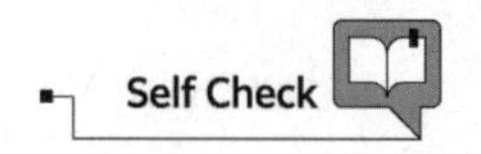

67

어느 지역의 인구구조가 〈보기〉와 같을 때, 노령화지수로 옳은 것은?

[23 부산의료기술]

보기
- 14세 이하 인구: 500명
- 15~64세 인구: 1,000명
- 65세 이상인구: 400명

① 900 / 1,000
② 400 / 500
③ 500 / 400
④ 500 / 1,000

68

다음 중 초고령 사회의 기준으로 옳은 것은? [23 충남의료기술]

① 전체인구 중 65세 이상 인구비율이 7% 미만인 국가
② 전체인구 중 65세 이상 인구비율이 7% 이상인 국가
③ 전체인구 중 65세 이상 인구비율이 14% 이상인 국가
④ 전체인구 중 65세 이상 인구비율이 20% 이상인 국가

69

국가의 저출산 고령화 정도를 나타내는 지표로 적절한 것은?

[23 충남의료기술]

① 노년부양비
② 노령화지수
③ 총부양비
④ 유년부양비

70

어느 지역의 인구수가 다음과 같을 때 노령화지수는 얼마인가?

[23 경기경력경쟁]

- 0~14세 인구 200명
- 15~64세 인구 1,000명
- 65세 이상 인구 400명

① 20　② 40
③ 80　④ 200

Self Check

71

어느 지역의 인구가 〈보기〉와 같다. 이 지역의 노령화지수는 얼마인가?

[23 강원의료기술]

보기

- 0~14세 이하 인구: 5명
- 15~64세 인구: 200명
- 65세 이상 인구: 40명

① 40　② 80
③ 400　④ 800

72

한국은 2021년에 전체인구 중 65세 이상 인구의 비율이 16.5%를 돌파하였다. 고령화 단계 중 어느 상태에 해당하는가?

[23 경북보건연구사]

① 청년사회　② 고령화사회
③ 고령사회　④ 초고령사회

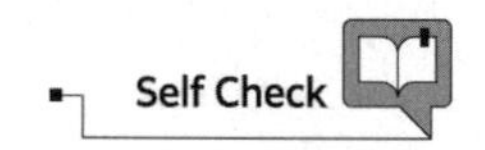

73

한 국가의 인구구조가 다음과 같을 때 설명으로 옳은 것은? [23 충북보건연구사]

	2010년	2030년	2050년
0~14세	10,000	5,000	3,000
15~64세	30,000	40,000	20,000
65세 이상	5,000	10,000	10,000

① 2030년은 노령화사회이다.
② 2050년은 노령사회이다.
③ 2030년 총부양비는 155다.
④ 2050년 노령화지수는 333.3이다.

74

지역의 통계지표가 〈보기〉와 같을 때 필요한 사업은 무엇인가?

[23 인천보건연구사]

- α-index: 1.02
- 유년부양비: 20
- 노령화지수: 400
- 생산층 인구: 50%

① 고출생 저사망에 대한 대응정책이 필요하다.
② 노인을 대상으로 하는 보건 복지사업이 필요하다.
③ 영유아와 모성사망을 개선하기 위한 사업이 필요하다.
④ 인구유형이 피라미드형이므로 인구증가에 대한 대책이 필요하다.

75

전체인구 중 65세 이상 인구가 1/3, 14세 이하의 인구가 1/6일 때 이 지역의 노령화지수로 옳은 것은? [24 강원의료기술]

① 2
② 5
③ 200
④ 500

제3절 인구문제 및 인구정책 (정답 p.359)

Self Check

01

인구변동에 따른 인구정책 중 식량, 주택, 교육 및 경제 등 다양한 분야의 파급효과에 대처하기 위한 정책은? [18 서울(10월)]

① 인구조정정책
② 인구대응정책
③ 인구자질향상정책
④ 인구증가억제정책

02

다음 중 인구증가에 따른 3M complex에 해당하지 않는 것은? [19 제주]

① Malnurtition
② Movement
③ Morbidity
④ Motality

03

인구증가에 따른 문제로 3P는 환경, 빈곤, 인구이다. 다음 중 3M에 해당하는 것은? [19 대전]

① 출산, 인구, 사망
② 인구, 출산, 영양부족
③ 영양부족, 사망, 질병이환
④ 출산, 영양부족, 사망

04

인구정책에 대한 설명으로 가장 옳은 것은? [19 서울 고졸]

① 양적 조정정책은 인구의 성별, 연령별 불균형을 조정하려는 우생학적 정책과 결부되어 있다.
② 질적 조정정책은 출생률을 조정하여 가족계획 사업을 달성하는 방법이다.
③ 우리나라는 인구 감소의 형태에 따라 질적 조정정책에서 양적 조정정책으로 전환되고 있다.
④ UNDP는 7월 11일을 세계 인구의 날(World Population Day)로 지정하였다.

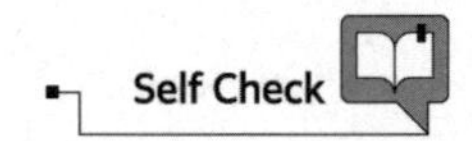

05

인구문제에 따른 3P는 환경문제(Pollution), 빈곤(Poverty), 인구(Population)이다. 그렇다면 3M에 해당하는 것은 무엇인가? [21 세종보건연구사]

① 질병, 이환, 사망
② 영양결핍, 질병이환, 사망
③ 질병, 출생, 사망
④ 영양과다, 질병이환, 사망

06

인구문제 3P에 해당하지 않는 것은? [21 경남보건연구사]

① 인구
② 환경오염
③ 빈곤
④ 정책

07

다음 중 인구문제로 인한 3M에 해당하는 것은? [22 대전보건연구사]

① 기아 – 질병 – 사망
② 기아 – 임신 – 사망
③ 인구 – 질병 – 사망
④ 인구 – 출생 – 사망

제 2 장 모자보건과 가족계획

Secret Note

(1) 모자보건 용어

① **초생아**: 출생 후 1주 이내
② **신생아**: 출생 후 4주 이내
③ **영아**: 출생 후 1년 이내
④ **유아**: 출생 후 1년~6년 미만
⑤ **주산기**: 임신 28주 이후~생후 1주까지
⑥ **임산부**: 임신 중에 있거나 분만 후 6개월 미만의 여자
⑦ **모성**: 임산부와 가임기 여성
⑧ **미숙아**: 임신 37주 미만의 출생아 또는 출생 시 체중이 2.5kg 미만인 자

(2) 모성보건

① **산전관리횟수**
㉠ 임신 초기부터 7개월(28주)까지: 4주마다 1회
㉡ 임신 8개월(29주)에서 9개월(36주)까지: 2주마다 1회
㉢ 9개월(37주) 이후부터 분만 시까지: 1주마다 1회

② **세계보건기구 임신 기간에 따른 분만의 분류**
㉠ 37주 미만 출생아: 조산아(Premature Infant or Pre-term Infant)
㉡ 37주 이상 42주 미만 출생아: 정상 기간 출생아(Term Infant)
㉢ 42주 이상 출생아: 과숙출생아(Post-term Infant)

(3) 영유아보건

① 미숙아
㉠ 체중 2.5kg 미만 또는 37주 미만의 출생아
㉡ 건강진단: 퇴원 후 7일 이내 1회, 문제 있는 경우 1주에 2회, 문제없는 경우 영유아 기준

② 신생아
㉠ 출생 후 28일(4주 이내) 영유아
㉡ 건강진단: 수시

③ 영유아
㉠ 출생 후 6년 미만인 자
㉡ 건강진단: 출생 후 1년 이내 - 1개월마다 1회, 1년 초과 5년 이내 - 6개월마다 1회

(4) 모성사망 주요원인

① **직접 산과적 사망**: 산과적 색전증, 고혈압성 질환(임신중독증), 출혈성 질환, 자궁외 임신, 산욕열 등
② **간접 산과적 사망**: 임신으로 인한 질병 악화

(5) 인공임신중절수술 허용의 경우

① 임신 24주일 이내인 사람
② **우생학적 또는 유전학적 정신장애나 신체질환이 있는 경우**: 연골무형성증, 낭성섬유증 및 그 밖의 유전성 질환으로서 그 질환이 태아에 미치는 위험성이 높은 질환
③ **전염성 질환이 있는 경우**: 풍진, 톡소플라즈마증 및 그 밖에 의학적으로 태아에 미치는 위험성이 높은 전염성 질환

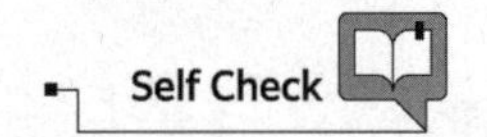

제1절 모자보건의 개념

(정답 p.360)

01

다음 중 모자보건의 용어연결이 옳지 않은 것은? [15 전남]

① 임산부 – 임신 중에 있거나 분만 후 6개월 미만의 여성
② 영유아 – 출생 후 6년 미만의 사람
③ 신생아 – 출생 후 4주 이내의 사람
④ 주산기 – 임신 28주 이후부터 생후 2주까지의 기간

02

모자보건사업의 중요성에 대한 설명으로 옳지 않은 것은? [18 대전]

① 대상 인구가 광범위하다.
② 다른 연령층에 비하여 건강상 취약계층이다.
③ 다음 세대의 인구 자질에 영향을 준다.
④ 대상자가 한곳에 모여 있어서 모자보건사업의 진행이 수월하다.

03

모자보건의 주요 용어에 대한 정의로 옳은 것은? [19 세종]

① 모성이란 임신하지 않은 15세에서 49세의 여성을 말한다.
② 유아란 출생 후 6년 미만의 사람을 말한다.
③ 신생아란 출생 후 1년 이내의 영유아를 말한다.
④ 임산부란 임신 중이거나 분만 후 6개월 미만의 여성을 말한다.

04

주산기의 기준으로 옳은 것은? [18 전남, 전북]

① 임신 28주 – 생후 28일
② 임신 37주 – 생후 28일
③ 임신 28주 – 생후 7일
④ 임신 37주 – 생후 7일

Self Check

05

모자보건의 용어에 대한 정의로 옳은 것은? [19 대구]

① 신생아는 생후 28주 이내의 영유아를 말한다.
② 임산부 임신 중이거나 3개월 미만인 여성을 말한다.
③ 영유아란 출생 후 6년 미만을 사람을 말한다.
④ 모성이란 임신하지 않은 가임기 여성을 말한다.

06

「모자보건법」상 대상자의 정의로 가장 옳은 것은? [19 서울 고졸]

① 신생아란 출생 후 30일 이내의 영유아를 말한다.
② 영유아란 출생 후 6년 이하인 사람을 말한다.
③ 모성이란 임산부와 산욕기 여성을 말한다.
④ 임산부란 임신 중이거나 분만 후 6개월 미만인 여성을 말한다.

07

다음 중 모자보건의 중요성을 강조하는 이유가 아닌 것은? [19 경북보건연구사]

① 아동의 건강은 다음 세대의 인구 자질에 영향을 준다.
② 대상인구가 광범위하다.
③ 모자보건은 국가 전체의 보건수준을 대변한다.
④ 모자보건사업에서 예방접종의 효과는 미미하기 때문에 집중적인 관리가 필요하다.

08

다음 중 「모자보건법」 주요 용어에 대한 설명으로 옳은 것은? [20 광주 · 전남 · 전북]

① 신생아란 출생 후 7일 이내의 영유아를 말한다.
② 임산부란 임신 중이거나 분만 후 3개월 미만의 여성을 말한다.
③ 모성이란은 임산부와 산욕기 여성을 말한다.
④ 영유아란 출생 후 6년 미만인 사람을 말한다.

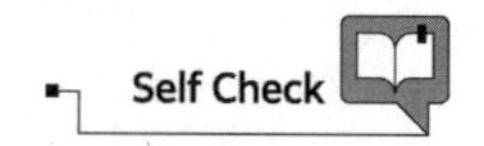

09

「모자보건법」에 따른 모자보건 대상에 대한 정의로 가장 옳지 않은 것은?

[20 서울]

① "영유아"란 출생 후 6년 미만인 사람을 말한다.
② "모성"이란 임산부와 가임기(可姙期) 여성을 말한다.
③ "임산부"란 임신 중이거나 분만 후 8개월 미만인 여성을 말한다.
④ "신생아"란 출생 후 28일 이내의 영유아를 말한다.

10

다음 중 「모자보건법」에 정의된 용어로 옳은 것은? [20 울산의료기술(10월)]

① 모성이란 임산부와 산욕기 여성을 말한다.
② 영유아란 8년 미만인 사람을 말한다.
③ 미숙아란 신체의 발육이 미숙한 채로 출생한 영유아로서 보건복지부령으로 정하는 기준에 해당하는 영유아를 말한다.
④ 선천성이상아란 선천성 기형 또는 변형이 있거나 염색체에 이상이 있는 영유아로서 대통령령으로 정하는 기준에 해당하는 영유아를 말한다.

11

「모자보건법」에 따른 용어설명 중 옳지 않은 것은? [20 충북보건연구사]

① 임산부란 임신 중이거나 분만 후 6개월 미만인 여성을 말한다.
② 영유아란 출생 후 6년 미만인 사람을 말한다.
③ 신생아란 출생 후 1년 미만의 영유아를 말한다.
④ 미숙아란 신체의 발육이 미숙한 채로 출생한 영유아로서 대통령령으로 정하는 기준에 해당하는 영유아를 말한다.

12

다음 중 모자보건이 중요한 이유에 대한 설명으로 옳지 않은 것은?

[20 경북보건연구사]

① 대상 집단의 규모가 크다.
② 비용대비 효과가 크다
③ 다른 인구집단에 비해 질병에 이환되기 쉽다.
④ 건강 취약대상이므로 선별적인 모자보건사업의 적용이 용이하다.

Self Check

13
모자보건의 용어에 대한 설명으로 옳지 않은 것은? [22 대전의료기술]

① 모성은 임산부와 가임기 여성을 말한다.
② 영유아는 출생 후 1년 미만의 사람을 말한다.
③ 신생아는 출생 후 28일 이내의 영유아를 말한다.
④ 임산부는 임신 중이거나 분만 후 6개월 미만인 여성을 말한다.

14
다음 중 모자보건 주요 용어 설명으로 옳지 않은 것은? [22 충북보건연구사]

① 모성은 임산부와 가임기 여성을 말한다.
② 영유아란 출생 후 6년 미만인 사람을 말한다.
③ 신생아란 출생 후 28일 이내의 영유아를 말한다.
④ 임산부란 임신 중이거나 분만 후 1년 미만의 여성을 말한다.

15
「모자보건법」상 용어 중 신생아의 기준으로 옳은 것은? [23 충남의료기술]

① 4주 이내
② 1주 이내
③ 8주 이내
④ 1년 이내

16
「모자보건법」상 용어로 옳은 것은? [23 강원의료기술]

① 모성이란 임산부와 산욕기 여성을 말한다.
② 신생아란 출생 후 7일 이내 영유아를 말한다.
③ 영유아란 출생 후 6년 미만인 사람을 말한다.
④ 임산부란 임신 중이거나 분만 후 3개월 미만의 여성이다.

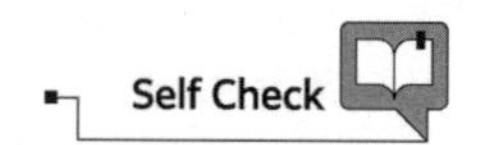

17

다음 중 모자보건 용어의 설명으로 옳은 것은? [24 전북의료기술]

① 미숙아: 37주 미만 출생아 혹은 출생 시 체중이 2.5kg 미만인 출생아
② 주산기: 임신 28주 이후 생후 28일 미만
③ 모성: 임산부와 산욕기 여성
④ 임산부: 임신 중에 있거나 분만 후 1년 미만의 여성

18

다음 중 「모자보건법」의 용어정의로 옳지 않은 것은? [24 대구의료기술]

① 영유아 – 출생 후 6년 미만인 사람
② 임산부 – 임신 중이거나 분만 후 3개월 미만의 여성
③ 선천성 이상아 – 선천성 기형 또는 변형이 있거나 염색체에 이상이 있는 영유아로서 대통령령으로 정하는 기준에 해당하는 영유아
④ 미숙아 – 발육이 미숙한 채로 출생한 영유아로서 대통령령으로 정하는 기준에 해당하는 영유아로서 대통령령으로 정하는 기준에 해당하는 영유아

제2절 모자보건 사업

(정답 p.361)

01

영유아의 보건관리에 대한 설명으로 틀린 것은? [15 전남]

① 조산아의 관리로 체중관리, 영양공급, 감염예방, 호흡관리가 있다.
② 신생아 사망이 영아기 사망 중 대부분 차지할 수 있도록 해야 한다.
③ 신생아의 주요 사망원인은 신생아 고유의 질환이다.
④ 영아의 보건관리에서 가장 신경 써야 하는 것은 예방접종이다.

02

WHO 기준에 따른 정상분만에 해당하는 임신기간은? [17 경기의료기술(10월)]

① 38주 이상 44주 미만
② 37주 이상 42주 미만
③ 36주 이상 42주 미만
④ 35주 이상 44주 미만

Self Check

03

조산아 관리의 4대원칙으로 옳지 않은 것은? [17 대구]

① 체온관리 ② 호흡관리
③ 체중관리 ④ 감염관리

04

다음 중 임신중독증 3대 증상으로 옳은 것은? [17 강원, 광주]

① 부종, 출혈, 단백뇨 ② 출혈, 저혈압, 단백뇨
③ 고혈압, 출혈, 저혈압 ④ 부종, 단백뇨, 고혈압

05

다음 중 임신중독증의 주요 증상 아닌 것은? [17 울산의료기술]

① 당뇨병 ② 고혈압
③ 부종 ④ 단백뇨

06

산욕기 감염에 의한 발열현상으로 자궁내막의 염증, 산도의 국소적 염증과 전신적인 균의 침입으로 발생하는 산욕열 발열 시 기준온도는 얼마인가? [18 전남, 전북]

① 37도 ② 38도
③ 39도 ④ 40도

07

「모자보건법」에 따른 임산부 · 영유아 및 미숙아 등의 건강진단 실시기준으로 옳은 것은? [19 경기의료기술]

① 임신 37주 이후의 임산부는 2주마다 1회 실시한다.
② 출생 후 1년 초과 5년 이내의 영유아는 6개월마다 1회 실시한다.
③ 미숙아나 1차 건강진단 시 건강문제가 있는 경우 최소 1주마다 1회 실시한다.
④ 미숙아 등이 발견된 건강문제가 없는 경우 최소 4주마다 1회 받는다.

Self Check

08

모자보건에 대한 내용으로 옳은 것은? [19 호남권]

> ㄱ. 임산부는 임신 중이거나 분만 후 6개월 미만의 여자를 말한다.
> ㄴ. 임신 중에는 수두, MMR 예방접종을 피한다.
> ㄷ. 미숙아는 출생 시 체중이 2.5kg 미만인 자이다.
> ㄹ. DTaP는 생후 2, 4, 6개월, 15~18개월, 만 4~6세에 접종한다.
> ㅁ. 임신중독증의 3대 증상은 부종, 단백뇨, 고혈압이다.
> ㅂ. B형간염은 출생 시 접종을 시작한다.

① ㄱ, ㄴ, ㄷ, ㄹ
② ㄱ, ㄷ, ㄹ, ㅁ
③ ㄱ, ㄷ, ㄹ, ㅁ, ㅂ
④ ㄱ, ㄴ, ㄷ, ㄹ, ㅁ, ㅂ

09

임신 6개월인 임산부의 산전관리를 위한 건강진단 실시 횟수는 얼마인가? [19 강원의료기술(10월)]

① 4주마다 1회
② 3주마다 1회
③ 2주마다 1회
④ 1주마다 1회

10

임신중독증에 대한 설명으로 옳지 않은 것은? [20 전북보건연구사]

① 유산, 사산, 조산, 주산기사망, 임산부 사망의 주요 원인이다.
② 주요 증상은 고혈압, 부종, 단백뇨이다.
③ 예방을 위해 단백질과 비타민의 섭취를 충분히 해야 한다.
④ 임신 초기에 다발한다.

11

임산부의 주요 사망원인 중 하나인 임신중독증의 3대 증상에 해당하는 것은? [20 강원보건연구사]

① 부종 – 고혈압 – 단백뇨
② 부종 – 저혈압 – 단백뇨
③ 빈혈 – 단백뇨 – 저혈압
④ 빈혈 – 단백뇨 – 고혈압

12

다음 중 「모자보건법」에 따른 임신부 및 영유아 건강검진 주기로 옳은 것은?

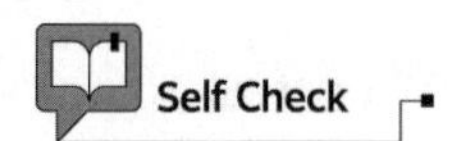

[20 강원보건연구사]

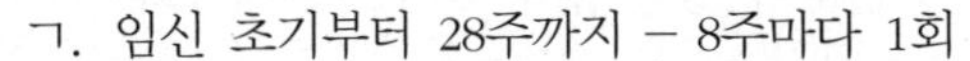

ㄱ. 임신 초기부터 28주까지 – 8주마다 1회
ㄴ. 29주부터 36주까지 – 2주마다 1회
ㄷ. 37주부터 분만 시까지 – 1주마다 1회
ㄹ. 신생아 – 수시
ㅁ. 미숙아 – 퇴원 후 3일 내 1회
ㅂ. 출생 후 1년 이내 – 1개월마다 1회
ㅅ. 출생 후 1년 초과 5년 이내 – 1년마다 1회

① ㄱ, ㄷ, ㄹ, ㅅ
② ㄴ, ㄷ, ㄹ, ㅂ
③ ㄷ, ㄹ, ㅁ, ㅂ
④ ㄹ, ㅁ, ㅂ, ㅅ

13

「모자보건법」에 따른 정기 건강진단 실시기준으로 옳지 않은 것은?

[21 강원]

① 임신 37주 이후: 1주마다 1회
② 1년 이내 영유아: 1개월마다 1회
③ 1년 이상 5년 이내 영유아: 1년마다 1회
④ 미숙아: 퇴원 후 7일 이내 1회

14

다음 중 「모자보건법」에 따른 모자의 건강검진 주기로 옳지 않은 것은?

[21 세종보건연구사]

① 임신 초기부터 28주까지는 4주마다 1회 실시한다.
② 임신 36주 이후부터는 1주마다 1회 실시한다.
③ 신생아는 수시로 실시한다.
④ 미숙아는 분만의료기관 퇴원 후 7일 이내에 1회 실시한다.

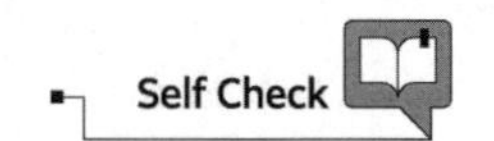

15

임산부와 영유아의 건강검진 횟수로 옳은 것은? [21 부산보건연구사]

① 임신 29~36주: 4주마다 1회
② 미숙아: 1차 건강진단 시 건강문제가 있는 경우 최소 1주에 1회
③ 출생 후 1년 이내: 1개월마다 1회
④ 출생 후 1년 초과 5년 이내: 1년마다 1회

16

「모자보건법」에 따른 산전관리 횟수로 옳은 것은? [23 전북경력경쟁]

① 28주 이내 – 2주에 1회 검사
② 29주 이후이면 – 4주에 1회 검사
③ 출생 1년 이내의 영유아 – 1개월에 1회 검사
④ 미숙아 – 분만의료기관 퇴원 후 1개월에 1회 검사

17

다음 중 즉시 응급처치가 필요한 신생아의 아프가 점수(Afgar Socre)는? [24 전북의료기술]

① 아프가 점수 6
② 아프가 점수 8
③ 아프가 점수 9
④ 아프가 점수 10

18

「모자보건법령」상 산후조리업에 종사하는 사람이 받아야하는 예방접종에 해당하는 것은? [24 서울의료기술]

① 장티푸스
② 결핵
③ 한센병
④ 인플루엔자

제3절 모자보건 지표

(정답 p.363)

Self Check

01

다음 중 영아사망과 신생아 사망 지표에 대한 설명으로 옳은 것은? [16 서울]

① 영아후기사망은 선천적인 문제로, 예방이 불가능하다.
② 영아사망률과 신생아 사망률은 저개발국가일수록 차이가 적다.
③ α-index가 1에 가까울수록 영유아 보건 수준이 낮음을 의미한다.
④ 영아사망은 보건관리를 통해 예방가능하며 영아사망률은 각 국가 보건 수준의 대표적 지표이다.

02

α-index에 대한 설명으로 옳지 않은 것은? [16 부산]

① 영아 사망 수를 신생아 사망 수로 나눈 값이다.
② 각국의 보건수준을 나타낸다.
③ 값이 1에 가까울수록 후진국일 수 있다.
④ 분자는 보건수준의 영향을 많이 받는다.

03

폐쇄인구에서 순재생산률이 1.5일 때 예상되는 인구변화는? [16 경기의료기술]

① 인구변화 없음
② 인구증가
③ 인구감소
④ 인구변화와 관련 없음

04

여성 1명이 평생 동안 낳을 것으로 예상되는 평균 출생아 수를 나타낸 지표로서 연령별 출산율(ASFR)의 총합이며, 출산력 수준을 나타내는 대표적 지표는 무엇인가? [17 경기의료기술 경력]

① 합계출산률
② 조출생률
③ 일반출산률
④ 총재생산율

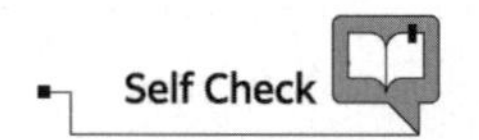

05

한 여성이 평생 몇 명의 여자아이를 낳는가를 보는 개념으로 모성의 사망을 고려하는 지표는 무엇인가? [17 부산의료기술]

① 일반출산율
② 합계출산율
③ 총재생산율
④ 순재생산율

06

한 나라의 출산율을 고려하여 산출할 때 저출산력을 나타내는 지표는 무엇인가? [18 충북]

① 합계출산율
② 총재생산율
③ 순재생산율
④ 일반출산율

07

합계출산율(Total Fertility Rate, TFR)에 관한 설명으로 옳은 것은? [18 대구]

① 합계출산율의 분자는 총출생아 수이다.
② 합계출산율의 분자는 여아출생아 수이다.
③ 합계출산율의 분모는 여자 전체인구이다.
④ 합계출산율의 분모는 20~49세 여자인구이다.

08

모자보건의 지표 중 주산기사망률의 분자로 바르게 짝지어진 것은? [19 대전]

① 임신 27주 이상의 사산과 생후 1달 미만의 신생아사망
② 임신 27주 이상의 사산과 생후 1주 미만의 신생아사망
③ 임신 28주 이상의 사산과 생후 1달 미만의 신생아사망
④ 임신 28주 이상의 사산과 생후 1주 미만의 신생아사망

09

15~49세 가임기 여성이 평생 낳을 것으로 예상되는 평균 자녀의 수는?

[19 강원의료기술(10월)]

① 조출생률　　② 총재생산율
③ 연령별 출산율　　④ 합계출산율

Self Check

10

초저출산국가의 기준으로 옳은 것은? [19 대구보건연구사]

① 합계출산율 1.3 미만　　② 합계출산율 1.5 미만
③ 합계출산율 2.1 미만　　④ 합계출산율 2.5 미만

11

한 국가의 모자보건수준을 파악할 수 있는 지표인 영아사망률과 모성사망률의 분모로 옳은 것은? [20 경기의료기술]

① 출생아 수　　② 가임기여성 수
③ 사망자 수　　④ 중앙인구 수

12

다음 중 모성사망비는 얼마인가? [20 광주 · 전남 · 전북]

- 출생아 수: 480,000명
- 모성사망자 수: 24명
- 가임기여성: 1,200,000명

① 2　　② 5
③ 10　　④ 12

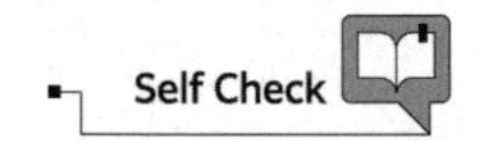

13

다음 중 재생산지표에 대한 설명으로 옳은 것은? [20 광주 · 전남 · 전북]

① 합계출산율은 한 여자가 일생 동안 몇 명의 여아를 낳는가를 나타낸다.
② 총재생산율은 한 여자가 일생 동안 평균 몇 명의 자녀를 낳는가를 나타낸다.
③ 순재생산율은 여성의 사망률을 고려한 지표이다.
④ 총재생산율은 국가별 출산력을 비교하는 지표이다.

14

다음 중 알파인덱스의 계산식으로 옳은 것은? [20 광주 · 전남 · 전북]

① 신생아사망자 수 / 영아사망자 수
② 영아사망자 수 / 신생아사망자 수
③ 후기신생아사망자 수 / 신생아사망자 수
④ 후기신생아사망자 수 / 출생아 수

15

가임기 여성의 출산력 지표는? [20 인천의료기술(10월)]

① 합계출산율 ② 조출생률
③ 순재생산율 ④ 총재생산율

16

출생통계에 대한 설명으로 옳지 않은 것은? [20 울산보건연구사]

① 가임가능 여성의 연령범위는 15~49세이다.
② 합계출산율은 한 여자가 가임가능 기간에 낳은 평균자녀의 수이다.
③ 총재생산율은 한 여자가 가임가능 기간에 낳은 자녀 중 남자아이를 제외하고 보는 지표이다.
④ 순재생산율은 모성의 사망을 고려하지 않는 지표이다.

Self Check

17

어느 지역의 출생 및 사망지표가 〈보기〉와 같을 때 출산아 1,000명당 주산기사망률은 얼마인가? [21 광주·전남·전북]

보기

- 출생아 수: 100,000명
- 출생 후 28일 이후 사망자 수: 0명
- 임신 28주 이후 사산아 수: 400명
- 출산 후 일주일 이내 사망자 수: 300명

① 2.99 ② 3.98
③ 6.97 ④ 7.96

18

인구의 재생산지표 중 그 값이 1일 때 인구의 증가나 감소가 없는 상태를 의미하는 지표는? [21 대전]

① 일반출산율 ② 합계출산율
③ 총재생산율 ④ 순재생산율

19

〈보기〉에서 설명하는 인구변화의 지표는? [21 서울보건연구사/7급]

보기

- 가임기여성(15~49세)을 기준으로 한 여성이 평생 동안 낳을 수 있는 자녀의 수
- 국가별 출산력 수준을 비교하는 주요 지표로 이용

① 총재생산율 ② 순재생산율
③ 합계출산율 ④ 연령별 출산율

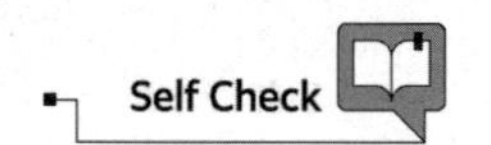

20

한 여자가 일생동안 낳는 여아의 수를 나타내는 것은? [21 복지부]

① 합계출산율
② 순재생산율
③ 총재생산율
④ 조출생율
⑤ 일반출산율

21

한 국가에서 인구가 감소하지 않고 유지하는 데 필요한 수준의 출산율을 의미하는 지표는 무엇인가? [21 충북보건연구사]

① 조출생률
② 대체출산율
③ 합계출산율
④ 총재생산율

22

합계출산율에 대한 설명으로 옳은 것은? [21 전북보건연구사]

① 가임기 여성이 일생동안 낳을 수 있는 총 아이의 수
② 15~55세 여성의 연령별 출산율의 합으로 계산한다.
③ 한 여자가 일생동안 몇 명의 여아를 낳는지를 나타낸다.
④ 총재생산율보다 값이 작다.

23

다음 중 합계출산율의 설명으로 옳지 않은 것은? [21 인천보건연구사]

① 한 여자가 일생동안 몇 명의 여아를 낳는가이다.
② 한 여자가 일생동안 평균 몇 명의 자녀를 낳는가이다.
③ 연령별 출산율의 합으로 계산한다.
④ 국가별 출산력을 비교하는 지표이다.

Self Check

24

다음 중 합계출산율에 대한 설명 중 옳지 않은 것은? [21 대전보건연구사]

① 연령별 여성의 출산율의 합을 구한 것이다.
② 국가별 출산력을 비교하는 지표이다.
③ 가임가능여성 한 명이 평생 몇 명의 아이를 낳는가를 나타낸다.
④ 합계 출산율은 특정 시점의 인구상태를 나타내는 것으로 인구센서스를 통해 산출한다.

25

인구의 이동이 없다는 가정하에 합계출산율이 7, 총재생산율이 3.4, 순재생산율이 3일 때 인구의 변화로 옳은 것은? [21 충남보건연구사]

① 인구가 증가한다.
② 인구가 감소한다.
③ 인구가 증가하다 감소한다.
④ 알 수 없다.

26

한 여성이 가임기간 동안 몇 명의 여아를 낳는지를 나타내는 지표로 사망률까지 고려한 출산력 지표는? [22 서울시(2월)]

① 합계출산율 ② 총재생산율
③ 순재생산율 ④ 일반출생률

27

다음 보건지표 중 분모가 출생아 수인 것은? [22 경기의료기술]

① 일반출생률 ② 모성사망비
③ 주산기사망률 ④ 보통출생률

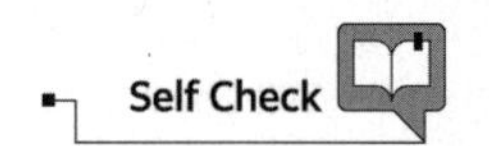

28

다음 중 순재생산률에 대한 설명으로 옳지 않은 것은? [22 경기의료기술]

① 1.0이면 인구증감이 없다.
② 1.0보다 작으면 인구가 감소한다.
③ 여성의 연령별사망률을 고려한 지표이다.
④ 한 여자가 일생 동안 낳는 아이의 총 수이다.

29

다음 중 합계출산율의 정의로 옳은 것은? [22 경북의료기술]

① 15세~49세 가임기 여성이 일생동안 낳는 출생아 수
② 15세~49세 가임기 여성이 낳은 여아 수
③ 가임기 여성 1,000명당 출생아 수
④ 인구 1,000명당 출생아 수

30

다음 중 재생산지표의 내용으로 옳지 않은 것은? [22 광주의료기술]

① 순재생산율은 여성의 사망률을 고려한 지표이다.
② 총재생산율은 한 여자가 일생동안 평균 몇 명의 자녀를 낳았는지를 나타내는 지표이다.
③ 일반출산율은 가임가능한 여자 1,000명당 출생아 수이다.
④ 합계출산율은 국가별 출산력의 지표이다.

31

다음 중 순재생산율에 대한 설명으로 옳지 않은 것은? [22 대전의료기술]

① 여성의 사망률을 고려한 지표이다.
② 값이 1이면 인구의 증감이 없다.
③ 여성이 낳은 모든 자녀의 수를 고려한 지표이다.
④ 값이 1보다 작으면 인구가 감소한다.

32
다음 중 합계출산율에 대한 설명으로 옳지 않은 것은? [22 강원의료기술(10월)]

① 한 여자가 일생동안 낳은 평균 자녀의 수이다.
② 국가별 출산력을 비교하는 지표이다.
③ 연령별 출산율의 합으로 계산한다.
④ 합계출산율이 1.0이면 대체출산력 수준이다.

Self Check

33
가임가능한 여성 한명이 일생동안 낳은 여아의 수를 의미하는 지표는 무엇인가? [22 인천의료기술(10월)]

① 일반출산율
② 순재생산율
③ 합계출산율
④ 총재생산율

34
영유아보건과 관련된 지표에 대한 설명으로 가장 옳은 것은? [22 서울보건연구사]

① 영아사망률은 국가나 지역사회의 보건수준을 나타내는 지표이다.
② 영아사망률 계산 시 영아사망수는 출생 후 28일 미만인 영아의 사망수를 의미한다.
③ 미숙아는 임신 38주 미만의 출생아 또는 출생 시 체중이 2,600g 미만인 영유아를 의미한다.
④ 조사망률은 영아사망률에 비해 국가의 보건수준을 나타내는 지표로서 더 의미가 크다.

35
한 여자가 일생동안 평균 몇 명의 자녀를 낳는가를 나타내어 국가별 출산력을 비교하는 지표는 무엇인가? [22 강원보건연구사]

① 총재생산율
② 일반출산율
③ 합계출산율
④ 순재생산율

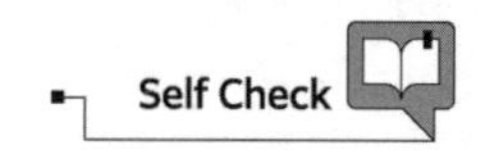

36

모자보건 사업상 모성의 산전관리 및 산후감염의 관리사업의 효과를 확인할 수 있는 통계지표는 무엇인가? [22 강원보건연구사]

① 영아사망률
② 신생아사망률
③ 알파인덱스
④ 모성사망비

37

한 국가의 순재생산율이 1보다 클 때 인구의 유형으로 옳은 것은? [22 강원보건연구사]

① 피라미드형
② 종형
③ 항아리형
④ 성형

38

다음 중 합계출산율에 대한 설명으로 옳지 않은 것은? [23 강원의료기술]

① 국가별 출산력을 비교하는 지표가 된다.
② 우리나라는 OECD 국가 중 합계출산율이 가장 낮다.
③ 결혼한 여자가 일생동안 낳은 총 출생아 수를 의미한다.
④ 연령별 출산율의 합으로 계산한다.

39

다음 중 모자보건 지표에 대한 설명으로 옳지 않은 것은? [23 경기보건연구사]

① 총재생산율은 가임가능한 여자 한명이 평생 낳은 평균 자녀 수이다.
② 신생아사망률은 출생아 1,000명당 28일 미만 사망자 수이다.
③ 일반출산율은 가임가능한 여성 1,000명당 출생아 수이다.
④ 합계출산율은 국가별 출산력을 나타내는 지표이다.

40

재생산지표 중 한 여자가 일생 동안 몇 명의 여아를 낳는지를 의미하는 지표는 무엇인가? [24 경북의료기술]

① 합계출산율
② 총재생산율
③ 순재생산율
④ 일반출산율

제4절 가족계획 (정답 p.368)

Self Check

01
「모자보건법」에 의하여 인공임신중절이 가능한 것으로 옳지 않은 것은?

[16 충북보건연구사]

① 본인 또는 배우자가 연골무형성증, 낭성섬유증 및 그 밖의 유전성 질환으로서 그 질환이 태아에 미치는 위험성이 높은 질환이 있는 경우
② 임신 20주 이내인 사람만 할 수 있다.
③ 본인 또는 배우자가 대통령령이 정하는 전염성 질환인 풍진, 톡소플라즈마증 및 그 밖에 의학적으로 태아에 미치는 위험성이 높은 전염성 질환이 있는 경우
④ 임신의 지속이 보건의학적 이유로 모체의 건강을 심히 해하고 있거나 해할 우려가 있는 경우

02
피임의 원리 중 호르몬 작용으로 임신을 예방하는 방법은? [17 충남]

① 경구피임약
② 발포성 정제
③ 월경주기법
④ 페미돔

03
〈보기〉에서 설명하는 피임 방법은? [20 서울(고졸)]

보기
- 수정란의 착상을 방해하는 효과가 있다.
- 아기를 원할 경우 임신능력의 전환이 빠르다.
- 월경량 증가, 하복통, 요통, 질출혈 등의 부작용이 있다.

① 먹는 피임약
② 자궁내 장치(루프)
③ 피임패치
④ 살정제

PART

학교보건과 보건교육

핵심 키워드

- 학교보건교육
- 절대보호구역
- 상대보호구역
- 학교급식
- 보건교육
- 심포지엄
- 배심토의
- 보건교육평가
- 건강신념모형
- PRECEDE-PROCEED모형

〈최근 10개년 영역별 평균출제빈도〉

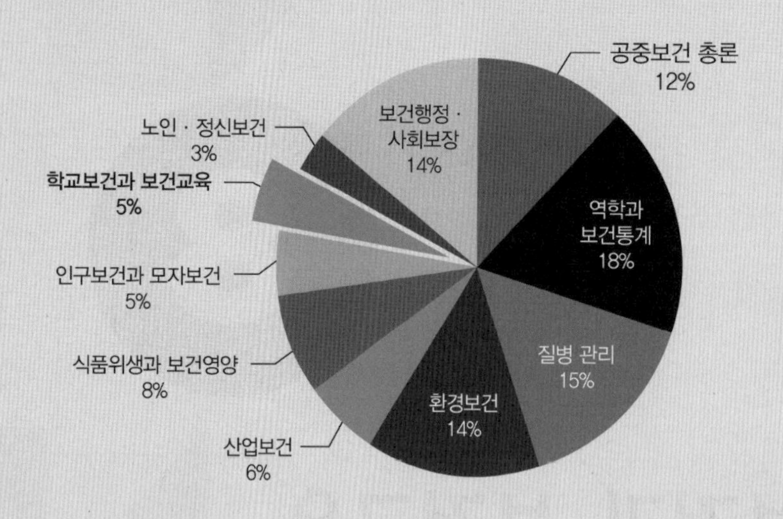

〈최근 10개년 서울시(지방직) 영역별 출제빈도분석(2015~2024)〉

구분	2015	2016	2017	2018	2019	2020	2021	2022	2023	2024	합계
공중보건 총론	1	2	3	1	2	3	4	3	2	2	23
역학과 보건통계	3	3	3	2	4	4	5	3	3	5	35
질병 관리	5	1	3	6	3	0	1	4	3	3	29
환경보건	3	2	3	2	3	2	3	4	4	2	28
산업보건	1	2	2	0	1	2	1	1	1	2	13
식품위생과 보건영양	2	1	2	2	2	3	1	0	1	2	16
인구보건과 모자보건	3	2	0	1	0	2	2	1	0	0	11
학교보건과 보건교육	1	3	1	1	1	2	0	1	1	0	11
노인 · 정신보건	0	0	1	0	1	0	1	1	1	1	6
보건행정 · 사회보장	1	4	2	5	3	2	2	2	4	3	28
합계	20	20	20	20	20	20	20	20	20	20	200

제1장 학교보건

Secret Note

1. 학교보건의 이해

(1) 학교보건사업 모형(Allensworth & Kolbe)의 8가지 구성 요소

① 학교보건 정책 및 건강한 학교환경(물리적 · 정신적 · 사회적 환경)
② 학교보건교육
③ 학교보건서비스
④ 가족 - 지역사회와의 연계
⑤ 학교 체육교육
⑥ 학교급식
⑦ 건강상담
⑧ 교직원의 건강증진

(2) WHO 학교건강증진지표

① 학교보건정책
② 학교의 물리적 환경
③ 학교의 사회적 환경
④ 지역사회 연계
⑤ 건강한 생활을 위한 활동능력(개인의 건강기술 및 행동역량)
⑥ 학교건강증진 및 보건서비스

2. 학교보건사업

(1) 학교보건의 범위: 학교보건서비스, 학교보건교육, 학교환경위생관리, 학교급식

(2) 교육환경보호구역

① 교육감이 설정, 학교의 장이 관리
② **절대보호구역**: 학교출입문 또는 출입문 설치예정위치로부터 직선거리로 50m까지
③ **상대보호구역**: 학교경계선 또는 학교설립 예정지 경계선으로부터 직선거리로 200m까지의 지역 중 절대보호구역을 제외한 지역

Self Check

제1절 학교보건의 이해 (정답 p.369)

01

학교보건의 중요성(필요성)으로 옳지 않은 것은? [15 전남]

① 학교는 지역사회의 중심체이다.
② 학생의 질병을 예방하면 지역사회경제가 발전한다.
③ 학교보건의 대상이 전체인구의 25%를 차지한다.
④ 학생은 학습수용력이 높아서 보건교육의 효과가 높다.

02

보건교사의 직무로 옳지 않은 것은? [15 전남]

① 학교보건계획 수립
② 각종 질병예방처치 및 보건지도
③ 보건사고에 대한 책임
④ 신체허약학생에 대한 보건지도

03

학교보건교육이 중요한 이유가 아닌 것은? [16 대전]

① 학생을 통한 지역사회에 대한 간접적 보건교육이 가능하다.
② 학령기는 성장속도가 빠르기 때문에 적절한 건강관리가 중요하다.
③ 학생시기에 형성된 건강습관은 일생 동안 지속될 수 있다.
④ 학생의 가족에게 직접적인 교육이 가능하여 사업의 효율성이 높다.

04

세계보건기구에서 규정한 학교보건증진 핵심요소가 아닌 것은? [17 경북의료기술]

① 학교보건정책
② 학교의 물리적 환경
③ 학교보건서비스
④ 학교급식

05

초중학교의 장은 학생이 새로 입학한 날로부터 며칠 이내로 예방접종완료 여부를 확인하고 이를 교육정보시스템에 기록해야 하는가? [18 전남, 전북]

① 10일
② 30일
③ 60일
④ 90일

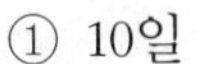

06

WHO에서 정의하는 학교건강증진의 지표가 아닌 것은? [18 부산]

① 학교안전강화
② 지역사회와의 연계
③ 학교보건서비스
④ 학교의 물리적 환경

07

「학교보건법」에 따른 보건교사의 직무에 해당하지 않는 것은? [19 대전]

① 보호구역 내 금지행위의 방지 등을 위한 계도
② 건강관찰, 건강상담, 건강평가 등의 실시에 관한 협조
③ 보건지도를 위한 학생가정 방문
④ 학생건강기록부 관리

08

학교보건의 목적으로 가장 옳지 않은 것은? [19 서울 고졸]

① 보건교육을 통한 건강생활 실천력 향상
② 난치병 학생의 질병 치료
③ 학습 능률의 향상
④ 건강한 환경 조성을 통한 심신의 안전 확보

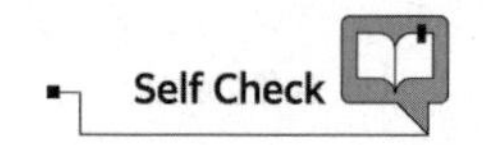

09

초등학교와 중학교의 장은 학생이 새로 입학한 날로부터 며칠 이내에 예방접종증명서를 발급받아 예방접종을 모두 받았는지 검사하고 교육시스템에 기록하여야 하는가? [19 경기보건연구사]

① 7일 이내
② 30일 이내
③ 60일 이내
④ 90일 이내

10

Allensworth & Kolbe이 제시한 학교보건사업의 구성요소로 옳은 것은? [19 경남보건연구사]

ㄱ. 학교급식	ㄴ. 건강한 학교환경
ㄷ. 교직원의 건강증진	ㄹ. 학생건강증진 계획

① ㄱ, ㄴ, ㄷ
② ㄴ, ㄷ, ㄹ
③ ㄱ, ㄷ, ㄹ
④ ㄱ, ㄴ, ㄷ, ㄹ

11

다음의 〈보기〉에서 설명하는 사람으로 옳은 것은? [19 대구보건연구사]

보기

- 학생 및 교직원의 건강검진을 실시하여야 한다.
- 학생의 신체발달 및 체력증진, 질병의 치료와 예방, 음주·흡연과 약물오용·남용의 예방, 성교육, 정신건강증진 등을 위하여 보건교육을 실시하고 필요한 조치를 취한다.

① 보건교사
② 학교장
③ 시·도지사
④ 교육감

Self Check

12

다음 학교보건의 내용을 담당하는 인력은 누구인가? [20 경기]

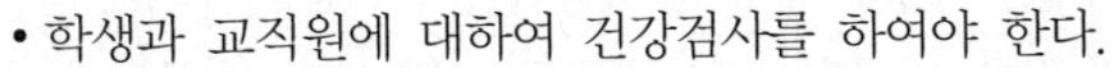

- 학생과 교직원에 대하여 건강검사를 하여야 한다.
- 학생의 신체발달 및 체력 증진, 질병의 치료와 예방, 음주 · 흡연과 약물 오용 · 남용의 예방, 성교육, 이동통신단말장치 등 전자기기의 과의존 예방, 도박 중독의 예방 및 정신건강 증진 등을 위하여 보건교육을 실시하고 필요한 조치를 하여야 한다.

① 교육감　　② 학교장
③ 담임교사　　④ 보건교사

13

다음은 누구의 의무인가? [20 광주 · 전남 · 전북]

- 학생의 신체발달 및 체력증진, 질병의 치료와 예방, 음주 · 흡연과 약물 오용(誤用) · 남용(濫用)의 예방, 성교육, 이동통신단말장치 등 전자기기의 과의존 예방, 도박 중독의 예방 및 정신건강 증진 등을 위하여 보건교육을 실시하고 필요한 조치를 하여야 한다.
- 학생과 교직원에 대하여 건강검사를 하여야 한다.

① 학교의 장　　② 교육감
③ 보건교사　　④ 시도지사

14

학생의 신체발달 및 체력증진, 질병의 치료와 예방, 음주 · 흡연과 약물 오용(誤用) · 남용(濫用)의 예방, 성교육, 이동통신단말장치 등 전자기기의 과의존 예방, 도박 중독의 예방 및 정신건강 증진 등을 위하여 보건교육을 실시하여야 하는 자는? [20 울산의료기술(10월)]

① 학교의 장　　② 교육감
③ 보건교사　　④ 담임교사

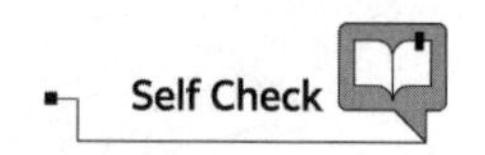

15

학교 보건의 중요성에 대한 설명으로 가장 옳지 않은 것은? [20 서울(고졸)]

① 학교는 건강 사업을 제공하기가 매우 용이하다.
② 학교보건 대상인구는 전체 인구의 25% 정도로, 모자보건 대상인구보다 많다.
③ 지역사회 및 가족에게 간접적 보건교육을 실현해 나갈 수 있다.
④ 지역사회에서 학교 교직원은 지도적 입장에 있고 지역주민과 접촉 기회가 많으므로 교직원을 통한 보건지식의 파급효과가 크다.

16

다음 학교보건에 관한 설명으로 옳지 않은 것은? [20 충북보건연구사]

① 학교의 설립자·경영자는 대통령령으로 정하는 바에 따라 보건실을 설치하고 학교보건에 필요한 시설과 기구 및 용품을 갖추어야 한다.
② 학교의 장은 교사 안에서의 공기 질 관리를 위하여 교육부령으로 정하는 바에 따라 각 교실에 공기를 정화하는 설비 및 미세먼지를 측정하는 기기를 설치하여야 한다.
③ 학교의 장은 공기 질의 위생 점검을 1년에 1회 실시하여야 한다.
④ 학교의 장은 학생과 교직원에 대하여 건강검사를 실시하여야 한다.

17

학교의사의 직무로 틀린 것은? [21 대구의료기술(4월)]

① 학교보건계획의 수립에 관한 자문
② 학생과 교직원의 건강진단과 건강평가
③ 학교에서 사용하는 의약품 및 독극물의 관리에 관한 자문
④ 각종 질병의 예방처치 및 보건지도

18

다음 중 학교에서 등교를 중지할 수 있는 사람은? [21 강원]

① 보건교사 ② 학교의사
③ 학교장 ④ 학교약사

Self Check

19

학교의 학생 또는 교직원에게 감염병의 필수 또는 임시예방접종을 시행하는 자는 누구인가? [21 광주·전남·전북]

① 학교의 장
② 교육감
③ 시장 · 군수 · 구청장
④ 교육부장관

20

「검역법」에 따른 검역관리지역에 체류하거나 경유한 사람으로서 검역감염병의 감염이 우려되는 학생 또는 교직원에 대하여 등교를 중지시킬 것을 학교의 장에게 명할 수 있는 사람은 누구인가? [21 대구]

① 보건소장
② 질병관리청장
③ 보건복지부장관
④ 교육부장관

21

2012년부터 초등학교에 입학하는 아동은 반드시 4종의 예방접종 증명서를 발급받아 입학 시 학교에 제출해야 한다. 이에 해당하는 필수 예방접종 증명서를 옳게 짝지은 것은? [21 서울 고졸]

① MMR, DTaP, 폴리오, 일본뇌염
② BCG, MMR, A형간염, 수두
③ BCG, A형간염, B형간염, 수두
④ DTaP, B형간염, 폴리오, 일본뇌염

22

다음 중 WHO에서 제시한 학교건강증진지표에 해당하지 않는 것은? [21 세종보건연구사]

① 학교의 사회적 환경
② 학교건강증진
③ 개인의 학습능력 향상
④ 학교보건정책

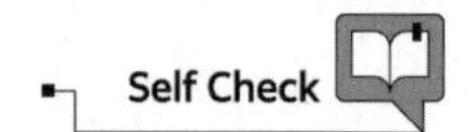

23

다음 중 학교보건의 중요성에 대한 설명으로 옳지 않은 것은?

[21 울산보건연구사]

① 집단생활을 하기 때문에 감염병 발생 근원이 되기 쉽다.
② 학교라는 특정 장소에 교육을 목적으로 모여 있어 집단교육 실시가 용이하다.
③ 학생을 통한 지역사회 전문적인 보건교육이 가능하다.
④ 지역사회 전체 보건에 미치는 영향이 크다.

24

필수예방접종 항목 중 초등학교 입학 시 학교의 장이 예방접종 내역을 확인할 필요가 없는 것은?

[22 경기의료기술(11월)]

① BCG
② MMR
③ 폴리오
④ 일본뇌염

25

「학교보건법 시행령」상 간호사 면허를 가진 보건교사가 할 수 있는 의료행위에 해당하지 않는 것은?

[22 서울시 고졸 보건직(10월)]

① 응급을 요하는 환자에 대한 진단
② 외상 등 흔히 볼 수 있는 환자의 치료
③ 부상과 질병의 악화를 방지하기 위한 처치
④ 건강진단결과 발견된 질병자의 요양지도 및 관리

26

「학교보건법 시행령」상 보건교사의 직무가 아닌 것은?

[23 보건직]

① 학교보건계획의 수립
② 보건교육자료의 수집 · 관리
③ 각종 질병의 예방처치 및 보건지도
④ 학생 및 교직원의 건강진단과 건강평가

Self Check

27

학생의 신체발달 및 체력증진, 질병의 치료와 예방, 음주 · 흡연과 마약류를 포함한 약물 오용(誤用) · 남용(濫用)의 예방, 성교육, 이동통신단말장치 등 전자기기의 과의존 예방, 도박 중독의 예방 및 정신건강 증진 등을 위하여 보건교육을 실시하고 필요한 조치를 하여야 하는 사람은 누구인가? [23 인천의료기술]

① 교육감　② 국가와 지방자치단체
③ 학교의 장　④ 보건교사

28

「학교보건법」에서 지정하고 있는 내용으로 옳지 않은 것은? [24 서울의료기술]

① 교육환경보호구역의 설정
② 대기오염대응매뉴얼의 작성
③ 학생건강증진 기본계획의 수립
④ 감염된 것으로 의심되는 교직원에 대한 등교 중지

제 2 절 학교보건사업

(정답 p.373)

01

교육환경보호구역을 설정할 때 절대보호구역 설치기준은? [15 인천]

① 학교출입문으로부터 직선거리 50미터
② 학교출입문으로부터 직선거리 100미터
③ 학교경계선으로부터 직선거리 50미터
④ 학교경계선으로부터 직선거리 100미터

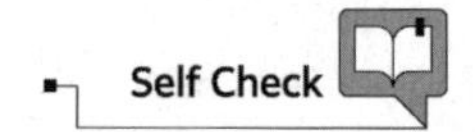

02

「학교보건법 시행규칙」상 교실 내 환경요건에 적합하지 않은 것은? [16 서울]

① 조도 – 책상면 기준으로 200Lux
② 1인당 환기량 – 시간당 $25m^3$
③ 습도 – 비교습도 50%
④ 온도 – 난방온도 섭씨 20도

03

「교육환경보호에 관한 법률」에 따라 상대보호구역에 예외적으로 설치할 수 있는 시설은 무엇인가? [16 서울보건연구사]

① 김염병 요양소　② 도축시설
③ 봉안시설　④ 폐기물 처리시설

04

학교절대보호구역에 대한 기준으로 옳은 것은? [16 경기]

① 학교정문으로부터 직선거리 50미터까지인 지역
② 학교출입문으로부터 직선거리 50미터까지인 지역
③ 학교경계로부터 직선거리 50미터까지인 지역
④ 학교경계로부터 직선거리 200미터까지인 지역

05

학교의 환경위생을 위한 환기, 채광, 온도 등에 대한 기준으로 옳지 않은 것은? [18 경기]

① 1인당 환기량이 시간당 $21.6m^3$ 이상이 되도록 하여야 한다.
② 조도는 책상면을 기준으로 200Lux 이상이 되도록 하여야 한다.
③ 실내온도는 18℃ 이상 28℃ 이하가 되도록 하여야 한다.
④ 채광의 최대 조도와 최소 조도의 비율이 10 : 1이 넘지 아니하도록 하여야 한다.

06

다음 중 학교보건에서 시행되는 건강검사의 내용으로 옳지 않은 것은?

[19 세종]

① 신체의 발달상황 및 능력을 조사한다.
② 정신건강 상태를 조사한다.
③ 생활습관에 대하여 조사한다.
④ 질병의 유무를 검사하고 치료한다.

Self Check

07

학교의 교육환경보호구역에 대한 설명으로 옳은 것은? [19 경기의료기술]

① 학교의 교육환경보호구역은 학교장이 설정 · 고시한다.
② 절대보호구역은 학교 경계선으로부터 100m 이내인 지역이다.
③ 상대보호구역은 학교 경계로부터 300m 지역이다.
④ 상대보호구역은 학교 경계로부터 절대보호구역을 제외 한 200m지역이다.

08

(ㄱ) 절대보호구역과 (ㄴ) 상대보호구역에 대한 기준으로 옳은 것은?

[19 인천]

① (ㄱ) 학교출입문으로부터 직선거리로 30m
(ㄴ) 학교출입문으로부터 직선거리로 100m
② (ㄱ) 학교출입문으로부터 직선거리로 50m
(ㄴ) 학교경계선으로부터 직선거리로 100m
③ (ㄱ) 학교출입문으로부터 직선거리로 50m
(ㄴ) 학교경계선으로부터 직선거리로 200m
④ (ㄱ) 학교출입문으로부터 직선거리로 80m
(ㄴ) 학교출입문으로부터 직선거리로 300m

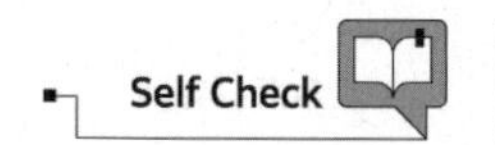

09

응급환자의 심폐소생술의 순서로 옳은 것은? [19 강원의료기술(10월)]

① 반응확인 – 119 신고 – 호흡확인 – 심폐소생술
② 호흡확인 – 119 신고 – 반응확인 – 심폐소생술
③ 119 신고 – 반응확인 – 심폐소생술 – 호흡확인
④ 119 신고 – 호흡확인 – 반응확인 – 심폐소생술

10

학교의 환경위생 기준에 대한 내용으로 옳은 것은? [19 강원보건연구사]

① 환기용 창 등을 수시로 개방하거나 기계식 환기설비를 수시로 가동하여 1인당 교사 내 환기량은 시간당 21.6m³ 이상 되도록 해야 하는데, 환기설비를 사용할 경우에는 환기설비의 구조 및 설치기준이 있다.
② 교사 내 실내온도는 18~24℃이며, 난방온도는 18~20℃, 냉방온도는 20~24℃로 한다.
③ 교실의 조명도는 책상면을 기준으로 100Lux 이상이 되도록 해야 하고, 최대조도와 최소조도의 비율이 10 : 1이 넘지 않도록 해야 한다.
④ 교사 내의 소음은 60dB(A) 이하로 한다.

11

교사 내 환경위생 기준으로 옳지 않은 것은? [19 대전보건연구사]

① 실내온도 – 18~28℃
② 일산화탄소 – 0.001%
③ 비교습도 – 30~80%
④ 조도 – 교실 내 200Lux

12

「교육환경 보호에 관한 법률」상 교육환경보호구역 중 절대보호구역의 기준으로 가장 옳은 것은? [20 서울]

① 학교 출입문으로부터 직선거리로 50미터까지인 지역
② 학교 출입문으로부터 직선거리로 100미터까지인 지역
③ 학교 출입문으로부터 직선거리로 150미터까지인 지역
④ 학교 출입문으로부터 직선거리로 200미터까지인 지역

Self Check

13

학교의 환경위생기준에 대한 설명으로 옳은 것은? [20 충북]

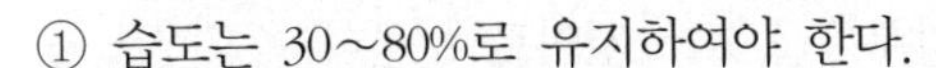

① 습도는 30~80%로 유지하여야 한다.
② 1인당 환기량은 16m^3 이상 되어야 한다.
③ 실내온도는 19~30℃가 되어야 한다.
④ 조도는 책상면을 기준으로 200Lux 이상이 되어야 한다.

14

「학교보건법」에서 절대보호구역과 상대보호구역으로 옳은 것은? [20 전남의료기술(7월)]

① 절대보호구역은 학교 출입문에서 50m까지인 지역이고, 상대보호구역은 학교경계 등으로부터 200m까지인 지역이다.
② 절대보호구역은 학교 출입문에서 20m까지인 지역이고, 상대보호구역은 학교경계 등으로부터 100m까지인 지역이다.
③ 절대보호구역은 학교경계등에서 50m까지인 지역이고, 상대보호구역은 학교출입문으로부터 200m까지인 지역이다.
④ 절대보호구역은 학교경계등에서 20m까지인 지역이고, 상대보호구역은 학교출입문으로부터 100m까지인 지역이다.

15

교육환경보호구역 중 상대보호구역의 기준으로 옳은 것은? [20 울산의료기술(10월)]

① 학교경계로부터 300m까지의 지역으로 절대보호구역을 포함한 지역이다
② 학교경계로부터 300m까지의 지역 중 절대보호구역을 제외한 지역이다.
③ 학교경계로부터 200m까지의 지역으로 절대보호구역을 포함한 지역이다
④ 학교경계로부터 200m까지의 지역 중 절대보호구역을 제외한 지역이다.

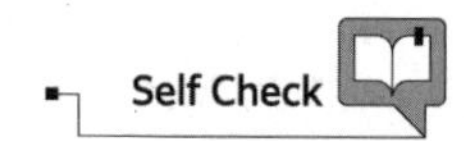

16

다음 중 심폐소생술에 대한 내용으로 옳은 것은? [21 충남보건연구사]

① 가슴압박은 가슴뼈 아래쪽 중앙부위를 7cm 깊이로 누른다.
② 가슴압박은 1분에 100회 속도로 실시한다.
③ 인공호흡 10회와 가슴압박 20회를 반복한다.
④ 사망을 막기 위한 골든타임은 7분이다.

17

유치원, 초등학교, 중학교 등에서 심폐소생술등 응급처치에 관한 교육을 실시하는 데 필요한 사항을 정하는 자는 누구인가? [22 부산의료기술]

① 학교의 장
② 보건복지부장관
③ 교육감
④ 교육부장관

18

심폐소생술을 시행할 때 가장 먼저 해야 하는 것은? [22 충북의료기술]

① 호흡확인
② 반응확인
③ 가슴압박
④ 인공호흡

19

학교의 교육환경보호구역 중 절대보호구역에 대한 설명으로 옳은 것은? [22 전남경력경쟁]

① 학교 출입문으로부터 직선거리 50미터까지인 지역
② 학교 출입문으로부터 직선거리 100미터까지인 지역
③ 학교 경계선으로부터 직선거리 200미터까지인 지역
④ 학교 경계선으로부터 직선거리 300미터까지인 지역

20

응급환자 발생 시 심폐소생술에서 가장 먼저 해야 할 것은?

[22 울산의료기술(10월)]

① 호흡확인 ② 반응확인
③ 119 신고 ④ 인공호흡

Self Check

21

교육환경보호구역의 설정에 대한 내용으로 옳지 않은 것은?

[22 충북보건연구사]

① 절대보호구역은 학교경계로부터 직선거리 50m까지인 지역으로 한다.
② 상대보호구역은 학교경계등으로부터 직선거리로 200m까지인 지역으로 절대보호구역을 제외한 지역이다.
③ 교육환경보호구역은 교육감이 설정하고 학교의 장이 관리한다.
④ 같은 급의 학교 간에 보호구역이 중복될 경우에는 학생 수가 많은 학교의 장이 관리한다.

22

교육환경을 보호하기 위해 법률로 규정하는 보호구역의 내용으로 옳은 것은?

[23 경기의료기술]

① 절대보호구역은 학교출입문으로부터 50m까지의 지역이다.
② 절대보호구역은 학교출입문으로부터 30m까지의 지역이다.
③ 상대보호구역은 학교출입문으로부터 200m까지의 지역이다.
④ 상대보호구역은 학교출입문으로부터 300m까지의 지역이다.

23

다음 중 학교의 환경위생 기준으로 적절하지 않은 것은? [23 경북의료기술]

① 조도는 책상면을 기준으로 200Lux 이상이 되도록 할 것
② 비교습도는 30~80%로 유지할 것
③ 1인당 환기량은 시간당 21.6m^3 이상 되도록 할 것
④ 교사 내 소음은 55dB(A) 이하로 할 것

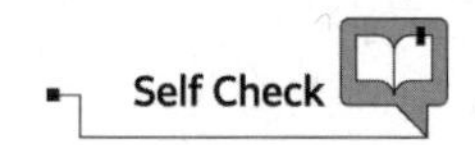

24

심폐소생술을 시행할 때 가슴압박의 횟수와 인공호흡의 횟수로 옳은 것은?

[23 경북의료기술]

① 20회, 1회　　② 20회, 2회
③ 30회, 1회　　④ 30회, 2회

25

목격자 심폐소생술 시행 시 가장 먼저 해야 할 단계는 무엇인가?

[23 전북경력경쟁]

① 119 신고　　② 반응확인
③ 호흡확인　　④ 인공호흡

26

다음 중 학교보건사업의 범위에 해당하지 않는 것은? [23 충남의료기술]

① 급식관리
② 학생의 예방접종
③ 교직원의 진료비지원
④ 학교 환경위생관리

27

「교육환경보호구역에 관한 법률」에 따른 교육환경보호구역에 대한 설명으로 옳은 것은? [23 전남의료기술]

① 교육환경보호구역은 교육감이 설정하고 관리한다.
② 절대보호구역은 학교경계등으로부터 직선거리 200미터까지인 지역이다.
③ 상대보호구역은 학교출입문으로부터 직선거리 50미터까지인 지역이다.
④ 초등학교와 유치원의 상대보호구역이 중복되는 경우 초등학교의 장이 관리한다.

28

응급환자 발생 시 목격자가 심폐소생술을 시행할 때 가장 먼저 해야 할 것은? [23 강원의료기술]

① 반응 확인　　② 119 신고
③ 호흡확인　　④ 가슴압박

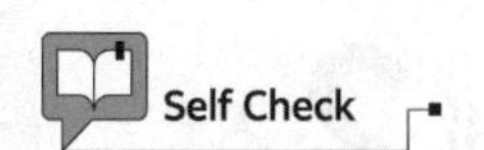

29

학생이 건강하고 쾌적한 환경에서 교육받을 수 있도록 하기 위하여 학교 내부뿐만 아니라 학교 외부에 대한 규정을 법으로 정하여 관리하고 있다. 이에 대한 내용으로 옳은 것은? [24 경기의료기술]

① 관련법은 「학교보건법」이다.
② 교육감이 보호구역을 설정 · 고시한다.
③ 절대보호구역은 학교출입문으로부터 100미터까지의 지역이다.
④ 상대보호구역은 학교출입문으로부터 200미터까지의 지역이다.

30

학생 건강검사를 실히 한 그 결과를 교육정보시스템을 이용하여 학생건강 기록부로 작성하여야 한다. 다음 중 교육정보시스템을 통해 처리해야 하는 자료에 해당하지 않는 것은? [24 전북의료기술]

① 신체의 발달상황 및 능력
② 인적 사항
③ 예방접종 완료 여부
④ 건강검진 결과

제2장 보건교육

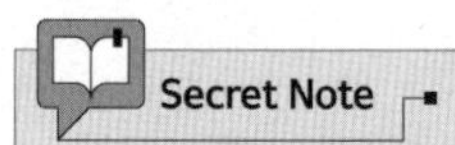

(1) 보건교육 방법

① **강의**: 언어메시지를 통한 정보 전달로, 학습자의 견해에 영향을 미치며, 사상을 북돋우고, 비판적 사고를 발달시킨다.

② **집단토론**: 집단 내의 참가자들이 어떤 특정 주제에 대하여 자유로운 입장에서 상호의견을 교환하고 결론을 내리는 회화식 방법으로, 참가자의 수는 5~10명이 적당하다.

③ **심포지엄(Symposium)**: 2~5명의 전문가가 각자의 의견을 각각 10~15분 정도 발표하고 사회자는 청중을 공개토론형식으로 참여시키는 교육방법이다.

④ **배심토의(Panel Discussion, 단상토의)**: 어떤 주제에 대해 대립되거나 다양한 견해를 가진 전문가 4~7명이 사회자의 진행에 따라 토의를 진행하는 방법이다. 전문가는 정해진 시간 안에 발표를 한 후 청중과의 질의 · 응답을 통해 청중의 참여를 촉진시킨다.

⑤ **분단토의(Buzz Session, 버즈세션)**: 전체를 몇 개의 소집단으로 나누어 토의시키고 다시 전체 회의에서 종합하는 방법으로, 분단은 6~8명이 가장 알맞으며 각 분단에는 사회자와 서기를 두고 회의를 진행시키는 것이 효과적이다.

⑥ **브레인스토밍(Brainstorming)**: 보통 12~15명이 한 그룹을 이루어 10~15분 정도 단기토의를 하는 것을 원칙으로 한다. 아이디어의 수가 많을수록 질적으로 우수한 아이디어가 나올 가능성이 높으므로, 일반적으로 아이디어는 비판이 가해지지 않아야 한다.

(2) 보건교육의 평가유형

계획평가, 형성평가, 과정평가, 총합평가, 영향평가, 성과평가

(3) 건강행동변화이론

① **인지조화론**: 보건교육을 통해 새로운 지식(Knowledge)을 습득하면 태도(Attitude)와 행동(Practice)의 변화를 유도할 수 있다.

② **건강신념모형(HBM, Health Belief Model)**: 지각된 민감성, 지각된 심각성, 지각된 유익성, 지각된 장애요인, 행동의 계기

③ **합리적 행위론**: 행위에 대한 태도, 주관적 규범, 의도

④ **범이론적모형(통합이론, 행동변화단계이론)**: 계획 전 단계 → 계획단계 → 준비단계 → 행동단계 → 유지단계

⑤ **사회인지이론**: 상호결정론(개인 · 환경 · 행동의 상호작용), 행동실행능력, 강화, 기대, 자기효능감, 유인

(4) 보건프로그램 기획모형: PRECEDE-PROCEED모형

추구해야 할 목적을 파악한 뒤 이를 저해하는 원인을 찾고, 이러한 요인을 바꿀 수 있는 개입지점을 파악하며, 개입전략을 세우고 실행 · 평가하는 순서로 진행된다.

① **1단계**: 사회적 사정(Social Assessment)

② **2단계**: 역학적 사정(Epidemiological Assessment)

③ 3단계: 교육적 · 생태학적 사정(Educational & Ecological Assessment)

건강행태 및 환경변화의 결정요인범주: 소인성 요인, 가능요인, 강화요인

④ 4단계: 행정적 · 정책적 사정 및 개입 조정(Administrative & Policy Assessment, Intervention Alignment)
⑤ 5단계: 실행(Implementation)
⑥ 6단계: 과정평가(Process Evaluation)
⑦ 7단계: 영향평가(Impact Evaluation)
⑧ 8단계: 결과평가(Outcome Evaluation)

(5) 개인적, 개인 간, 집단 및 지역사회의 건강행태모형

① **개인적 차원의 이론과 모형**: 인지조화론, 건강믿음모형(HBM), 합리적 행위론, 계획된 행위론, 범이론적 모형, 귀인이론, 예방채택 과정모형 등
② **개인 간 차원의 이론과 모형**: 사회인지이론, 자기효능이론, 사회적 관계망과 사회적 지지이론, 정보처리와 설득적 커뮤니케이션, 동기화 면담
③ **집단 및 지역사회 차원의 이론과 모형**: MATCH, PRECEDE-PROCEED 모형, 의사소통이론, 혁신의 확산 모형, 조직변화 이론, 지역사회 조직화 등

제1절 보건교육의 개념 (정답 p.378)

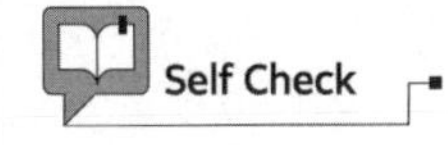

01
지역사회보건교육을 계획할 때 고려해야할 사항에 해당하지 않는 것은? [15 경남]

① 보건교육의 평가척도를 마련하고 실시한다.
② 보건사업의 일환으로 계획되어야 한다.
③ 지역주민이 참여하여 계획되어야 한다.
④ 보건교육자의 수준에서 이루어져야 한다.

02
보건교육의 궁극적인 목표로 가장 적절한 설명은? [17 충북]

① 건강에 관한 지식을 전달하는 것이다.
② 바람직한 행위를 알려주는 것이다.
③ 질병예방과 건강행위를 위한 행동을 습관화하도록 돕는 과정이다.
④ 보건문제를 인식하도록 하는 것이다.

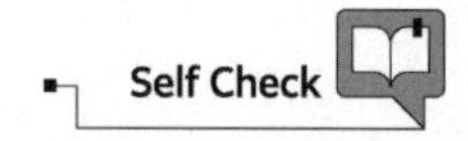

03

보건교육의 개념으로 옳은 것은? [17 경기의료기술(10월)]

① 지식을 통해 건강에 유익한 행동을 실천하도록 변화시키는 것이다.
② 피교육자의 수동적인 참여가 요구된다.
③ 건강에 관한 최고수준의 지식을 전달해야 한다.
④ 우연히 습득된 학습경험에 의해 이루어진다.

04

보건교육계획의 수립과정 중 제일 먼저 이루어져야 할 것은? [17 서울]

① 보건교육 평가 계획의 수립
② 보건교육 평가 유형의 결정
③ 보건교육 실시 방법들의 결정
④ 보건교육 요구 및 실상의 파악

05

보건교육 계획안 작성 내용 중 학습목표를 기술할 때 유의해야 할 사항에 대한 설명으로 가장 옳지 않은 것은? [18 서울(10월)]

① 행동용어(행위동사)로 기술한다.
② 최종행동(도착점행동)을 기술한다.
③ 교수자가 교육하고자 하는 것 중심으로 기술한다.
④ 성취 가능한 목표를 기술한다.

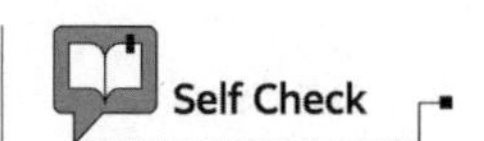

06

WHO에서 정의한 보건 교육의 목적으로 옳은 것은? [19 충남보건연구사]

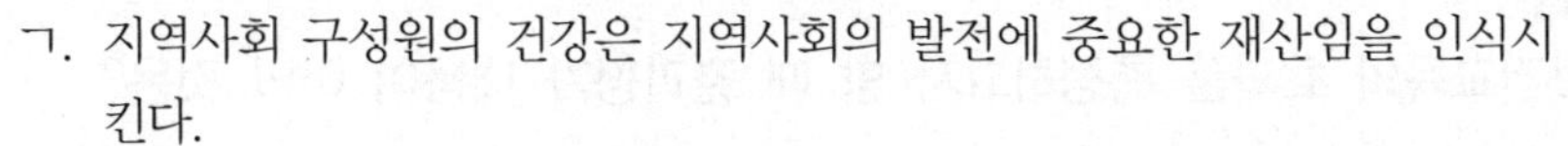

ㄱ. 지역사회 구성원의 건강은 지역사회의 발전에 중요한 재산임을 인식시킨다.
ㄴ. WHO 헌장에 규정된 건강을 완전히 구현하기 위하여 스스로 해야 할 일을 수행할 수 있는 능력을 갖도록 돕는다.
ㄷ. 보건관리에 필요한 사항을 규정하여 학생의 건강을 보호 · 증진시킨다.
ㄹ. 건강검진을 시행하여 질병이 있거나 질병에 걸릴 우려가 있는 학생에 대하여 치료 및 예방에 필요한 조치를 한다.

① ㄱ, ㄴ
② ㄱ, ㄴ, ㄷ
③ ㄱ, ㄴ, ㄹ
④ ㄱ, ㄷ, ㄹ

07

지역사회 주민들을 대상으로 시행하는 보건교육을 계획할 때 가장 첫 번째 단계에 해야 할 것은? [21 경북]

① 목표설정
② 교육 요구 사정
③ 교육계획
④ 교육내용 선정

08

보건교육을 계획하는 과정에서 고려해야 할 사항으로 옳지 않은 것은? [22 경북의료기술]

① 보건교육의 목적을 구체적으로 설정해야 한다.
② 대상자 입장에서 계획하여야 한다.
③ 보건교육의 평가방법이나 측정기준에 대한 내용은 넣지 않아도 된다.
④ 보건교육에 참여하는 인원과 예산을 정확하게 파악하고 계획하여야 한다.

Self Check

제2절 보건교육 기법

(정답 p.379)

01

보건교육의 효과를 측정하고자 할 때 결과평가 내용이 아닌 것은?

[15 경기의료기술]

① 동료로부터의 인정
② 지식의 변화
③ 태도의 변화
④ 신념이나 가치관 등의 인지, 정서의 변화

02

보건교육 방법 중 참가자가 많을 때 여러 개 분단으로 나누어 토의한 후 다시 전체 회의를 통해 종합하는 방법으로 진행하는 것은? [16 서울]

① 집단토의(Group Discussion)
② 패널토의(Panel Discussion)
③ 버즈세션(Buzz Session)
④ 심포지엄(Symposium)

03

교육기법 중에서 창의적인 아이디어가 필요할 때 하는 주로 사용되는 방법은? [16 경기]

① 브레인스토밍(Brainstorming)
② 패널토의(Panel Discussion)
③ 심포지엄(Symposium)
④ 사례연구(Case Study)

04

보건교육 방법 중 집단 접촉 방법에 해당하는 것은? [17 광주]

① 의사와 환자의 면담
② 지역사회 보건전문가가 가정을 방문
③ 보건소에서 간담회 진행
④ 포스터를 통한 홍보

Self Check

05

보건교육을 실시할 때 저소득층 노인에게 적합한 방법은? [17 충남]

① 집단 접촉을 통한 교육　　② 대중 매체를 통한 교육
③ 개인 면담을 통한 교육　　④ 강의를 통한 교육

06

어떠한 주제에 대해 전문가 4~6명이 사회자의 진행에 따라 토론을 진행하는 방식의 교육기법은 무엇인가? [17 경기의료기술 경력]

① 버즈세션　　② 심포지엄
③ 패널토의　　④ 포럼

07

브레인스토밍에 대한 설명으로 옳지 않은 것은? [17 충남]

① 모두발언이 원칙이다.
② 중간에 평가가 있어야 한다.
③ 아이디어가 많을수록 좋다.
④ 시간 낭비로 끝날 수 있다.

08

어떤 주제에 대해 전문적인 지식을 가진 3~5명의 전문가가 각각 5~10분 발표 후 청중과 공개토론을 진행하는 교육방법은? [17 광주]

① 심포지엄　　② 패널토의
③ 버즈세션　　④ 강의

09

참가자들이 주제에 대한 권위있는 전문가들이며 발표자가 준비된 의견을 발표하고 질의하는 형태의 교육기법은 무엇인가? [17 경북의료기술]

① 시범　　② 강의
③ 패널토의　　④ 세미나

Self Check

10

많은 인원의 의견을 가장 효과적으로 모을 수 있는 교육방법은?

[17 강원의료기술(9월)]

① 강연회 ② 집단토론
③ 심포지엄 ④ 버즈세션

11

몇 사람의 전문가가 청중 앞 단상에서 자유롭게 토론하는 형식으로 사회자가 있어서 이야기를 진행 및 정리해나가고 이를 통해 청중에게 교육효과를 유도하는 교육기법은? [17 경북]

① 패널토의 ② 집단토론
③ 심포지엄 ④ 버즈세션

12

보건교육의 평가 중 과정평가에 대한 설명으로 옳은 것은? [17 충남의료기술]

가. 사업 진행 중에 계획대로 시행되고 있는지를 평가한다.
나. 학습 진행 정도를 파악하여 교육 방법이나 내용을 수정, 보완하기 위한 평가이다.
다. 교육과정의 적절성이나 난이도, 참석자 수 등이 평가항목이다.
라. 교육방법을 개선하기 위한 평가이다.

① 가, 나 ② 가, 다
③ 나, 다 ④ 나, 라

13

전문가 2~3명이 주제에 대하여 10~15분간 발표한 뒤 사회자의 진행에 따라 질의응답의 공개토론으로 진행되며 발표자, 사회자, 참석자 모두가 전문가로 이루어지는 교육기법은 무엇인가? [18 경기]

① 강연회 ② 집단토론
③ 심포지엄 ④ 패널토의

Self Check

14

배심토의라고도 하며 소수의 전문가가 의견을 발표하는 방식은 무엇인가?

[18 충북]

① 심포지엄　　② 분임토의
③ 패널토의　　④ 버즈세션

15

보건교육 방법 중, 여러 명의 전문가가 사회자의 안내에 따라 주제에 대한 자신의 의견을 발표하고, 청중은 질문이나 토론의 형식으로 함께 참여할 수 있으며 일반적으로 강연자와 청중이 모두 관련 전문지식을 가지고 있어야 하는 방법은?

[18 서울(10월)]

① 심포지움　　② 패널토의
③ 분단토의　　④ 문제중심학습

16

다음 중 보건교육에 대한 설명으로 옳지 않은 것은?

[19 호남권]

① 노인 및 저소득층의 개인 문제는 1 : 1면담이 좋다.
② 심포지엄은 청중을 토론에 참여시킨다.
③ 세미나는 전체를 몇 개의 소집단으로 나누어 토의 후 다시 전체회의에서 종합하는 방법이다.
④ 패널토의는 4~7명이 대립되거나 다양한 견해를 가진 전문가의 토의로 진행이 된다.

17

보건교육 방법 중 저소득층 및 노인층에게 효과적인 방법은?

[19 대구]

① 개인접촉　　② 집단교육
③ 대중접촉　　④ 일방식접촉

Self Check

18

참가자가 자주적으로 운영 · 활동하는 방식의 교육기법으로 '공개교육', '상호교육'을 뜻하는 교육용어로 사용된다. 집단 사고나 집단 작업을 통하여 성장을 꾀하고 문제를 해결하려는 두가지 목적을 동시에 달성할 수 있는 기법은? [19 인천]

① 심포지엄 ② 세미나
③ 브레인스토밍 ④ 워크숍

19

보건교육 방법에 대한 설명으로 가장 옳지 않은 것은? [19 서울 고졸]

① 패널토의에 참여하는 발표자와 청중 모두가 주제에 대해 전문지식이나 경험을 가진 학자 또는 전문가여야 한다.
② 브레인스토밍이란 아이디어의 자유로운 흐름으로 창의성을 활용할 수 있는 방법이다.
③ 심포지엄의 사회자는 전문가로서 발표자의 내용을 요약 발표할 수 있는 능력을 가진 사람이 선택되어야 한다.
④ 강의는 어떤 내용을 교육자가 피교육자에게 직접 가르치며 설명하는 일방식 전달 방법이다.

20

알츠하이머를 앓고 있는 노인에게 보건교육을 하려고 한다. 가장 알맞은 방법은? [19 전북보건연구사]

① 가정방문 ② 역할극
③ 강연 ④ 보건교육을 위한 집회

21

학교에서 토론참석인원이 많을 때 5~6명씩 분단을 나누어서 토론 후 종합하여 발표하였다. 이러한 교육기법은 무엇인가? [20 경북의료기술]

① 버즈세션 ② 심포지엄
③ 패널토의 ④ 사례연구

22

절충식 교육방법 중 집회 참가자가 많은 경우 전체를 몇개 소집단으로 나누어 토의시키고 다시 전체 회의에서 종합하는 방법은? [20 대구]

① panel discussion ② socio drama
③ buzz session ④ brainstorming

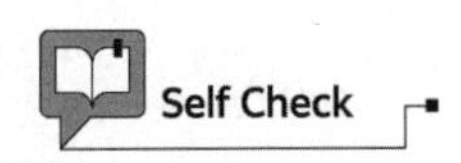

23

노인층이나 저소득층에 가장 적합한 교육방법은 무엇인가? [20 충남]

① 가정방문 ② 토론회
③ 포스터 ④ 강의

24

〈보기〉에 해당하는 보건교육기법은 무엇인가? [20 대구보건연구사]

보기

- 사회자의 진행에 따라 전문가 몇 명이 주제에 대한 견해를 발표한 뒤 참여자들을 질의 응답 형식으로 참여시킨다.
- 전문가들의 다양한 견해를 들을 수 있다.
- 청중들은 주제에 대해 일반인들에 비해 전문적 지식을 가지고 있는 사람들이다.

① 브레인스토밍 ② 버즈세션
③ 패널토의 ④ 심포지엄

25

주제에 대한 대립된 의견을 가진 전문가들이 청중 앞에서 토의를 진행하고 이 토론을 통해 학습효과를 유도하는 교육기법은 무엇인가? [20 대전보건연구사]

① 심포지엄 ② 패널토의
③ 집단토론 ④ 버즈세션

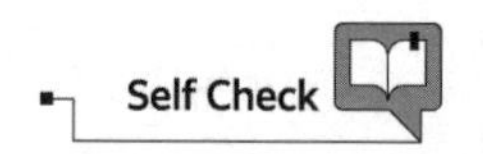

26

〈보기〉에서 설명하는 교육기법은 무엇인가? [21 경기의료기술(2월)]

보기
- 3~5명의 전문가가 각각 10~15분씩 발표 후 청중과 질의응답을 진행한다.
- 청중은 어느 정도 관련 지식이 있어야 한다.

① 분단토의 ② 패널토의
③ 심포지엄 ④ 버즈세션

27

다음 중 보건교육 평가원칙으로 옳지 않은 것은? [21 전북의료기술(5월)]

① 평가의 결과는 다음 번 계획에 반영되어야 한다.
② 장점과 단점을 지적하여야 한다.
③ 계획에 관련된 사람, 사업에 참여한 사람, 평가에 의하여 영향을 받게 될 사람들은 배제하여야 한다.
④ 계획 평가, 진행 평가, 결과 평가가 수행되어야 한다.

28

많은 수의 참가자가 있는 경우 전체를 몇 개의 소집단으로 나누어 토의하고 다시 전체회의에서 종합하는 방법의 교육기법은 무엇인가? [21 경기]

① 분단토의(buzz session)
② 심포지엄(symposium)
③ 역할극연기(role playing)
④ 패널토의(panel discussion)

29

주기적으로 학습의 진행정도를 파악하여 교육 방법이나 내용을 수정 보완하기 위한 정보를 수집하고 교육의 내용을 향상시키기 위한 평가는 무엇인가? [21 충남]

① 과정평가 ② 형성평가
③ 성과평가 ④ 영향평가

30

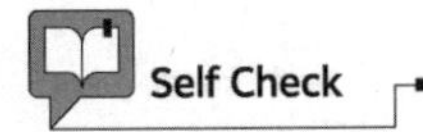

보건교육의 평가 중 지식, 태도, 행동의 변화를 평가하는 것은? [21 충북]

① 영향평가　　② 형성평가
③ 진단평가　　④ 과정평가

31

보건 교육 시 학습자들의 이해 정도와 참여 정도 파악 및 학습자들의 수업 능력 · 태도 · 학습 방법 등을 확인함으로써 교육자의 학습 지도 방법과 교육 과정을 개선할 수 있는 평가는? [21 서울 고졸]

① 진단평가　　② 상대평가
③ 형성평가　　④ 총괄평가

32

많은 인원이 모여 코로나-19에 대한 대책회의를 진행하는 과정에서 지역별로 인원을 분반하여 회의를 진행한 뒤 그 내용을 취합하여 다시 전체로 종합하는 방법은 무엇인가? [21 대구보건연구사]

① 버즈세션　　② 심포지엄
③ 패널토의　　④ 집단토론

33

다음 중 보건교육에 대한 설명으로 옳지 않은 것은? [21 충북보건연구사]

① 버즈세션은 전체를 몇 개의 소집단으로 나누어 토의시키고 다시 전체 회의에서 종합하는 방법이다.
② 집단교육은 노인층에 가장 적합한 방법이다.
③ 개인접촉방법은 가장 효과적이지만 비경제적인 방법이다.
④ 심포지엄은 몇 명의 전문가 의견을 발표 후 청중들과의 토론을 유도한다.

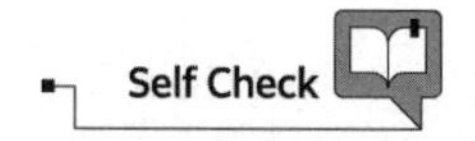

34

신종감염병 유행 시 많은 사람들에게 효과적 홍보를 하여 행동의 변화를 유도하기 위한 교육 방법은? [21 인천보건연구사]

① 우편물
② 개인상담
③ 집단교육
④ TV매체

35

전체를 소집단으로 나누어 토의한 후 다시 전체 회의에서 종합하는 교육 방법은 무엇인가? [21 부산보건연구사]

① 그룹토의
② 버즈세션
③ 패널토의
④ 심포지엄

36

<보기>에서 설명하는 교육기법은? [22 서울시(2월)]

보기

지역사회 노인들의 치매 예방 및 관리를 위해 건강증진 전문가, 신경과 전문의, 정신과 전문의 등 3명의 전문가가 발표를 한 후, 청중이 공개토론 형식으로 참여하였다.

① 집단토론
② 심포지엄
③ 버즈세션
④ 패널토의

37

어떤 주제에 대해 상반된 견해를 가진 전문가들이 사회자의 진행에 따라 토의를 진행하는 하는 방법으로 발표 후 청중과의 질의 · 응답을 통해 청중의 참여를 촉진시키는 교육기법은 무엇인가? [22 충북의료기술]

① 심포지엄
② 패널토의
③ 집단토론
④ 버즈세견

Self Check

38

보건교육이 진행되는 과정에서 학습자의 변화를 파악하고 수정 및 보완을 목적으로 하는 평가는 무엇인가? [22 전남경력경쟁]

① 진단평가　　② 형성평가
③ 계획평가　　④ 총괄평가

39

〈보기〉의 설명에 해당하는 교육기법은 무엇인가? [22 전남경력경쟁]

보기
- 대립되거나 다양한 견해를 가진 전문가 4~7명이 사회자의 진행에 따라 토의를 진행한다.
- 청중은 비교적 높은 수준의 토론을 경험할 수 있다.
- 청중과 질의·응답을 통해 청중의 참여를 촉진시킨다.

① 심포지엄　　② 집단토론
③ 배심토의　　④ 버즈세션

40

〈보기〉에 해당하는 보건교육 평가 유형으로 가장 옳은 것은?
[22 서울시 고졸 보건직(10월)]

보기
- 교육 활동 단계에 따른 유형에 속한다.
- 보다 광범위하고 근원적인 수업 외적 학습 결함의 문제를 밝혀낼 수 있다.
- 교육 활동 시작 전 학습자의 학습 장애 요인, 지식정도, 학습 동기 등을 알아보기 위해 실시하는 것이다.

① 진단평가　　② 형성평가
③ 총괄평가　　④ 절대평가

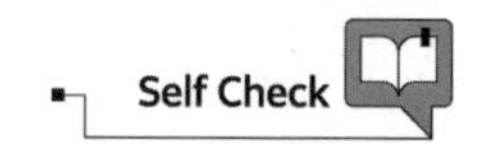

41

〈보기〉의 설명에 해당하는 IT 기반 교육기법은 무엇인가? [22 경기의료기술(11월)]

보기

교수가 준비한 온라인 영상과 자료를 학생들이 사전에 미리 보고 학습하고 그 후 강의실에서 학생들과 토론 및 과제풀이를 진행한다.

① 플립러닝(Flipped learning)
② E-러닝(E-learning)
③ U-러닝(U-learning)
④ 블랜디드 러닝(Blended Learning)

42

보건교육의 평가 내용 연결로 옳은 것은? [22 경기의료기술(11월)]

① 계획평가 – 교육의 성과를 확인한다.
② 과정평가 – 교육장비, 시설, 자료를 평가한다.
③ 진단평가 – 대상자의 지식, 태도 등의 수준을 확인한다.
④ 결과평가 – 교육에 투입되는 예산을 확인한다.

43

대상자 전체의 의견을 반영하기 위해 전체를 몇 개의 소집단으로 나누어 토의 시킨 후 다시 전체회의에 종합하는 보건교육 방법은? [23 충남의료기술]

① 버즈세션
② 심포지엄
③ 세미나
④ 브레인스토밍

44

효과적인 보건교육을 수행하기 위해 다양한 교육 매체를 활용해야 한다. 보건교육 매체에 대한 설명으로 옳지 않은 것은? [23 전남의료기술]

① 학습자의 발달단계를 고려하여 매체를 선정하여야 한다.
② 매체 활용 시 교육효과는 모형 → 표본 → 그림 순으로 효과가 높다.
③ 학습자의 발달단계가 높을수록 언어에 의한 학습이 바람직하다.
④ 언어는 추상적인 매체로 학습효과가 낮고 직접적 경험은 교육효과가 높다.

45

〈보기〉의 내용에 해당하는 교육방법은 무엇인가? [23 대구보건연구사]

보기

- 대상자가 모바일로 보건소의 당뇨관리를 위한 영양성분을 학습한다.
- 대상자가 모바일로 당뇨환자 발관리 및 응급상황 대처법을 학습한다.
- 월 2회 보건소를 정기방문하여 당뇨환자 관리에 대한 교육 및 프로젝트를 진행한다.

① 플립러닝(Flipped learning)
② E-러닝(E-learning)
③ U-러닝(U-learning)
④ 블랜디드 러닝(Blended Learning)

46

다음 설명에 해당하는 보건교육 기법은 무엇인가? [24 경기의료기술]

- 사전에 주제에 대한 지식이 풍부한 4~7명의 대표자들이 여러 청중 앞에서 공개토의를 진행하는 방식이다.
- 발표자는 주어진 시간에 의견을 발표하거나 상대방 배심원과 상호 의견을 교환한다.
- 사회자는 토론내용을 설명하고 청중을 토의에 참여시킨다.
- 장점은 청중이 비교적 높은 수준의 토론을 경험하는 것이다.
- 단점은 청중이 지식이 없을 때 토론의 이해 속도를 따르지 못하는 것이다.

① 워크샵(Workshop) ② 버즈세션(Buzz Session)
③ 심포지엄(Symposium) ④ 패널토의(Panel Discussion)

47

최근 들어 사회적 문제가 되고 있는 마약중독과 관련하여 전문가들이 모인 자리에서 몇 명의 연사가 준비해온 내용을 발표하고 난 뒤 청중과 질의응답을 통해 토론을 진행하였다. 어떤 교육기법에 해당하는가? [24 경북의료기술]

① 강의 ② 프로젝트
③ 세미나 ④ 팀티칭

Self Check

Self Check

제3절 건강행동 변화이론

(정답 p.384)

01

건강행위변화를 위한 보건교육이론 중 개인차원의 교육이론이 아닌 것은?

[15 서울]

① 건강신념모형(Health Belief Model)
② 프리시드－프로시드 모형(PRECEDE－PROCEED Model)
③ 귀인이론(Attribution Theory)
④ 범이론적 모형(Trans－theoretical Model)

02

개인의 건강행동변화를 위한 이론 또는 모형 중 인간이 무증상 상태에서 건강행동을 취하는 데 필요한 감수성 인지, 심각성 인지, 유익 및 장애 인지를 설명한 모형은?

[15 경북]

① 인지조화론
② 건강신념모형
③ 범이론적 모형
④ 귀인이론

03

개인 간 수준의 건강행태모형이론 중 사회인지이론의 요소와 그 설명이 올바르게 연결된 것은?

[15 서울보건연구사]

① 행동역량 – 바람직한 행동을 유지하는 것
② 강화 – 특정 상황에서 자신의 행동에 반응하여 어떤 일이 일어날지 학습하는 것
③ 관찰학습 – 외부에 물리적으로 존재하여 행동에 영향을 줄 수 있는 요소
④ 자기효능감 – 특정 행동을 수행할 수 있는 확신감

Self Check

04

한 아이의 엄마가 예방접종의 부작용에 대한 걱정으로 인해 아이의 예방접종 시행을 거부하고자 한다면 이는 건강신념모형의 어떠한 요인과 관련된 행동인가? [17 충북]

① 지각된 민감성 ② 지각된 심각성
③ 지각된 유익성 ④ 지각된 장애요인

05

보건에 대한 요구도 파악, 사전조사, 보건교육 등을 할 때 적용하기에 가장 적절한 모형은? [17 서울의료기술(9월)]

① 건강신념 모델 ② 합리적 모델
③ 범이론적 모델 ④ 생태학적 모델

06

건강증진사업을 기획할 때 건강행태와 환경 변화의 결정요인 중 개인 행동 변화와 가장 관련 있는 요인은? [17 서울의료기술(9월)]

① 소인성 요인 ② 가능 요인
③ 강화 요인 ④ 인지 요인

07

개인적 요인, 환경의 영향, 행동 간의 상호작용의 결과로 건강행위가 결정된다고 설명하는 개인 간 차원의 건강행태 이론은 무엇인가? [18 경기의료기술]

① 건강신념모형 ② 합리적 행위론
③ 사회인지이론 ④ 범이론적 모형

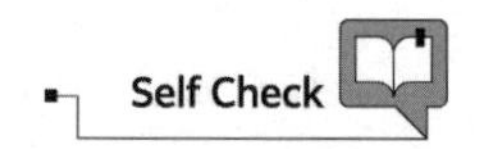

08

보건교육을 통해 새로운 지식을 습득하면 태도와 행동의 변화를 유도할 수 있다는 가정으로 접근하는 이론은 무엇인가? [18 강원]

① 사회인지이론 ② 합리적 행위론
③ 인지조화론 ④ 계획된 행위론

09

다음에서 설명하는 보건교육 이론은 무엇인가? [18 울산]

- 개인의 건강상태를 변화시키는 데 활용하는 이론이다.
- 행동을 수행하는 데 있어 촉진요인이나 방해요인을 얼마나 인지하고 통제할 수 있는가를 확인할 수 있다.

① 건강신념모형 ② 범이론적 변화요인
③ 계획된 행동이론 ④ 사회인지이론

10

금연을 위한 방법과 건강믿음모형의 구성요인을 짝지은 것으로 가장 옳은 것은? [18 서울(6월)]

① 딸 아이의 금연 독촉 – 장애요인
② 흡연은 폐암의 원인이라는 점을 강조 – 심각성
③ 흡연자 동료 – 계기
④ 간접흡연도 건강에 해롭다는 점을 강조– 이익

11

당뇨병 진단을 받은 남성이 부인이 권하는 식이관리와 의사의 조언을 받아들여 식단조절을 하려고 마음먹었다. 이는 계획된 행위론의 어떠한 요소에 의해 동기가 부여되었는가? [19 경북의료기술]

① 태도 ② 주관적 규범
③ 인지된 행동통제 ④ 행위 의도

12

개인 수준의 건강행태모형에 해당하지 않는 것은? [19 서울]

① 건강믿음모형(Health Belief Model)
② 범이론적 모형(Transtheoretical Model)
③ 계획된 행동이론(Theory of Planned Behavior)
④ 의사소통이론(Communication Theory)

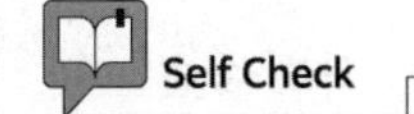

13

행동, 개인, 환경이 서로 상호적으로 작용하여 행위가 결정되는 것으로 건강행위를 설명하는 모형은? [19 대구]

① 건강신념모형 ② 행동변화이론
③ 사회인지이론 ④ 합리적 행위론

14

다음 중 개인적 차원의 건강행태모형이 아닌 것은? [19 대전]

① 건강신념모형 ② 합리적 행위론
③ 범이론적 모형 ④ PRECEDE－PROCEED

15

지역사회 건강증진 기획을 위한 PRECEDE－PROCEED 모형에서 강화요인은? [19 인천]

① 보건의료 제공자의 반응이나 사회적 지지
② 보건의료 및 지역사회 자원의 이용 가능성
③ 대상자의 지식, 태도, 신념
④ 개인의 기술

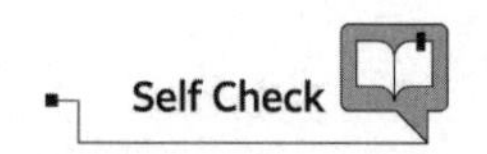

16

〈보기〉의 건강증진이론 중 개인 내적 차원에서 건강증진행위를 결정하고 수행하는 기전을 설명하는 데 적절한 모형을 모두 고른 것은? [19 서울시 7급]

보기

ㄱ. 건강신념모형
ㄴ. 사회인지이론
ㄷ. 계획된 행동이론
ㄹ. 혁신확산이론
ㅁ. 범이론적 모형

① ㄱ, ㄴ
② ㄱ, ㄹ
③ ㄱ, ㄷ ㅁ
④ ㄱ, ㄷ, ㄹ, ㅁ

17

PRECEDE－PROCEED 모형에서 행위에 영향을 미치는 교육생태학적 요인에 해당하지 않는 것은? [19 경기의료기술(11월)]

① 소인요인
② 가능요인
③ 강화요인
④ 매개요인

18

건강행태모형 중 행동의 변화를 이분법적으로 보지 않고 지속적이며 역동적인 과정으로 설명하는 모형은 무엇인가? [19 경기보건연구사]

① 건강신념모형
② 합리적 행위론
③ 범이론적 모형
④ 계획된 행위론

19

건강신념모형(HBM)의 주요 구성요소에 대한 내용으로 옳은 것은? [19 충북보건연구사]

① 개인적 인식 － 장애요인
② 개인적 인식 － 이익
③ 수정 변수 － 계기
④ 행동의 가능성 － 지각된 감수성

Self Check

20

보건교육 및 건강증진 연구와 수행에서 활발하게 적용되고 있는 범이론적 모형은 행동변화 자체의 특성에 중점을 둔 이론으로 시간적 흐름에 따른 변화의 단계를 설명하고 있다. 변화단계를 바르게 나열한 것은?

[19 충남보건연구사]

① 계획 전 단계 – 준비 단계 – 계획 단계 – 행동 단계 – 유지 단계
② 준비 단계 – 계획 전 단계 – 계획 단계 – 행동 단계 – 유지 단계
③ 계획 전 단계 – 계획 단계 – 준비 단계 – 행동 단계 – 유지 단계
④ 계획 단계 – 준비 단계 – 행동 단계 – 유지 단계 – 계획 전 단계

21

코틀러와 잘트먼(Kotler & Zaltman)에 의해 제시된 개념으로서 사회문제나 건강문제에 마케팅의 개념을 적용한 것으로 개인뿐만 아니라 정책 입안자 또는 이익단체 관련 집단에게도 영향을 줄 수 있어야 하는 이론의 중요 과정으로 옳은 것은?

[19 광주보건연구사]

① Product, Progression, Price, Person
② Promotion, Price, Place, Product
③ Price, Product, Project, Person
④ Place, Progression, Project, Promotio

22

건강행동 변화이론 중 다음 〈보기〉에 설명한 내용으로 옳은 것은?

[19 대구보건연구사]

보기

- 개인, 환경, 행동은 서로 끊임없이 상호작용을 함
- 행동역량(Behavioral Capability)이란 행동을 수행할 수 있는 지식과 기술을 의미함
- 주어진 일을 수행할 수 있다는 확신감이 높으면 보다 더 건강 행동을 잘 실천하고 유지할 수 있음

① 동기화면담
② 범이론적 모형
③ 계획된 행동이론
④ 사회인지이론

8 학교보건과 보건교육

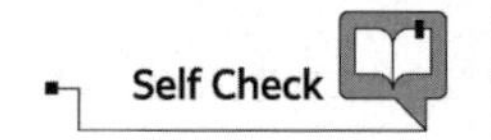

23

PRECEDE－PROCEED 모델에서 유병률, 사망률, 건강문제 등을 규명하는 단계로 가장 옳은 것은? [20 서울]

① 사회적 진단
② 역학적 진단
③ 교육생태학적 진단
④ 행정 및 정책 진단

24

다음 보건교육이론 건강행동 모형 중 개인수준 행동이론으로 옳은 것을 모두 고른 것은? [20 충북보건연구사]

㉠ 사회인지이론	㉡ 건강신념모형
㉢ 범이론적 모형	㉣ 혁신전파이론
㉤ 계획된 행동이론	㉥ 동기화면담이론

① ㉠, ㉡, ㉣, ㉥
② ㉡, ㉢, ㉤
③ ㉠, ㉤, ㉥
④ ㉡, ㉢, ㉥

25

건강행동 변화이론 중 범이론적 모형에서 1개월 이내 금연행위를 할 의도가 있는 단계는? [20 경북보건연구사]

① 계획 전 단계
② 계획 단계
③ 준비 단계
④ 행동 단계

26

태도, 주관적 규범, 인지된 행동 통제를 통해 건강행위를 설명하는 모형은 무엇인가? [20 전북보건연구사]

① 예방채택 모형
② 변화단계 모형
③ 귀인이론
④ 계획된 행위론

27

당뇨 환자들의 혈당 조절 노력을 개선하기 위해 A 보건소에서 당뇨병의 합병증에 관한 새로운 교육 프로그램을 개발하였다. 당뇨 환자들이 동영상 교육자료 시청을 통하여 질병에 걸릴 가능성과 심각성을 인지하고 이를 통하여 건강행동을 실천하도록 유도하는 건강관련 행태 모형은?

[20 서울보건연구사]

① 지식, 태도, 실천모형(Knowledge, Attitude and Practice, KAP)
② 계획된 행동이론(Theory of Planned Behavior, TPB)
③ 건강믿음모형(Health Belief Model, HBM)
④ 범이론적 모형(Transtheoretical Model, TTM)

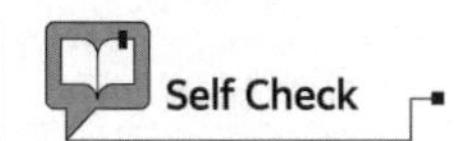

28

건강행위모형 중 개인의 심리사회적 과정을 이해하고 이에 대한 교육과 행태개선에 초점을 두는 개인적 차원의 이론에 해당하는 것은?

[21 경기의료기술(2월)]

① 계획된 행동이론
② 사회인지이론
③ 혁신의 확산모형
④ 커뮤니케이션

29

다음 중 행태 변화를 개인과 개인을 포함하는 주변 환경, 사회적 인식, 의사-환자 간의 관계 개선으로 이해하고 접근하는 데 초점을 둔 개인 간 차원 건강행태 모형에 해당하는 것은? [21 제주의료기술(5월)]

① 의사소통론
② 범이론적 모형
③ 건강신념모형
④ 사회인지이론

30

건강행위를 고려하는 단계에서 의식을 고양하고 주변 환경을 평가하며 행동을 하고 유지하는 단계에서 적극적으로 행동을 강화하고 방해요인을 통제할 수 있도록 도와주는 보건교육모형은 무엇인가? [21 대구]

① 합리적 행위론
② 범이론적 모형
③ 건강신념모형
④ 사회인지이론

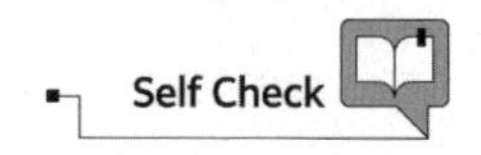

31

사람들이 자신 어떤 질병에 걸릴 가능상과 그 질병의 심각성을 인지하고 건강행동이 자신에게 이익이 된다고 판단할 때 행위를 한다는 것으로 건강행동을 설명하는 보건교육의 모형은 무엇인가? [21 대전]

① 건강신념모형 ② 합리적 행위이론
③ 범이론적 모형 ④ 인지조화론

32

〈보기〉 설명에 해당하는 건강행동모형은 무엇인가? [21 경기7급]

보기

- 행태변화를 개인과 개인을 포함한 주변환경 등의 관계로 이해하는 개인간 차원의 이론이다.
- 개인의 특성, 행동, 행동이 일어나는 환경 간의 지속적이고 역동적인 상호작용을 설명한다.

① 사회인지이론 ② 건강신념모형
③ 범이론적 모형 ④ 계획된 행위론

33

범이론적 행위변화 단계 이론을 적용하여 금연상담을 실시하고자 할 때, 가장 옳지 않은 것은? [21 서울보건연구사/7급]

① 금연에 대한 고려가 없을 때는 금연을 위한 구체적인 계획을 세우도록 돕는다.
② 향후 1개월 내 금연을 시도할 의도가 있는 경우 단계별 목적 설정을 돕는다.
③ 금연을 시도하여 실천 지속 기간이 6개월 미만인 경우 사회적 지지 및 강화를 제공한다.
④ 금연이 6개월 이상 실천이 지속되는 경우는 추후관리를 실시한다.

34

〈보기〉에서 집단 및 지역사회 수준의 건강행태 모형을 모두 고른 것은?

[21 서울보건연구사/7급]

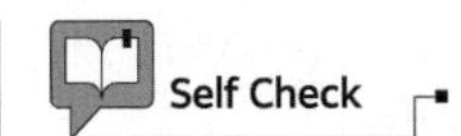

보기

㉠ 지식, 태도 및 실천모형(Knowledge, Attitude and Practice, KAP)
㉡ 의사소통이론(Communication Theory)
㉢ 건강믿음모형(Health Belief Model, HBM)
㉣ 혁신의 확산(Diffusion of Innovation)

① ㉠, ㉡
② ㉠, ㉢
③ ㉡, ㉢
④ ㉡, ㉣

35

범이론적 모형에서 계획 전 단계에 있는 사람에게 비만관리를 위한 가장 효과적인 중재방법은 무엇인가?

[21 경기보건연구사]

① 비만관리 계획을 세우도록 격려한다.
② 비만의 위험성을 인식시킨다.
③ 구체적인 비만관리 계획을 세우도록 도와준다.
④ 긍정적인 비만관리 행위를 강화시킨다.

36

지역사회 진단과 관련된 설명 중 옳은 것은?

[21 경기보건연구사]

① 지역사회 진단 시 지역사회의 경험적 자원은 제외한다.
② PATCH는 지역사회 프로필 지침을 제시한다.
③ MAPP 모형은 4가지 진단영역을 일정한 순서로 진행한다.
④ PRECEDE-PROCEDE 모형에서 삶의 질을 진단하는 것은 역학적 사정이다.

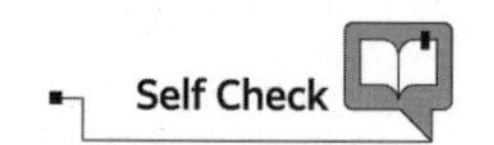

37

Precede-Proceed 모형에서 보건의료 자원 이용 가능성과 접근성 등 건강에 영향을 미치는 요인들을 분석하는 단계는? [21 세종보건연구사]

① 사회적 진단 단계 ② 역학적 진단 단계
③ 교육적, 생태학적 진단 ④ 행정적, 정책적 진단

38

다음의 설명은 건강신념모형 중 어떠한 구성요소에 대한 고려인가? [21 대구보건연구사]

> 코로나19 백신 접종 후 부작용은 매우 경미하며 다른 백신에 비해 부작용 발생비율이 적다.

① 인지된 감수성 ② 인지된 심각성
③ 인지된 이익 ④ 인지된 장애요인

39

건강신념모형의 구성요소와 그 내용이 알맞게 짝지어진 것은? [21 충북보건연구사]

① 지각된 감수성 – 질병에 걸릴 위험이 있음을 인지하는 것
② 지각된 심각성 – 행위가 가능하게 하는 구체적이고 환경적인 사건
③ 지각된 유익성 – 질병이 자신에게 심각한 결과를 유발할 수 있음을 인지하는 것
④ 지각된 장애성 – 질병의 위협을 감소시킬 수 있음을 인지하는 것

40

행동의 변화 과정으로 행동 변화를 설명하는 개념으로 고려전단계, 고려단계, 준비단계, 행동단계, 유지단계로 행동 변화 단계를 설명하는 모형은 무엇인가? [21 부산보건연구사]

① 범이론적 모형 ② 합리적 행위이론
③ 계획된 행위이론 ④ 인지조화론

41

교육대상자를 금연계획이 없는 흡연자, 금연계획이 있는 흡연자, 금연을 준비 중인 사람, 금연을 시작 후 6개월 이내의 사람, 금연을 시작 후 6개월이 지난 사람으로 단계를 확인하고 각 단계에 필요한 교육을 적용하는 건강행위이론은 무엇인가? [21 충남보건연구사]

① 범이론적 모형
② 건강믿음모형
③ 사회인지론
④ 인지조화론

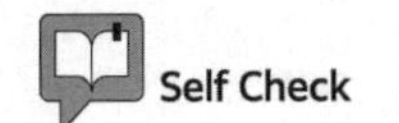

42

특정 건강행동이 자신에게 이익이 된다고 판단되면 행위를 한다고 설명하여 심리적인 비용-편익모형이라고 할 수 있는 건강모형은 무엇인가? [21 전남보건연구사]

① 합리적 행위론
② 건강신념모형
③ PRECEDE-PROCEED 모형
④ 범이론적 모형

43

비만인 아이가 비만이 아니었던 아이에 비해 성인이 되었을 때 당뇨병에 걸릴 위험이 크다는 교육은 건강신념모형의 어떤 요소에 해당하는가? [22 광주의료기술]

① 인지된 장애요인
② 인지된 감수성
③ 인지된 심각성
④ 인지된 이익

44

건강행동을 예측하기 위한 건강신념모형(Health Belief Model)에 대한 내용으로 옳지 않은 것은? [22 지방직]

① 조절요인에는 연령, 성별, 성격, 지식과 같은 집단 또는 개인의 특성이 해당된다.
② 인지된 장애(perceived barriers)란 특정 질병에 걸릴 위험이 있다고 지각하는 것이다.
③ 인지된 민감성(perceived susceptibility)은 개인의 경험에 영향을 받을 수 있다.
④ 인지된 이익(perceived benefit)이란 금연할 경우 가족이 좋아하는 모습을 떠올리는 것이다.

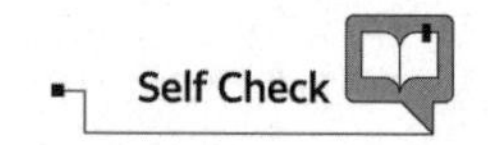

45

인간의 행동은 합리적인 이유에 근거하여 결정된다는 이론으로 행동이 논리적인 사고에 의해 결정되며 행동은 의지로 조절할 수 있다고 설명하는 건강행동모형은 무엇인가? [22 울산의료기술(10월)]

① 합리적 행위이론 ② 인지조화론
③ 건강믿음모형 ④ 사회인지이론

46

Green이 개발한 건강증진 기획모형인 PRECEED－PROCEDE의 과정 중 빈칸에 해당하는 것은? [22 대전보건연구사]

• 1단계: 사회적 사정	• 2단계: (ㄱ)
• 3단계: (ㄴ)	• 4단계: 행정적, 정책적 사정
• 5단계: 사업수행	• 6단계: (ㄷ)
• 7단계: (ㄹ)	• 8단계: 기대효과 평가

① ㄱ. 역학적 사정 － ㄴ. 교육적 사정 － ㄷ. 과정평가 － ㄹ. 영향평가
② ㄱ. 역학적 사정 － ㄴ. 교육적 사정 － ㄷ. 영향평가 － ㄹ. 과정평가
③ ㄱ. 교육적 사정 － ㄴ. 역학적 사정 － ㄷ. 영향평가 － ㄹ. 과정평가
④ ㄱ. 교육적 사정 － ㄴ. 역학적 사정 － ㄷ. 과정평가 － ㄹ. 영향평가

47

건강증진기획 모형의 하나인 PRECEDE－PROCEED모형에서 PRECEDE 단계에 대한 설명으로 가장 옳은 것은? [22 서울보건연구사]

① 실행과 평가를 중심으로 사업모형 단계를 구성한다.
② 과정평가, 결과평가 및 영향평가의 순차적 단계를 거쳐 평가과정이 진행된다.
③ 문제진단 과정에서 논리모형을 적용한다.
④ 대상집단의 문제와 요구도를 진단하고 건강 결정요인을 파악하는 과정을 거친다.

48

건강행동모형 중 집단 및 지역사회 차원의 이론에 해당하는 것은?

[23 경북의료기술]

① 범이론적 모형 ② 건강신념모형
③ 혁신의 확산모형 ④ 사회인지이론

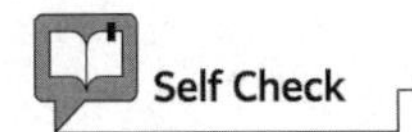

49

〈보기〉의 내용에 해당하는 범이론적 모형의 단계는 무엇인가?

[23 대전의료기술]

보기

가까운 미래, 즉 향후 6개월 이내에는 어떠한 행동을 할 의도가 없는 경우로서, 행동의 결과에 대한 정보가 없거나 부족한 경우, 혹은 과거에 여러 번 시도해 본 결과 포기하게 된 상태인 경우가 많다.

① 계획 전 단계 ② 계획 단계
③ 준비 단계 ④ 유지 단계

50

〈보기〉의 설명에 해당하는 건강모형은 무엇인가? [23 충북보건연구사]

보기

사람들이 자신에게 어떤 건강 문제가 발생할 가능성이 높다고 여길 때, 그 건강 문제가 자신에게 심각한 결과를 가져올 수 있다고 믿을 때, 자신이 하려는 행위가 그 건강 문제의 발생 가능성이나 심각성을 감소시켜 줄 것이라고 믿을 때, 예측되는 이익이 장애보다 크다고 믿을 때, 행동을 자극하는 내적 혹은 외적인 경험을 하고 자신이 그 건강 행위를 할 수 있다고 믿을 때 그들은 자신의 나쁜 건강 상태를 피하거나 감별해 내기 위해 그리고 건강 상태를 조절하기 위해 건강 행위를 한다고 설명하는 모형이다. 즉, 행위를 통해 얻을 수 있는 이익과 행위에 의한 장애요인을 비교하여 이익이 크다고 느낄 때 건강행위를 하게 된다.

① 건강신념모형 ② 범이론적 모형
③ 계획된 행동이론 ④ 사회인지이론

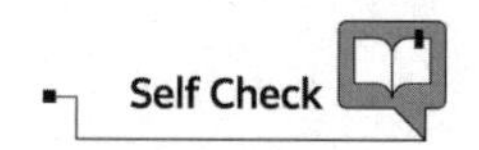

51

건강행동 변화이론 중 〈보기〉의 설명에 해당하는 모형은 무엇인가?

[24 대구의료기술]

보기

- 프로채스카(Prochaska)가 제안한 모형으로 행동변화를 위해서는 각 단계를 밟는다고 설명한 모형이다.
- 행동변화의 복잡성은 어느 한 이론에 의해 설명하기 보다는 각 변화단계에 따라 적절한 이론을 적용하게 되어 여러 이론을 포함한다.
- 변화의 단계, 변화의 과정, 자기 효능감 및 의사 결정 균형을 주요 구성요소로 하는 모형이다.

① 건강신념모형
② 합리적 행위론/계획된 행위론
③ 범이론적 모형
④ 사회인지이론

52

지식의 습득으로 태도가 변화되고, 태도의 변화가 믿음의 변화를 가져와서 믿음이 실천으로 이어지는 것으로 행동을 설명하는 건강행동이론은 무엇인가?

[24 강원의료기술]

① 건강신념모형
② 범이론적 모형
③ 계획된 행위론
④ KABP모형

노인 · 정신보건

핵심 키워드

- 노인
- 노인건강
- 노인장기요양보험
- 재가급여
- 정신보건이념
- 정신질환
- 정신보건사업

〈최근 10개년 영역별 평균출제빈도〉

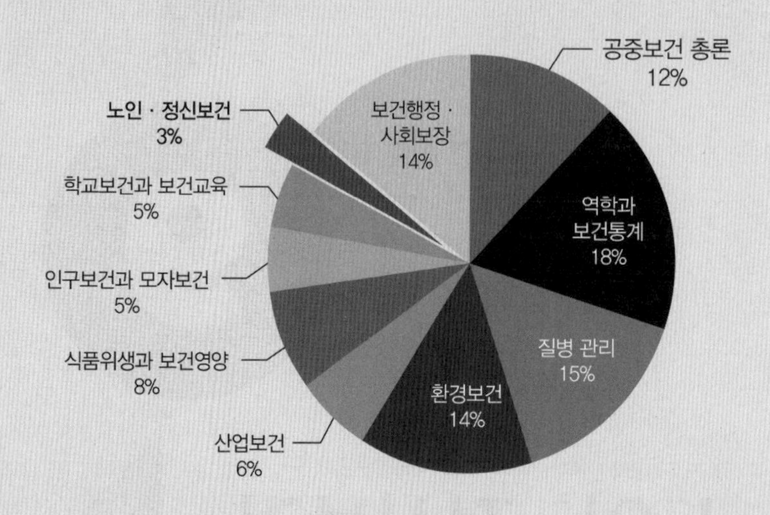

〈최근 10개년 서울시(지방직) 영역별 출제빈도분석(2015~2024)〉

구분	2015	2016	2017	2018	2019	2020	2021	2022	2023	2024	합계
공중보건 총론	1	2	3	1	2	3	4	3	2	2	23
역학과 보건통계	3	3	3	2	4	4	5	3	3	5	35
질병 관리	5	1	3	6	3	0	1	4	3	3	29
환경보건	3	2	3	2	3	2	3	4	4	2	28
산업보건	1	2	2	0	1	2	1	1	1	2	13
식품위생과 보건영양	2	1	2	2	2	3	1	0	1	2	16
인구보건과 모자보건	3	2	0	1	0	2	2	1	0	0	11
학교보건과 보건교육	1	3	1	1	1	2	0	1	1	0	11
노인 · 정신보건	0	0	1	0	1	0	1	1	1	1	6
보건행정 · 사회보장	1	4	2	5	3	2	2	2	4	3	28
합계	20	20	20	20	20	20	20	20	20	20	200

제 1 장 노인보건

Secret Note

(1) 노인보건사업의 대상

「노인복지법」에서 노인복지사업의 대상을 65세 이상 인구로 정하고 있다.

(2) 노인성 질환의 특징

① 병인과 발병시기가 불분명할 때가 많다.
② 서서히 가벼운 병상으로부터 만성으로 진행되며, 점차 중병의 기능장애로 발전된다.
③ 동시에 여러 질병을 갖고 있다.
④ 증상이 없거나 비전형적이다.
⑤ 개인차가 크다.
⑥ 노화현상인지 질병인지 모호하다.
⑦ 약물에 대한 부작용이 크다.
⑧ 의사의 지식과 경험만으로 치료가 어렵고, 물리치료사, 재활의학 전문가 등의 팀워크 치료가 필요하다.
⑨ 일반인구보다 만성질환 유병률이 높고 급성 질환 발생률도 높다.
⑩ 의료이용에 대한 욕구가 높고 만족도는 낮다.
⑪ 근골격계 질환 > 순환기계 질환
⑫ 의식과 정신 장해가 많다.

(3) 「노인장기요양법」

① **대상**: 65세 이상의 노인 또는 65세 미만의 자로서 치매, 뇌혈관성 질환 등 대통령령으로 정하는 노인성 질병을 가진 자
② **급여종류**: 재가급여, 시설급여, 특별현금급여
③ **재가급여**: 방문요양, 방문목욕, 방문간호, 주야간보호, 단기보호, 기타 재가급여

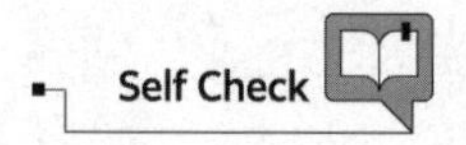

제1절 노인보건의 이해 (정답 p.393)

01

노화로 인한 신체변화의 특성으로 옳지 않은 것은? [18 경북의료기술]

① 수분함량은 감소된다.
② 척추가 후굴되고 추간판이 두꺼워진다.
③ 혈관의 탄력성은 저하된다.
④ 지방조직의 비율이 증가한다.

02

장기요양보험 등급판정을 위한 평가방법 중 일상생활수행능력(ADL)에 해당하지 않는 것은? [19 경남]

① 거동하기 ② 목욕
③ 식사하기 ④ 물건사기

03

노인의 건강에 대한 설명으로 옳은 것은? [20 전북보건연구사]

① 노인의 건강검진은 2차 예방이다.
② 혈관벽이 비후되고 탄력성이 커진다.
③ 알츠하이머병은 내분비계질환이다.
④ 출혈성 뇌병변이 허혈성 뇌병변보다 많다.

04

노인의 활동상태 평가를 위한 수단적 일상생활동작(IADL)에 포함 되지 않는 것은? [21 부산]

① 전화 하기 ② 옷 입기
③ 가벼운 집안일하기 ④ 물건사기

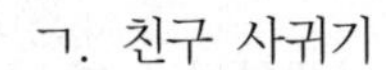

05

인구구조, 가족구조, 사회제도, 취업구조, 사회－문화 등의 변화에 따라 보건영역에서 노인보건의료는 매우 중요하게 되었다. 일반적인 노인의 어려움에 대한 대처방안으로 적절한 것은? [21 전남보건연구사]

ㄱ. 친구 사귀기	ㄴ. 체력쇠퇴에 대한 적응
ㄷ. 수입 감소에 대비	ㄹ. 암치료

① ㄱ, ㄴ, ㄷ　② ㄱ, ㄷ, ㄹ
③ ㄴ, ㄷ, ㄹ　④ ㄱ, ㄴ, ㄹ

06

노인의 활동상태를 평가하기 위한 ADL의 내용으로 옳지 않은 것은? [22 충북보건연구사]

① 빨래하기　② 목욕하기
③ 밥 먹기　④ 화장실 사용

07

노인의 건강을 기능수준에 기초하여 평가하는 ADL의 항목으로 옳은 것은? [22 강원보건연구사]

ㄱ. 목욕	ㄴ. 몸단장
ㄷ. 화장실 사용	ㄹ. 식사준비
ㅁ. 약 챙겨먹기	ㅂ. 이동

① ㄱ, ㄴ, ㄷ　② ㄴ, ㄹ, ㅁ
③ ㄱ, ㄷ, ㅂ　④ ㄹ, ㅁ, ㅂ

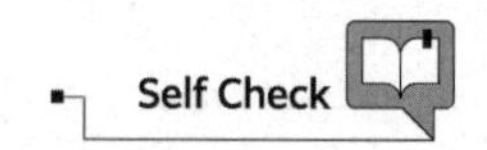

08

노인에서 질병의 양상은 일반인구와 달리 비전형적인 증상이나 징후를 보이는 경우가 많다. 다음 중 노인의 질병 특성으로 옳지 않은 것은?

[23 전남의료기술]

① 약물에 대한 부작용이 크다.
② 일반인구보다 만성질환의 유병률이 낮고 급성질환의 발생률이 높다.
③ 의료이용에 대한 욕구가 높고 만족도는 낮다.
④ 근골격계 질환이 가장 많고 다음으로 순환기계 질환의 발생이 높다.

09

WHO에 노인보건의 목표로 노년기 안녕(well-being)을 가능토록 하는 기능상태를 향상하고 유지하는 과정을 의미하는 것은? [23 대구보건연구사]

① 건강노화
② 생산적 노화
③ 활동적 노화
④ 성공적 노화

10

노인보건사업을 수행할 때 고려해야 하는 접근원칙에 대한 설명으로 가장 옳지 않은 것은? [24 서울의료기술]

① 질병 중심의 접근
② 사람 중심의 접근
③ 포괄적, 통합적 접근
④ 지역사회기반 서비스 접근

11

노인성 질환에 대한 설명으로 옳지 않은 것은? [24 인천의료기술]

① 노인성 질환은 질병의 증상과 징후의 발현이 전형적이다.
② 비가역적으로 진행된다.
③ 증상은 가벼워도 면역력 약화로 급격히 악화된다.
④ 유전적 요인 이외에도 영양상태, 생활습관, 운동부족과 외부환경의 영향 등이 복합적으로 관련되어 있다.

제 2 절 노인보건사업 (정답 p.394)

Self Check

01

노인장기요양보험에서 장기요양인정을 신청할 수 있는 대상자는? [15 경북]

① 65세 미만 중에 만성질환자
② 65세 이상 노인만 해당
③ 65세 미만 장애인 해당
④ 65세 미만 중에 노인성 질환자

02

어머니가 노인장기요양보험 3등급이다. 어머니를 모시고 사는 부부가 7일간 외국에 나가게 되었는데, 이때 사용할 수 있는 급여는 무엇인가? [16 충북보건연구사]

① 방문요양
② 주·야간보호
③ 단기보호
④ 시설급여

03

노인장기요양보험제도에 대한 설명으로 옳지 않은 것은? [17 울산]

① 장기요양보험료는 국민건강보험료와 통합 징수한다.
② 「의료급여법」에 따른 수급권자는 장기요양인정 신청을 할 수 있다.
③ 재가급여는 노인의료복지시설 등에 장기간 입소하여 제공하는 급여이다.
④ 시설급여의 본인부담금은 장기요양급여비용의 100분의 20이다.

04

노인장기요양보험에 관한 설명으로 옳은 것은? [17 경기의료기술(10월)]

① 만 65세 이상만 가입이 가능하다.
② 노인요양시설에서 요양을 받는 시설급여만을 대상으로 한다.
③ 조사요원이 대상자의 기능 상태를 평가한 점수로 요양등급을 판정한다.
④ 건강보험료와 구분하여 통합징수하지만 회계는 독립적으로 운영한다.

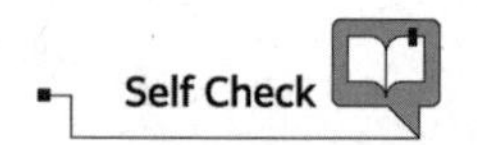

05

다음에서 설명하는 노인장기요양보험의 급여는? [18 경기의료기술]

> 수급자를 하루 중 일정한 시간 동안 장기요양기관에 보호하며 신체활동 지원 및 심신기능의 유지, 향상을 위한 교육, 훈련을 제공한다.

① 시설보호 ② 단기보호
③ 주야간보호 ④ 방문요양

06

노인장기요양보험의 급여 중 특별현금급여에 해당하지 않는 것은? [18 강원]

① 가족요양비 ② 특례요양비
③ 방문요양비 ④ 요양병원간병비

07

「노인장기요양보험법」에 따른 장기요양급여 대상자의 정의로 옳은 것은? [18 군무원]

① 60세 이상이면서 노인성 질환을 가진 자
② 65세 이상이면서 노인성 질환을 가진 자
③ 60세 이상의 노인 또는 60세 미만 노인성 질환을 가진 자
④ 65세 이상의 노인 또는 65세 미만 노인성 질환을 가진 자

08

노인장기요양보험에 대해 옳은 것은? [19 경북의료기술]

① 현물급여와 시설급여를 우선적으로 제공한다.
② 건강보험과 회계를 통합하여 운영한다.
③ 장기요양등급은 1~3등급으로 구분한다.
④ 노인장기요양보험 가입한 45세 치매환자는 요양급여의 혜택을 받을 수 있다.

Self Check

09

다음 중 우리나라의 노인장기요양보험제도에 대한 설명으로 옳지 않은 것은? [19 호남권]

① 주요 재원은 가입자가 납부하는 보험료이다.
② 대상자는 65세 이상의 노인 또는 65세 미만 중 노인성 질병을 가진 자이다.
③ 재가급여의 본인부담률은 20%이다.
④ 국민건강보험공단이 관리운영기관이다.

10

어느 노인의 심신 기능상태를 평가한 결과 일상생활수행능력(ADL)은 있으나 수단적 일상생활 수행능력(IADL)이 부족한 상태일 때 제공받을 수 있는 서비스는 무엇인가? [19 대구]

① 단기가사지원서비스 ② 장기요양보험서비스
③ 사회복지서비스 ④ 간병서비스

11

노인장기요양보험제도에서 재가급여에 해당하지 않는 것은? [19 부산]

① 방문진료 ② 방문요양
③ 방문간호 ④ 필요한 용구 제공

12

우리나라 노인장기요양보험에서 제공하고 있는 장기요양급여가 아닌 것은? [19 서울시 7급]

① 요양급여 ② 재가급여
③ 시설급여 ④ 특별현금급여

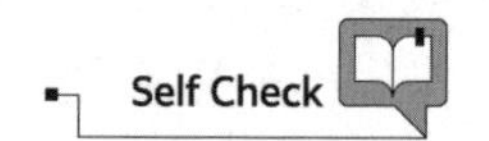

13

노인장기요양보험에 관한 설명으로 옳은 것은? [19 부산보건연구사]

① 재정은 가입자가 온전히 부담해야 한다.
② 지역사회보다 시설에서 관리하는 것을 우선으로 한다.
③ 등급판정기준은 총 4등급으로 분류된다.
④ 사회보험의 성격을 띠고 있다.

14

노인장기요양보호에 관한 설명으로 옳지 않은 것은? [19 충북보건연구사]

① 재가급여와 시설급여의 본인부담금은 20%이다.
② 특별현금급여에는 가족요양비, 특례요양비, 요양병원간병비가 있다.
③ 주야간 보호는 하루 중 일정한 시간 동안 신체 활동 지원을 제공하는 것이다.
④ 재가급여에는 방문목욕, 방문요양, 단기보호가 있다.

15

다음 중 「노인복지법」에 따른 노인주거복지시설에 해당하는 것은? [20 경북의료기술]

① 양로시설 ② 단기보호시설
③ 요양병원 ④ 노인요양시설

16

다음 중 「노인장기요양법」에 대한 설명으로 옳지 않은 것은? [20 경북의료기술]

① 2008년 7월에 시행되었다.
② 재가급여에는 단기보호가 있다.
③ 건강보험제도와 통합하여 운영한다.
④ 장기요양이 필요한 65세 이상의 노인과 65세 미만의 치매, 뇌혈관성질환 등을 가진 자를 대상으로 한다.

17

다음 중 노인장기요양보험에 대한 내용으로 옳지 않은 것은?

[20 경기의료기술(11월)]

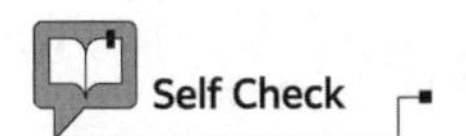

ㄱ. 6개월 이상 일상생활을 혼자서 수행하기 어려운 노인등이 대상이다 ㄴ. 재가급여, 시설급여, 특별현금급여가 있다. ㄷ. 건강보험심사평가원에서 대상을 결정한다. ㄹ. 건강보험과 통합회계로 운영된다.

① ㄱ, ㄴ　　② ㄴ, ㄷ
③ ㄷ, ㄹ　　④ ㄱ, ㄹ

18

노인의 질환을 사전예방 또는 조기발견하고 질환상태에 따른 적절한 치료 · 요양으로 심신의 건강을 유지하고, 노후의 생활안정을 위하여 필요한 조치를 강구함으로써 노인의 보건복지증진에 기여함을 목적으로 하는 법은 무엇인가?

[20 충북보건연구사]

① 지역보건법　　② 노인복지법
③ 의료급여법　　④ 의료법

19

노인장기요양보험에 대한 설명으로 옳지 않은 것은?

[20 경북보건연구사]

① 장기요양급여는 6개월 이상 혼자서 일상생활을 수행하기 어렵다고 인정되는 자에게 제공한다.
② 장기요양급여의 종류로는 재가급여, 시설급여, 특별현금급여가 있다.
③ 장기요양인정 유효기간은 1년으로 한다.
④ 장기요양보험의 보험자는 국민건강보험공단이다.

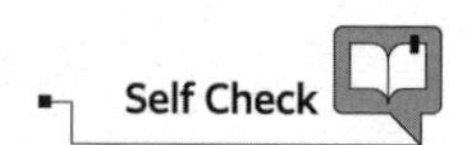

20

다음 중 노인장기요양보험의 급여를 받을 수 있는 사람에 해당하지 않는 것은? [20 강원보건연구사]

① 65세 이상의 노인
② 치매가 있는 50세 노인
③ 치매가 있는 65세 이상의 노인
④ 뇌졸중이 있는 65세 이상의 노인

21

치매에 대한 설명으로 옳은 것은? [20 세종보건연구사]

① 치매는 선천적 뇌질환으로 기억장애를 포함한 다영역에 걸친 인지기능장애를 겪는 상태이다.
② 여러 원인질환이 있으나 혈관성 치매가 전체 원인의 60~70%를 차지한다.
③ 경도인지장애(mild cognitive impairment, MCI)는 정상에서 치매로 이행되는 중간단계인데 인지기능장애가 있어 일상생활 수행능력의 장애가 함께 있는 상태이다.
④ 생애초기부터 시작하여 전생에 걸쳐 진행되므로 조기예방이 매우 중요하다.

22

다음 중 우리나라 노인장기요양보험에 대한 설명으로 옳지 않은 것은? [21 대구의료기술(4월)]

① 모든 국민을 대상으로 하는 우리나라의 5대 사회보험에 해당한다.
② 건강보험제도와 별개로 도입 운영되고 있다.
③ 건강보험제도와 보험자 및 관리운영기관이 동일하다.
④ 시설급여는 병의원과 같은 보건의료시설 이용에 적용된다.

23

50세 여성이 파킨슨병 진단을 받고 집에서 생활하며 받을 수 있는 보장은 무엇인가?

[21 경북의료기술(4월)]

① 국민건강보험법 – 방문간호
② 국민건강보험법 – 간병비
③ 노인장기요양보험법 – 시설급여
④ 노인장기요양보험법 – 방문요양

24

「노인장기요양보험법」에 따른 급여의 내용에 해당하지 않는 것은?

[21 경기]

① 야간보호
② 단기보호
③ 노인성 질환 치료비
④ 요양병원 간병비

25

노인장기요양보험제도에서 제공하는 특별현금급여에 해당하지 않는 것은?

[21 광주·전남·전북]

① 임신출산진료비
② 가족요양비
③ 요양병원간병비
④ 특례요양비

26

우리나라의 사회보장제도 중 고령이나 노인성 질병 등의 사유로 일상생활을 혼자서 수행하기 어려운 노인들을 대상으로 하여 급여를 제공함으로서 노후의 건강증진 및 생활안정을 도모하고 가족의 부담을 덜어줌으로써 국민의 삶의 질을 향상하도록 함을 목적으로 하는 제도는 무엇인가?

[21 복지부]

① 국민연금제도
② 국민건강보험제도
③ 노인장기요양보험제도
④ 고용보험제도

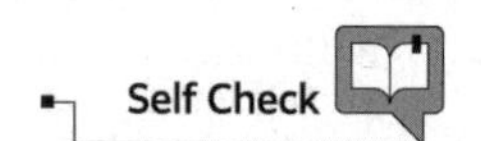

27

노인장기요양보험에 대한 설명으로 옳은 것은? [21 경기보건연구사]

① 2008년에 시작되었다.
② 65세 이상인 자만 수급자가 될 수 있다.
③ 재원은 장기요양보험료와 본인부담금만으로 이루어진다.
④ 장기요양 2등급은 일상생활에서 부분적으로 다른 사람의 도움이 필요한 자로 인정점수가 60점 이상 75점 미만인 자를 말한다.

28

「노인장기요양보험법」에 따른 장기요양인정 절차로 옳은 것은? [21 울산보건연구사]

① 장기요양인정 신청 → 표준장기요양이용계획서 송부 → 방문조사 → 장기요양등급판정 → 장기요양급여 제공
② 장기요양인정 신청 → 방문조사 → 장기요양등급판정 → 표준장기요양이용계획서 송부 → 장기요양급여 제공
③ 장기요양인정 신청 → 장기요양등급판정 → 표준장기요양이용계획서 송부 → 방문조사→ 장기요양급여 제공
④ 장기요양인정 신청 → 방문조사 → 표준장기요양이용계획서 송부 → 장기요양등급판정 → 장기요양급여 제공

29

노인장기요양보험의의 급여내용 중 재가급여에 포함되지 않는 것은? [22 전북의료기술]

① 방문목욕 ② 단기보호
③ 주야간보호 ④ 노인요양공동생활가정

30

「치매관리법」에 따른 치매검진사업의 검진주기는 몇 년인가?

[22 부산의료기술]

① 1년 이내　　② 2년 이내
③ 3년 이내　　④ 4년 이내

Self Check

31

다음 중 노인보건에 대한 설명으로 옳지 않은 것은? [22 충남의료기술]

① 노인보건이란 노인들이 지역사회에서 독립적으로 생활할 수 있는 건강 수준을 유지하도록 하는 것이다.
② 장기요양보험의 시설급여는 노인요양시설, 노인요양공동생활가정에 입소해서 받는 급여이다.
③ 주야간보호와 단기보호는 재가급여에 해당한다.
④ 방문요양, 방문간호 등은 시설급여에 해당한다.

32

노인장기요양보험의 급여 중 재가급여에 해당하지 않는 것은?

[22 울산의료기술(10월)]

① 방문간호　　② 가족요양비
③ 기타재가급여　　④ 단기보호

33

신경퇴행성질환으로 운동완서, 안정떨림, 근육 강직 등의 증상이 특징인 노인성 뇌질병은 무엇인가? [22 강원보건연구사]

① 알츠하이머병　　② 파킨슨병
③ 뇌경색　　④ 협심증

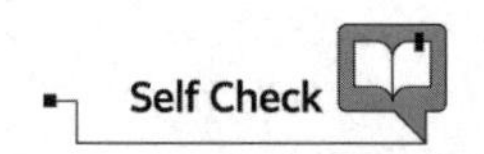

34

노인장기요양보험의 급여 중 재가급여에 해당하지 않는 것은?

[22 대전보건연구사]

① 주 · 야간보호 ② 단기보호
③ 보장구급여 ④ 가족요양비

35

우리나라 사회보장제도 중 하나인 노인장기요양보험에 대한 설명으로 옳지 않은 것은?

[22 인천보건연구사]

① 65세 이상 노인만을 대상으로 한다.
② 등급판정위원회는 15명이며 의사 또는 한의사가 1인 이상 포함되어야 한다.
③ 등급판정기준은 1~5등급, 인지지원등급으로 구분된다.
④ 장기요양급여로는 재가급여, 시설급여, 특별현금급여가 있다.

36

우리나라의 노인장기요양보험제도에 대한 설명으로 옳지 않은 것은?

[23 충북보건연구사]

① 국민건강보험과 보험자가 같다.
② 장기요양등급은 1~5등급과 인지지원등급이 있다.
③ 일상생활이 어려운 65세 이상과 65세 미만의 노인성질환자를 대상으로 한다.
④ 시설급여로는 방문요양, 방문목욕, 방문간호, 주야간보호, 단기보호 등이 있다.

37
우리나라의 노인장기요양보험제도에 대한 설명으로 옳은 것은?

[23 부산보건연구사]

① 장기요양보험의 대상자는 건강보험 대상자와 동일하고 장기요양의 신청은 누구나 할 수 있다.
② 의료급여 수급자중 기초생활수급권자는 본인부담이 없다.
③ 건강보험심사평가원에서 등급판정위원회를 설치 · 운영하고 있다.
④ 6개월 이상 동안 혼자 일상생활을 수행하기 어렵다고 인정되는 장애인도 신청할 수 있다.

Self Check

38
노인장기요양보험제도의 급여 중 재가급여에 해당하지 않는 것은?

[24 경북의료기술]

① 방문요양
② 방문간호
③ 주야간보호
④ 노인요양공동생활가정

39
노인장기요양보험의 보험급여 중 재가급여 본인부담 비율로 옳은 것은?

[24 전북의료기술]

① 10/100
② 15/100
③ 20/100
④ 30/100

40
「노인장기요양보험법」의 급여 중 재가급여에 해당하지 않는 것은?

[24 대구의료기술]

① 주야간보호
② 가족요양비
③ 방문목욕
④ 단기보호

제 2 장 정신보건

Secret Note

(1) 정신보건의 이념(「정신건강증진 및 정신질환자 복지서비스 지원에 관한 법률」 제2조 기본이념)

① 모든 국민은 정신질환으로부터 보호받을 권리를 가진다.

② 모든 정신질환자는 인간으로서의 존엄과 가치를 보장받고, 최적의 치료를 받을 권리를 가진다.

③ 모든 정신질환자는 정신질환이 있다는 이유로 부당한 차별대우를 받지 아니한다.

④ 미성년자인 정신질환자는 특별히 치료, 보호 및 교육을 받을 권리를 가진다.

⑤ 정신질환자에 대해서는 입원 또는 입소(이하 "입원등"이라 한다)가 최소화되도록 지역 사회 중심의 치료가 우선적으로 고려되어야 하며, 정신건강증진시설에 자신의 의지에 따른 입원 또는 입소(이하 "자의입원등"이라 한다)가 권장되어야 한다.

⑥ 정신건강증진시설에 입원등을 하고 있는 모든 사람은 가능한 한 자유로운 환경을 누릴 권리와 다른 사람들과 자유로이 의견교환을 할 수 있는 권리를 가진다.

⑦ 정신질환자는 원칙적으로 자신의 신체와 재산에 관한 사항에 대하여 스스로 판단하고 결정할 권리를 가진다. 특히 주거지, 의료행위에 대한 동의나 거부, 타인과의 교류, 복지서비스의 이용 여부와 복지서비스 종류의 선택 등을 스스로 결정할 수 있도록 자기결정권을 존중받는다.

⑧ 정신질환자는 자신에게 법률적 · 사실적 영향을 미치는 사안에 대하여 스스로 이해하여 자신의 자유로운 의사를 표현할 수 있도록 필요한 도움을 받을 권리를 가진다.

⑨ 정신질환자는 자신과 관련된 정책의 결정과정에 참여할 권리를 가진다.

(2) 지역사회 정신보건사업의 원칙(G. Caplan, 1967)

① 지역주민에 대한 책임

② 환자의 가정과 가까운 곳에서 치료

③ 포괄적인 서비스

④ 여러 전문인력 간의 팀적 접근

⑤ 진료의 지속성

⑥ 지역주민의 참여

⑦ 정신보건사업의 평가와 연구

⑧ 예방

⑨ 정신보건자문

⑩ 보건의료서비스와 사회복지서비스와의 연계

(3) **정신질환**

「정신건강증진 및 정신질환자 복지서비스 지원에 관한 법률」상 '정신질환자'라 함은 망상, 환각, 사고(思考)나 기분의 장애 등으로 인하여 독립적으로 일상생활을 영위하는 데 중대한 제약이 있는 사람을 말한다.

① **협의의 정신질환**
㉠ 내인성 정신병: 정신분열증, 조울병, 우울증
㉡ 외인성 정신병
- 신체적 원인: 마비성 치매, 뇌매독, 중독성 감염병
- 심인성 원인: 반응성 조울병, 정신분열증 반응, 구금성 정신병 등

② **광의의 정신질환**
㉠ 신경증: 히스테리, 강박신경증, 정신쇠약 등
㉡ 정신결함증: 정신박약, 이상성격, 인격결함 등

제1절 정신보건의 이해 (정답 p.401)

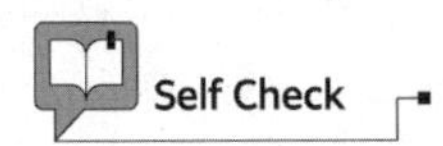

01

정신질환자에 대한 설명으로 옳지 않은 것은? [17 교육청]

① 부모의 동의가 있으면 정신건강증진시설에 강제 입원이 가능하다.
② 정신질환자는 인간으로서의 존엄과 가치를 보장받고, 최적의 치료를 받을 권리를 가진다.
③ 정신건강증진시설이란 정신의료기관, 정신요양시설 및 정신재활시설을 말한다.
④ 보건복지부장관은 4년마다 정신건강실태를 조사하여야 한다.

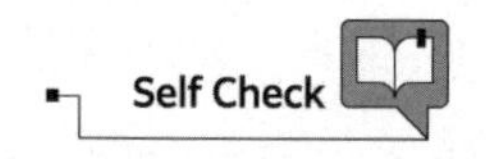

02

「정신건강증진 및 정신질환자 복지서비스 지원에 관한 법률」상 정신건강증진의 기본이념으로 가장 옳지 않은 것은? [19 서울]

① 모든 정신질환자는 인간으로서의 존엄과 가치를 보장받고, 최적의 치료를 받을 권리를 가진다.
② 정신질환자의 입원 또는 입소가 최소화되도록 지역사회 중심의 치료가 우선적으로 고려되어야 한다.
③ 정신질환자는 원칙적으로 자신의 신체와 재산에 관한 사항에 대하여 보호자의 동의가 필요하다.
④ 정신질환자는 자신과 관련된 정책의 결정과정에 참여할 권리를 가진다.

03

지역사회에서 정신건강증진을 위한 사업의 접근방법으로 적절하지 않은 것은? [19 호남권]

① 정신질환자의 격리
② 지역사회 내 민관 협력
③ 환자의 가정과 가까운 곳에 치료
④ 포괄적 서비스 제공

04

〈보기〉의 밑줄에 해당하는 인물은? [19 서울시7급]

> **보기**
>
> 그는 가정이나 감옥에서 쇠사슬에 수족이 묶이어 비인도적 대우를 받은 정신병원 수용환자를 해방시켰고, 정신의료에 있어 환자의 관찰기록을 처음으로 도입하였다. 그러한 치료의 결과를 토대로 「정신병의 의학 및 철학적 고찰」이라는 논문을 발표하였다.

① 채드윅(Chadwick)　　② 라마찌니(Ramazzini)
③ 프랭크(Frank)　　④ 피넬(Pinel)

05

정신보건의 역사상 정신질환자들을 쇠사슬로부터 해방시켜 정신보건의 1차 혁명을 이끈 사람은? [20 울산의료기술(10월)]

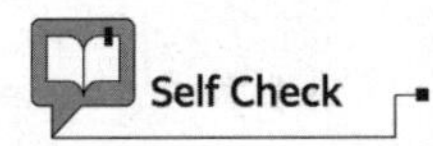

① 튜크 ② 톨로즈
③ 히포크라테스 ④ 필립 피넬

06

다음 중 정신보건의 목적으로 옳지 않은 것은? [20 경북보건연구사]

① 정신건강증진 ② 정신질환예방
③ 유전병 조기발견 ④ 치료와 재활

07

「정신건강증진 및 정신질환자 복지서비스 지원에 관한 법률」에 따른 정신건강증진시설에 해당하지 않은 것은? [20 대구보건연구사]

① 정신상담시설 ② 정신의료기관
③ 정신요양시설 ④ 정신재활시설

08

정신건강과 관련된 내용에 대한 설명으로 가장 옳지 않은 것은? [21 서울]

① 세계보건기구는 정신건강증진을 긍정적 정서를 함양하고 질병을 예방하며 역경을 이겨내는 회복력(resilience)을 향상시키는 것이라고 정의하였다.
② 「정신건강증진 및 정신질환자 복지서비스 지원에 관한 법률」에서 정신건강증진사업을 규정하고 있다.
③ 정부는 정신건강을 위한 다양한 정책, 제도, 법률서비스 개발을 강화하고 실행하여야 한다.
④ 지역사회 기반의 정신건강 서비스는 입원을 강화하도록 하고, 병원이 중심이 되어야 한다.

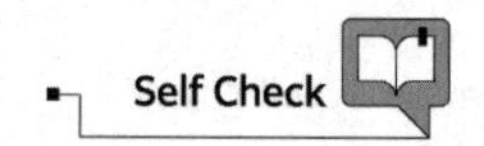

09

정신보건의 역사적 사건으로 옳지 않은 것은? [21 충남]

① 프로이트는 향정신성 약물 개발하여 입원기간을 단축시켰다
② 우리나라는 정신보건법은 1995년에 제정되었다.
③ 중세기에는 정실질환은 신의 저주나 악령에 의한 것으로 인식하였다.
④ 18세기에 필립 피넬은 정신병환자를 쇠사슬로부터 해방시켰다

10

정신보건의 역사상 1차 혁명에 해당하는 것은? [21 충북]

① 정신병원에서 환자들을 쇠사슬로부터 해방시켰다.
② 정신병원에서 약물치료가 시작되었다.
③ 지역사회 정신보건이 발달하였다.
④ 정신분석학이 발달하였다.

11

「정신건강증진 및 정신질환자 복지서비스 지원에 관한 법률」상 정신건강증진시설로 가장 옳지 않은 것은? [21 서울 고졸]

① 정신의료기관 ② 정신요양시설
③ 정신재활시설 ④ 정신건강복지센터

12

우리나라 정신건강증진사업의 전략으로 옳지 않은 것은? [21 충남보건연구사]

① 대상자별 예방 접근성 제고
② 지역사회 내 자립 지원
③ 중증정신질환 중심 관리
④ 마약 등 약물중독 관리체계 구축

13

지역사회주민을 대상으로 한 정신보건 예방관리사업에서 3차 예방 수준의 사업 내용은? [22 서울시(2월)]

① 우울증 예방에 대한 홍보 책자 배포
② 우울증 위험군을 대상으로 정기적 선별검사 시행
③ 지역 내 사업장의 직무 스트레스 관리 프로그램 운영 · 지원
④ 정신병원 퇴원 예정자를 대상으로 사회생활 적응 프로그램 운영

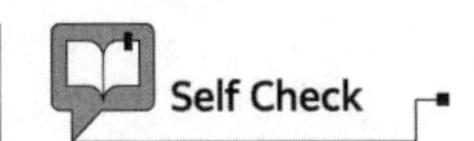

14

「정신건강증진 및 정신질환자 복지서비스 지원에 관한 법률」에 따른 기본 이념에 대한 내용으로 옳지 않은 것은? [22 전북의료기술]

① 모든 국민은 정신질환으로부터 보호와 적절한 치료를 받을 권리가 있다.
② 모든 정신질환자는 질병으로 인한 부당한 차별대우를 받지 아니 한다.
③ 모든 정신질환자는 스스로 자유를 가지며 직접 선택할 권리를 가진다.
④ 정신질환자는 지역사회를 중심으로 통원 치료 보다는 입원과 정신병동 입소를 최대화 하는 것이 원칙으로 한다.

15

정신보건사업의 목적으로 옳지 않은 것은? [22 지방직]

① 정신질환자의 격리
② 건전한 정신기능의 유지증진
③ 정신장애의 예방
④ 치료자의 사회복귀

16

서양의 정신보건 발달과정에서 계몽주의와 휴머니즘의 영향으로 과학적 연구가 시작되고 프랑스의 피넬(Pinel)이 활약했던 시기는? [22 서울시 고졸 보건직(10월)]

① 고대 시대　② 그리스 · 로마 시대
③ 15세기　④ 18세기 후반

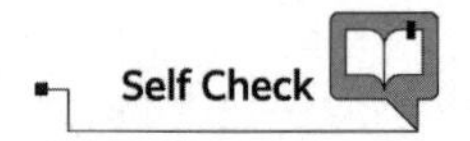

17

「정신건강증진 및 정신질환자 복지서비스 지원에 관한 법률」상 '정신건강증진시설'에 해당하는 것만을 모두 고르면? [23 보건직]

ㄱ. 정신건강복지센터	ㄴ. 정신요양시설
ㄷ. 정신재활시설	ㄹ. 정신의료기관

① ㄱ, ㄴ　　② ㄱ, ㄷ, ㄹ
③ ㄴ, ㄷ, ㄹ　　④ ㄱ, ㄴ, ㄷ, ㄹ

18

다음 중 정신질환자 입원의 종류에 해당하지 않는 것은? [23 경기경력경쟁]

① 행정입원　　② 응급입원
③ 보호입원　　④ 임의입원

19

다음 중 「정신건강복지법」에 따른 정신건강증진사업의 내용으로 옳지 않은 것은? [23 인천의료기술]

① 재활　　② 상담 및 교육
③ 입원　　④ 치료

20

지역사회 주민 중 〈보기〉에 해당하는 사람들을 대상으로 자살예방을 위한 보건사업을 진행한다면 정신보건 개입의 스펙트럼 모델상 어느 전략에 해당하는가? [23 경기보건연구사]

보기

- 트라우마나 심리적 불안을 경험하는 취약한 상황과 집단
- 해고가 임박한 상황, 가정 불화, 재난, 학대의 경험, 가족의 상실 등

① 보편적(universal) 전략　　② 선택적(selective) 전략
③ 집중적(indicated) 전략　　④ 다방면(multifaceted) 전략

21

우리나라의 보건관련 역사적 사건들의 내용으로 옳지 않은 것은?

[23 충북보건연구사]

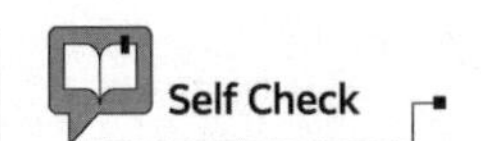

① 1980년 「농어촌등 보건의료에 관한 특별조치법」에 따른 보건진료원 제도 시행
② 1989년 국민건강보험의 전 국민 확대
③ 1995년 「국민건강증진법」 시행
④ 1997년 「정신보건법」이 제정되어 지역사회 정신보건사업 실시

22

정신보건의 역사에 대한 내용으로 옳지 않은 것은? [23 부산보건연구사]

① 18세기 필립 피넬은 정신장애자는 처벌 대상이 아닌 치료와 간호를 받아야 할 권리를 갖는다고 주장하며 쇠사슬을 손과 발에서 떼어내 그들의 처우를 개선시켰다.
② 1963년 미국은 '정신병 및 정신박약에 관한 대통령 교서(케네디 교서)'를 기점으로 하여 중증정신장애인을 대상으로 하는 정신병원들을 설립하고 시설에서의 치료가 확대되었다.
③ 20세기 이후, 종래의 정신보건 관리와 정책이 지역사회 중심의 정신보건 체계로 전환되었다.
④ 현재 정신보건분야에서는 예방과 증진을 강조하고 있다.

23

「정신건강증진 및 정신질환자 복지서비스 지원에 관한 법률」상 정신건강전문요원에 해당하지 않는 것은? [24 보건직]

① 정신건강임상심리사　② 정신건강사회복지사
③ 정신건강작업치료사　④ 정신건강보건교육사

Self Check

제2절 정신건강 및 질환

(정답 p.405)

01

다음에서 설명하는 정신질환은 무엇인가? [16 서울보건연구사]

- 표면상으로 정상적 사회생활을 하는 것으로 보이지만 사회관습이나 법질서에 역행하는 비이성적 행동이나 반인륜적 행동을 하면서도 죄책감을 느끼지 못한다.
- 남의 입장을 이해하려 하지 않고 자기만의 세계에 갇혀버린 상태의 정신병이다.
- 자신의 출세나 이득을 위해서 타인을 무자비하게 가해하고도 양심의 가책을 느끼지 못하는 질환이다.

① 정신분열증
② 사이코패스
③ 인격장애
④ 조현병

02

다음에서 설명하는 정신질환은 무엇인가?

- 정신병 환자 중에서 가장 많으며, 대개는 청년기에 발병해서 만성적으로 진행되는데, 20~40세 인구에서 다발한다.
- 무반응, 함구, 환각 등의 증세와 과대망상이나 피해망상, 비합리적 언행 등의 증상이 나타난다.

① 조울병
② 간질
③ 정신분열증
④ 우울증

03

다음의 정신장애에 대한 설명에 해당하는 것은? [17 서울]

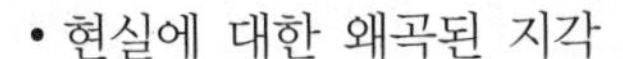

- 현실에 대한 왜곡된 지각
- 망상, 환각, 비조직적 언어와 행동
- 20~40세 인구에서 호발하며, 만성적으로 진행
- 부모 중 한 명이 이환된 경우 자녀의 9~10%에서 발병

① 조울병(manic depressive psychosis)
② 신경증(neurosis)
③ 인격장애(personality disorder)
④ 정신분열증(schizophrenia)

04

매슬로우(Maslow)의 욕구단계 중 3단계 사회적 욕구에 해당할 수 있는 욕구는? [19 세종]

① 안전의 욕구
② 애정의 욕구
③ 존경의 욕구
④ 자아실현의 욕구

05

감정, 사고, 행동 등에 장애가 있고 감정과 사고를 조절하지 못하는 정신질환은 무엇인가? [19 인천]

① 조현병
② 조울증
③ 신경증
④ 인격장애

06

금지된 충동을 억제하기 위해서 그 반대의 경향을 강조해 스스로 수용하기 어려운 충동을 제어하려는 방어기제는? [19 서울 고졸]

① 부정
② 억제
③ 반동형성
④ 억압

Self Check

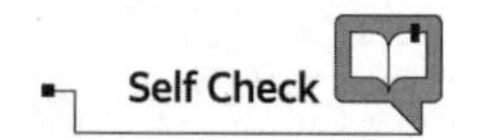

07

퀴블러-로스(Kubler-Ross)의 죽음을 수용하는 단계 중 〈보기〉의 (가)와 (나)에 해당하는 순서를 옳게 짝지은 것은? [21 서울보건연구사/7급]

보기

(가) 환자가 소중히 생각하는 사람과 함께 있도록 해주며 자신이 가치 있는 존재임을 알도록 해주어야 하는 단계이다.
(나) 자신의 죽음을 미루고 싶어하는 심리상태로 선한 행동을 하거나 때로는 비합리적이고 미성숙한 환상에 빠지는 경우도 있다.

	(가)	(나)
①	협상	수용
②	수용	협상
③	분노	협상
④	수용	우울

08

기질성 정신질환으로서 뇌 조직의 손상에 의한 정신질환에 해당하지 않는 것은? [21 울산보건연구사]

① 인격장애
② 알코올중독
③ 노인성치매
④ 뇌매독

09

다음 중 정신질환에 대한 설명으로 옳지 않은 것은? [22 부산의료기술]

① 정신분열증이란 감정, 사고, 행동 등에 장애가 있는 정신질환이다.
② 인격장애는 사회적으로 문제되는 정도는 아니지만 타인에 대한 불신과 의심이 강하고 자신의 의무나 책임은 충실하지 못하는 경우이다.
③ 신경증은 무반응, 함구, 환각 등의 증세가 특징적이다.
④ 범불안장애란 일상생활 속에서 여러 가지 사건이나 활동에 대한 지나친 불안과 걱정을 만성적이고 지속적으로 보이는 장애이다.

10

스트레스 이론에서 〈보기〉의 (가)와 (나) 단계를 옳게 짝지은 것은?

[22 서울시 고졸 보건직(10월)]

> **보기**
>
> (가) 스트레스에 대한 저항이 가장 강하지만 다른 종류의 스트레스에 대해서는 저항력이 약화된다. 스트레스에 익숙해지면 신체 반응은 낮은 수준에서 안정된다.
>
> (나) 스트레스가 오래 지속되면 저항력이 떨어져 생체에 여러 증상이 나타나며 결국 질병을 유발하기도 한다.

	(가)	(나)
①	경고반응 단계	저항 단계
②	경고반응 단계	소진 단계
③	저항 단계	소진 단계
④	저항 단계	납득 단계

11

정신질환에 대한 설명으로 옳지 않은 것은? [22 대전보건연구사]

① 강박장애는 특정 사고나 행동을 반복적으로 하게 되는 상태이다.
② 외상후 스트레스장애(PTSD)는 목숨을 위협받을 만한 심각한 사건을 경험한 후 발생하는 심리적 스트레스 장애이다.
③ 공황장애는 사람이 많은 곳에서 시선에 불안함, 망상, 언어와해가 일어난다.
④ 사회공포증(sociophobia)은 사람이 많은 경우 주목받을 때 불안함을 느낀다.

12

다음 중 기질적 정신질환에 해당하는 것은? [23 전남의료기술]

① 조현병
② 인격장애
③ 조울병
④ 노인성 치매

Self Check

9 노인 · 정신보건

PART 10

보건행정 · 사회보장

핵심 키워드

- 보건행정 범위
- 보건서비스의 경제적 특성
- 행정의 관리 과정
- 기획
- 조직
- 보건복지부
- 보건소
- 사회보장
- 사회보험
- 공공부조
- 의료보장제도
- 국민건강보험
- 보수지불제도

〈최근 10개년 영역별 평균출제빈도〉

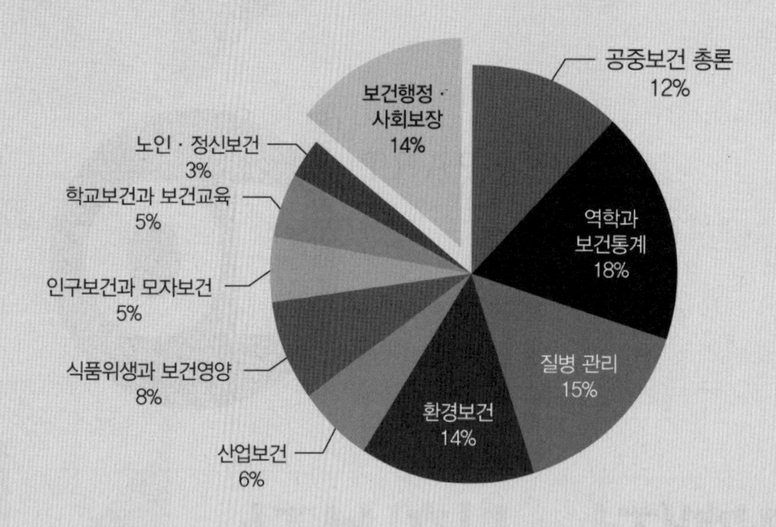

〈최근 10개년 서울시(지방직) 영역별 출제빈도분석(2015~2024)〉

구분	2015	2016	2017	2018	2019	2020	2021	2022	2023	2024	합계
공중보건 총론	1	2	3	1	2	3	4	3	2	2	23
역학과 보건통계	3	3	3	2	4	4	5	3	3	5	35
질병 관리	5	1	3	6	3	0	1	4	3	3	29
환경보건	3	2	3	2	3	2	3	4	4	2	28
산업보건	1	2	2	0	1	2	1	1	1	2	13
식품위생과 보건영양	2	1	2	2	2	3	1	0	1	2	16
인구보건과 모자보건	3	2	0	1	0	2	2	1	0	0	11
학교보건과 보건교육	1	3	1	1	1	2	0	1	1	0	11
노인 · 정신보건	0	0	1	0	1	0	1	1	1	1	6
보건행정 · 사회보장	1	4	2	5	3	2	2	2	4	3	28
합계	20	20	20	20	20	20	20	20	20	20	200

제1장 보건행정

Secret Note

1. 보건의료서비스

(1) 보건의료서비스의 특성

① 정보의 비대칭성(소비자의 무지): 공급이 수요를 창출(Say's Law)
② 외부효과(전염병 예방): 국가개입 필요
③ 질병의 예측불가능성: 의료보험의 근거
④ 공급의 비탄력성
⑤ 독점성: 면허자만 공급가능으로 인해 발생, 국가개입 필요
⑥ 저장 불가능성
⑦ 공급과 수요의 일치(저장 불가능성)
⑧ 공급과 수요의 시간적 불일치
⑨ 공공재 · 우량재적 성격: 모든 소비자에게 골고루 편익이 돌아가야 하는 재화 및 서비스

(2) Donabedian의 의료의 질평가

① 구조평가: 의료기관 신임제도, 면허와 자격인증제도
② 과정평가: 의료이용도 조사(UR), 의료감사, 임상진료지침 여부, 동료심사(PRO), 보수교육, 전문가표준검토기구(PSRO)
③ 결과평가: 병원사망률, 이환율, 재발률, 기능회복률, 환자만족도

2. 보건행정

(1) 행정의 관리과정

① 기획(Planning) → 조직(Organizing) → 지휘(Directing) → 통제(Controlling)
② Gülick의 7가지 관리단계(POSDCoRB): 기획(Planning) → 조직(Organizing) → 인사(Staffing) → 지휘(Directing) → 조정(Coordination) → 보고(Reporting) → 예산(Budgeting)

(2) 보건행정의 특성: 공공성 및 사회성, 봉사성, 조장성, 과학성 및 기술성

(3) 행정활동 4요소: 조직, 인사, 예산, 법적 규제

(4) 보건행정의 범위

① 세계보건기구(WHO): 보건 관련 통계의 수집 · 분석 · 보존, 보건교육, 환경위생, 감염병 관리, 모자보건, 의료, 보건간호
② 에머슨(Emerson): 보건통계, 보건교육, 환경위생, 감염병 관리, 모자보건, 만성병 관리, 보건검사실 운영

(5) 정책

① 정책의 특성: 정부 주체, 목표지향성, 미래지향성, 인본주의적 가치와 행동 추구, 정치적 성격, 문제해결 지향, 합리성 강조
② 정책 정책의제설정 과정: 사회문제 → 사회적 이슈 → 공중의제 → 공식의제
③ 정책결정 과정: 정책문제의 인지 → 목표의 설정 → 정보의 수집 및 분석 → 대안의 작성 및 평가 → 대안의 선택

(6) 기획

기획의 순서: 문제인지 → 목표설정 → 상황분석 → 대안선택 → 수행 → 평가

① **계획예산제도(PPBS, Planning Programming Budgeting System)**: 장기적인 계획 수립과 단기적인 예산편성을 연관시킴으로써 자원배분에 대한 의사결정을 합리적으로 일관성 있게 하려는 제도이다.

② **비용－편익 분석(CBA, Cost-benefit Analysis)**: 서로 대안이 될 수 있는 여러 계획 중에서 가장 타당성이 있는 방법을 판단하는 데 이용하는 방법이다. 기대이익을 화폐액으로 표시한다.

③ **비용－효과 분석(CEA, Cost-effect Analysis)**: 주어진 목적달성을 위한 여러 가지 서로 다른 방법을 비교하여 그중 효과가 가장 큰 방법을 찾아내는 기법이다. 기대이익이 화폐로 표시되지 않는다.

④ **비용－효용 분석(CUA, Cost-Utility Analysis)**: 보건의료프로그램의 비용과 효용을 비교하는 분석방법으로 효용은 건강일수 혹은 질보정수명(QALY)으로 측정한다.

(7) 조직

① **조직의 유형**

㉠ 계선조직(Line Organization): 목표 달성에 직접 기여하기 위하여 상하 명령 복종의 수직적인 계층 구조를 가진 조직

㉡ 막료조직(Staff Organization, 참모조직): 자문 · 권고 · 협의 조정, 정보의 수집 · 분석, 기획 · 통제, 연구 등의 기능 수행

② **조직의 원리**: 계층제의 원리, 통솔범위의 원리, 명령통일의 원리, 전문화의 원리, 조정의 원리, 일치의 원리(권한과 책임의 원리), 목적의 원리

3. 보건행정조직

(1) 중앙보건행정조직(보건복지부)

① **직제**: 4실5국

㉠ 4실: 기획조정실, 보건의료정책실, 사회복지정책실, 인구정책실

㉡ 5국: 건강보험정책국, 건강정책국, 보건산업정책국, 장애인정책국, 사회보장위원회 사무국

② **소속기관**: 국립정신건강센터, 국립나주병원, 국립부곡병원, 국립춘천병원, 국립공주병원, 국립소록도병원, 국립재활원, 국립장기조직혈액관리원, 오송생명과학단지지원센터, 국립망향의동산관리원, 건강보험분쟁조정위원회사무국, 첨단재생의료 및 첨단바이오의약품심의위원회

(2) 지방보건행정조직(보건소)

① 행정안전부 소속

② 설치기준

㉠ 시 · 군 · 구에 보건소 1개소씩 설치

㉡ 읍 · 면에 보건지소 설치

㉢ 리 · 동에는 보건진료소 설치

(3) **보건소의 기능 및 업무(「지역보건법」 제11조)**

① 건강친화적인 지역사회여건의 조성

② 지역보건의료정책의 기획, 조사 · 연구 및 평가

㉠ 지역보건의료계획 등 보건의료 및 건강증진에 관한 중장기 계획 및 실행계획의 수립 · 시행 및 평가에 관한 사항

㉡ 지역사회 건강실태조사 등 보건의료 및 건강증진에 관한 조사 · 연구에 관한 사항

㉢ 보건에 관한 실험 또는 검사에 관한 사항

③ 보건의료인 및 「보건의료기본법」 제3조 제4호에 따른 보건의료기관 등에 대한 지도 · 관리 · 육성과 국민보건 향상을 위한 지도 · 관리

㉠ 의료인 및 의료기관에 대한 지도 등에 관한 사항

㉡ 의료기사 · 보건의료정보관리사 및 안경사에 대한 지도 등에 관한 사항

㉢ 응급의료에 관한 사항

㉣ 「농어촌 등 보건의료를 위한 특별조치법」에 따른 공중보건의사, 보건진료 전담공무원 및 보건진료소에 대한 지도 등에 관한 사항

㉤ 약사에 관한 사항과 마약 · 향정신성의약품의 관리에 관한 사항

㉥ 공중위생 및 식품위생에 관한 사항

④ 보건의료 관련기관 · 단체, 학교, 직장 등과의 협력체계 구축

⑤ 지역주민의 건강증진 및 질병예방 · 관리를 위한 지역보건의료서비스의 제공

㉠ 국민건강증진 · 구강건강 · 영양관리사업 및 보건교육

㉡ 감염병의 예방 및 관리

㉢ 모성과 영유아의 건강유지 · 증진

㉣ 여성 · 노인 · 장애인 등 보건의료 취약계층의 건강 유지 · 증진

㉤ 정신건강증진 및 생명존중에 관한 사항

㉥ 지역주민에 대한 진료, 건강검진 및 만성질환 등의 질병관리에 관한 사항

㉦ 가정 및 사회복지시설 등을 방문하여 행하는 보건의료 및 건강관리사업

㉧ 난임의 예방 및 관리

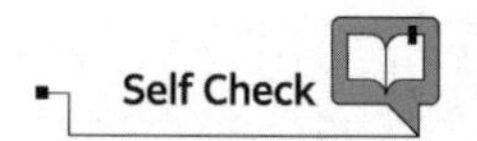

제1절 보건의료서비스

(정답 p.408)

01

보건의료서비스의 어떠한 경제적 특성 때문에 「국민건강보험법」이 실시되었는가? [16 경기의료기술]

① 외부효과 ② 공익성
③ 소비자의 무지 ④ 수요의 불확실성

02

보건의료서비스의 경제적 관념에 대한 설명으로 옳지 않은 것은? [16 경기의료기술]

① 소비자의 무지는 의사가 환자의 의료수요를 유발하는 의사유인수요의 직접적 원인이 되기도 한다.
② 적절한 보건의료서비스를 통하여 건강을 보호한다는 것은 질병의 파급효과를 줄이게 되며 그 혜택은 사회 전체로 돌아가기 때문에 우량재적 성격을 지닌다.
③ 양질의 불확실성에 대한 소비자들의 개선욕구는 치료의 확실성에서 비롯된다.
④ 감염성 질환에 대한 예방 및 치료는 감염병 감염의 경로를 차단하므로 예방접종을 받지 않은 다른 사람들에게도 큰 영향을 미치는 외부효과를 유발한다.

03

보건의료서비스의 경제적 특성으로 공급이 수요를 창출한다는 세이의 법칙을 유발하는 주요 특징은 무엇인가? [17 울산의료기술]

① 정보의 비대칭 ② 독점성
③ 수요의 비탄력성 ④ 예측불가능성

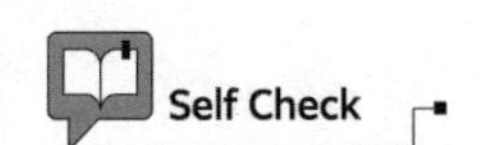

04

우리나라에서 병원급 의료기관을 대상으로 시행되고 있는 인증평가제도에 대한 설명으로 옳지 않은 것은? [17 울산]

① 의료기관인증위원회의 위원은 위원장 1명을 포함한 15인 이내로 구성한다.
② 인증의 유효기간은 3년이다.
③ 조건부인증의 유효기간은 1년이다.
④ 보건복지부장관은 인증업무를 관계 전문기관에 위탁할 수 있다.

05

의료기관 인증기준에 포함되지 않는 것은? [17 경기(12월)]

① 환자만족도
② 환자의 권리와 안전
③ 의사 중 전문의 채용 수
④ 의료기관의 의료서비스 질 향상 활동

06

보건의료서비스의 사회경제적 특성 중 외부효과에 관련된 설명으로 옳은 것은? [18 충북]

① 공급자의 도덕적 해이로 인해 유인수요가 발생한다.
② 보건의료서비스의 특성에 집단적으로 대응하기 위한 경제적 수단으로 의료보험을 도입한다.
③ 보건의료서비스의 소비를 통해 국민 개인뿐만 아니라 국가 전체에도 장기적 편익을 가져다 준다.
④ 예방접종은 감염병 감염경로를 차단하므로 예방접종을 받지 않은 다른 사람들에게도 영향을 미친다.

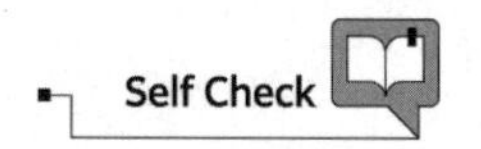

07

공급자에 의해 유인수요가 증가하는 현상과 관련 있는 보건의료서비스의 특성은 무엇인가? [18 울산]

① 외부효과
② 소비자의 무지
③ 수요의 예측불가능성
④ 우량재

08

보건의료서비스의 특성 중 〈보기〉에 해당하는 것은? [18 서울(6월)]

보기
올해 전원 독감예방접종을 맞은 우리 반은 작년에 비해 독감에 걸린 학생이 현저히 줄었다.

① 치료의 불확실성
② 외부효과성
③ 수요의 불확실성
④ 정보와 지식의 비대칭성

09

의료의 질 평가에서 구조평가에 해당 사항을 모두 고른 것은? [19 경기의료기술]

㉠ 의료기관 신임제도	㉡ 면허제도
㉢ 자격증 제도	㉣ 임상진료 지침여부

① ㉠, ㉡
② ㉡, ㉢, ㉣
③ ㉠, ㉡, ㉢
④ ㉠, ㉡, ㉢, ㉣

10

버스정류장을 금연구역으로 지정하는 것과 관련된 보건의료의 사회경제학적 특성은? [19 서울]

① 불확실성
② 외부효과
③ 공급의 독점성
④ 정보의 비대칭성

Self Check

11

Donabedian의 의료의 질 관리를 위한 과정에 따른 제도로 옳은 것은?

[19 충북보건연구사]

① 구조평가 – 면허제도 ② 과정평가 – 환자 만족도 평가
③ 결과평가 – 의료이용도 조사 ④ 과정평가 – 회복률

12

의료기관인증제도에 관한 설명으로 옳지 않은 것은? [19 부산보건연구사]

① 요양병원은 의무적으로 인증신청을 해야 한다.
② 인증에 환자의 권리와 안전에 관한 사항을 포함하여야 한다.
③ 인증의 유효기간은 4년이다.
④ 조건부인증의 갱신기간은 2년이다.

13

보건의료서비스의 공급에는 질 관리가 필요하다 도나베디안(donabedian)은 구조, 과정, 결과의 세 가지 측면에서 접근할 것을 제안하였는데 각 측면의 활동이 옳은 것으로 짝지어진 것은? [20 충북보건연구사]

① 구조평가 – 면허제도, 의료감사
② 구조평가 – 의료기관 신임제도, 진료결과 평가
③ 과정평가 – 의료이용도 조사, 의료감사
④ 결과평가 – 사망률 지표산출, 임상진료지침

14

보건의료서비스의 특징 중 건강보험제도의 도입과 관련있는 것은?

[20 광주보건연구사]

① 외부효과 ② 수요의 불확실성
③ 정보의 비대칭성 ④ 수요와 공급의 일치

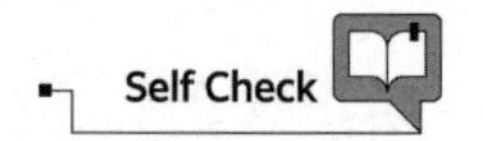

15

다음 중 보건의료서비스의 사회경제적 특징으로 옳은 것은? [20 전북보건연구사]

① 정보의 대칭성
② 내부효과성
③ 수요의 확실성
④ 소비재와 투자재의 혼재

16

다음 중 보건의료의 질 관리를 위한 인증제도에 대한 설명으로 옳지 않은 것은? [20 대구보건연구사]

① 전문병원으로 지정받고자 하는 병원은 인증을 받아야 한다.
② 인증의 유효기간은 4년이다.
③ 인증기준에 환자의 권리와 안전에 관한 사항을 포함하여야 한다.
④ 인증대상은 종합병원급 이상의 의료기관이다.

17

다음 중 보건의료서비스의 특징으로 옳지 않은 것은? [20 세종보건연구사]

① 공급의 독점성
② 정보의 대칭성
③ 치료의 불확실성
④ 외부효과 영향

18

메르스 환자의 확산을 막기 위해 격리병실을 운영하는 데 있어서 공공병원의 역할이 매우 컸다. 이와 관계가 깊은 보건의료서비스의 특징은 무엇인가? [21 경기]

① 가치재
② 공급의 독점성
③ 불확실성
④ 외부효과

Self Check

19

전국적으로 유행하고 있는 코로나19에 대해 예방접종을 시행하여 집단면역을 달성함으로써 얻을 수 있는 효과와 관련있는 보건의료서비스의 특징은 무엇인가? [21 경기7급]

① 외부경제효과 ② 로머의 법칙
③ 수요의 불확실성 ④ 수요자의 도덕적 해이

20

보건의료서비스의 질을 개선시키기 위한 구조, 과정, 결과평가 중 구조평가에 해당하는 것은? [21 경기보건연구사]

① 의사면허 발급 실태조사 ② 의료이용도 조사
③ 임상진료지침 ④ 환자만족도 조사

21

도나베디안의 의료의 질 관리 접근전략 중 과정평가에 해당하는 제도는? [21 세종보건연구사]

① 의료기관의 신임제도 ② 동료심사
③ 환자만족도 ④ 면허제도

22

다음 중 도나베디안의 의료의 질 평가 연결이 옳지 않은 것은? [21 대구보건연구사]

① 의료이용도 – 결과평가 ② 의료감사 – 과정평가
③ 면허제도 – 구조평가 ④ 임상진료지침 – 과정평가

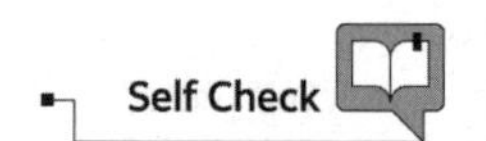

23

다음 중 보건의료서비스의 사회경제적 특징으로 옳지 않은 것은?

[21 충북보건연구사]

① 소비자의 무지 ② 외부효과
③ 치료의 불확실성 ④ 공급의 불확실성

24

보건의료서비스의 사회경제적 특징 중 개인의 행동이 제3자에게 미치는 영향으로 사회에 이익이 되거나 피해를 주는 현상을 의미하는 것은?

[21 광주보건연구사]

① 외부효과 ② 정보의 비대칭성
③ 독점성 ④ 예측불가능성

25

보건의료서비스의 특징 중 정보의 비대칭성에 대한 설명으로 옳지 않은 것은?

[21 부산보건연구사]

① 의사의 유인수요가 발생할 수 있다.
② 최근 정보의 비대칭성이 심화되고 있다.
③ 소비자의 무지가 존재한다.
④ 정부의 개입이 필요하다.

26

도나베디안이 제안한 보건의료서비스의 질 평가 중 과정적 접근으로 옳은 것은?

[21 제주보건연구사]

① 신임제도 ② 면허제도
③ 진료결과 평가 ④ 의료이용도 조사

27

다음 중 보건의료서비스의 사회경제특성으로 옳은 것은? [22 경기의료기술]

① 개인의 행동이 사회에 미치는 외부효과가 크다

② 수요가 불확실해서 국가적 차원에서 관리할 수 없다.

③ 정부가 개입하면 반드시 시장실패가 있다.

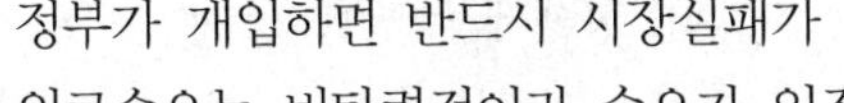

④ 의료수요는 비탄력적이라 수요가 일정하다.

Self Check

28

Donabedian이 제시한 의료의 질 평가 접근방법에 해당하지 않는 것은? [22 광주의료기술]

① 구조평가(Structure)
② 과정평가(Process)
③ 결과평가(Outcome)
④ 성과평가(performance)

29

국민의 70%가 코로나19 예방접종으로 집단면역이 형성된다면 나머지 30%는 접종하지 않아도 코로나19 감염으로부터 안전할 수 있다는 보건의료서비스의 특성으로 옳은 것은? [22 지방직]

① 정보의 비대칭성
② 수요의 불확실성
③ 치료의 불확실성
④ 외부효과성

30

보건의료서비스는 면허를 가진 자만이 공급이 가능하기 때문에 발생하는 특성은 무엇인가? [22 울산의료기술(10월)]

① 정보의 비대칭성
② 외부효과
③ 공급과 수요의 일치
④ 독점성

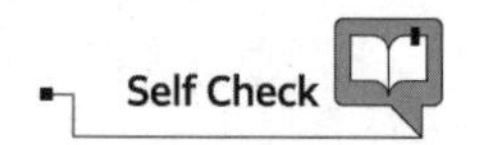

31

보건의료서비스의 특징 중 외부효과와 관련된 정책으로 옳은 것은?

[22 충북보건연구사]

① 건강보험제도
② 보건진료소 설치
③ 금연구역 설정
④ 항생제 처방률 공개

32

〈보기〉의 내용에 해당하는 보건의료서비스의 특징은 무엇인가?

[23 전북경력경쟁]

> 보기
>
> 의료기관의 개설권한은 의료인이나 국가 지방자치단체 등에게만 부여되기 때문에 나타나는 특성으로 이는 공급자가 이익단체를 결성하여 국민건강을 위협하는 독소적인 역할이 발생되는 원인이 되기도 한다.

① 외부효과
② 소비자의 무지
③ 생산의 독점
④ 우량재

33

감염병에 대한 예방접종은 본인의 질병예방뿐만 아니라 그 사람을 통해 다른 주변사람에게 질병이 전파되는 것을 차단하는 효과를 갖는다. 이처럼 어떤 보건의료 관련 행위가 본인뿐만 아니라 제3자의 질병 발생 혹은 예방에 영향을 미치는 것과 관련된 특성은 무엇인가? [23 부산의료기술]

① 독점성
② 공공재
③ 외부효과
④ 정보의 비대칭성

34

다음에서 설명하는 보건의료서비스의 사회경제적 특성은? [23 보건직]

> • 일반인들은 의료전문가에 비해 보건의료에 대한 전문지식이 적다.
> • 공급자에 의해 수요가 창출된다.

① 가치재
② 정보의 비대칭성
③ 노동집약적
④ 소비재인 동시에 투자재

35

코로나19바이러스 감염증의 유행에 대한 대응을 위해 공공병원은 격리병실을 운영하여 감염병의 확산 방지에 매우 큰 역할을 하였다. 매우 컸다. 이와 관련있는 보건의료서비스의 특징은 무엇인가? [23 부산보건연구사]

① 정보의 비대칭성 ② 공급의 독점성
③ 외부효과 ④ 가치재

Self Check

제 2 절 보건행정 (정답 p.412)

01

보건정책과정에서 공식적인 권한을 갖는 자는? [16 충북보건연구사]

가. 국회	나. 의회
다. 정책전문가	라. 정당

① 가, 나 ② 나, 다
③ 다, 라 ④ 가, 라

02

보건소의 지리적 접근도가 낮아 주민들의 보건소 이용률이 감소하였다. 중앙정부의 재정적 지원으로 보건지소를 설치하여 취약지역주민에 대한 보건서비스를 강화하였다면 이는 SWOT 분석에서 무슨 전략에 해당하는가? [16 서울]

① SO 전략(Strength－Opportunity Strategy)
② WO 전략(Weakness－Opportunity Strategy)
③ ST 전략(Strength－Threat Strategy)
④ WT 전략(Weakness－Threat Strategy)

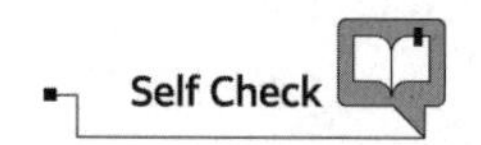

03

우리나라 보건행정의 특징이 아닌 것은? [17 서울의료기술]

① 정확성 및 집중성 ② 조장성 및 교육성
③ 봉사성 ④ 공공성 및 사회성

04

보건행정의 성격으로 옳지 않은 것은? [17 충북(12월)]

① 공공성 및 사회성 ② 봉사성
③ 조장성 및 교육성 ④ 사회규범에 의한 규제성

05

다음 중 기획의 필요성으로 옳지 않은 것은? [17 경기의료기술 경력]

① 새로운 지식과 기술개발 ② 이해대립의 조정
③ 조직구성원의 전문지식 함양 ④ 희소자원의 효과적 배분

06

계획기법인 PPBS의 풀네임으로 옳은 것은? [17 충남, 세종]

① Programming Planning Base System
② Planning Programming Budgeting System
③ Performance Planning Budgeting Series
④ Planning Performance Brainstorming Series

07

다음에 제시된 글이 설명하는 조직의 원리는? [17 경기]

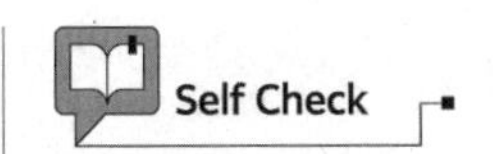

> 권한과 책임의 정도에 따라 직무를 등급화 함으로써 직무상의 지휘, 복종관계가 이루어지도록 하는 것으로 역할의 수직적 분담체계를 형성한다.

① 통솔범위의 원리 ② 계층제의 원리
③ 조정의 원리 ④ 명령통일의 원리

08

다음 중 조직의 원리에 해당하지 않는 것은? [17 울산의료기술]

① 통솔범위의 원리 ② 계층제의 원리
③ 통제의 원리 ④ 조정의 원리

09

보건기획의 순서로 옳은 것은? [18 충남의료기술, 보건진료]

① 목표설정 – 상황분석 – 대안작성 – 집행 – 평가
② 상황분석 – 목표설정 – 대안작성 – 집행 – 평가
③ 목표설정 – 대안작성 – 상황분석 – 집행 – 평가
④ 상황분석 – 대안작성 – 목표설정 – 집행 – 평가

10

보건기획기법 중 예산과 계획의 기능을 결합하여 자원 배분에 대한 의사결정의 합리화를 추구하는 기법은? [18 경북]

① PPBS ② OR
③ SA ④ CBA

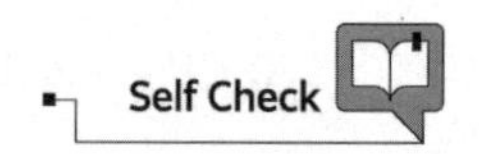

11

조직의 원리를 설명한 것으로 옳은 것은?

① 계층제의 원리는 권한과 책임의 정도에 따라 직무를 등급화함으로써 상하조직단위 사이에 직무상 지휘·감독관계에 서게 하는 것을 의미한다.
② 전문화의 원리는 한 사람의 상관이 몇 사람의 부하를 적절하게 직접 감독할 수 있는가를 의미하는 것이다.
③ 통솔범위의 원리는 조직의 전체 기능을 성질별로 나누어 가급적 한 사람에게 동일한 업무를 분담시키는 원리를 의미한다.
④ 계층제의 원리는 누구나 한 사람의 직속상관에게만 보고하며, 또 명령을 받아야 한다는 것을 말하는 원리이다.

12

보건행정의 특징으로 옳은 것은? [18 경기의료기술]

① 한정된 자원을 활용하여 최대의 효과를 낸다.
② 자유민주주의 원칙에 따른 소극적 규제행정을 한다.
③ 이윤중심의 모형에 따른다.
④ 주민의 참여보다는 정부주도로 획일적으로 집행해야 한다.

13

보건사업을 계획하고 자원 배분에 대한 합리적 의사결정을 위한 행정기법은?

[18 경북의료기술]

① OR ② PPBS
③ SA ④ PERT

14

지역사회 주민들의 자발적 참여와 관련있는 보건행정의 특성은?

[19 경기의료기술(11월)]

① 공공성 사회성 ② 봉사성
③ 조장성 및 교육성 ④ 과학성 기술성

Self Check

15

경기도에서 기존의 보건사업의 다각화를 위해 새로운 집단을 대상으로 새로운 사업을 기획하고자 할 때 적절한 분석은? [19 경기보건연구사]

① ST분석 ② SO분석
③ WT분석 ④ WO분석

16

다음 중 보건행정의 특징으로 옳지 않은 것은? [19 충남보건연구사]

① 공공성 및 사회성 ② 조장성 및 교육성
③ 평등성 및 참여성 ④ 과학성 및 기술성

17

조직구성원의 동기부여이론인 Herzberg의 2요인 이론에서 동기-위생요인의 연결이 옳지 않은 것은? [19 울산보건연구사]

① 위생요인 - 성취감 ② 위생요인 - 작업조건
③ 동기요인 - 인정 ④ 동기요인 - 성장가능성

18

보건행정의 특성으로 옳은 것을 모두 고르시오. [19 울산보건연구사]

㉠ 공공성	㉡ 사회성
㉢ 봉사성	㉣ 조장성
㉤ 교육성	㉥ 과학성
㉦ 기술성	㉧ 규제성

① ㉠, ㉡, ㉢, ㉣, ㉤
② ㉠, ㉡, ㉢, ㉣, ㉤, ㉥
③ ㉠, ㉡, ㉢, ㉣, ㉤, ㉥, ㉦
④ ㉠, ㉡, ㉢, ㉣, ㉤, ㉥, ㉦, ㉧

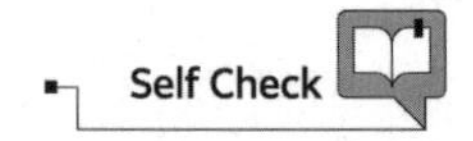

19

다음 설명에 해당하는 조직유형은? [19 울산보건연구사]

> • 1960년대 초 미국의 항공기제조회사인 보잉항공사에서 처음 시작했다.
> • 수직적 조직과 수평적 조직을 결합한 모형이다.
> • 의사결정이 복잡해지고 거대해지며 이 결과 기능부서와 프로젝트 관리자들 간에 권력투쟁이 발생할 가능성도 있다.

① 라인 조직
② 라인스텝 조직
③ 프로젝트 조직
④ 매트릭스 조직

20

어느 지역에서 영아 사망률이 높아 영유아 의료사업을 진행하려고 한다. 여러 가지 보건사업이 제시 되었고, 이 중 하나를 채택하여 진행하려고 한다. 이때 질보정수명을 이용하여 보건사업을 비교한다면 어떠한 경제학적 접근방법인가? [19 강원보건연구사]

① 비용－효과분석
② 비용－편익분석
③ 비용－효용분석
④ 투입－산출분석

21

조직을 권한과 책임의 정도에 따라 직무를 등급화시켜 상하 계층 간의 직무상 지휘 및 복종관계가 이루어지도록 하는 조직의 원리는 무엇인가? [19 강원보건연구사]

① 통솔범위의 원리
② 계층화의 원리
③ 명령통일의 원리
④ 조정의 원리

22

보건정책을 기획하는 과정에서 다음 중 가장 먼저 진행되어야 하는 것은 무엇인가? [19 강원보건연구사]

① 목표 설정
② 대안결정
③ 미래지향적인 대안 시행
④ 예산편성

23

다음 중 정책수립 과정으로 옳은 것은? [19 대구보건연구사]

① 정책의제결정 – 정책결정 – 정책집행 – 정책평가
② 정책의제결정 – 정책결정 – 정책평가 – 정책집행
③ 정책결정 – 정책의제결정 – 정책집행 – 정책평가
④ 정책평가 – 정책의제결정 – 정책집행 – 정책결정

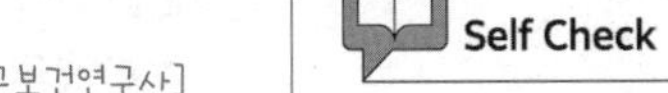

24

비용–편익 분석에 대한 설명으로 옳은 것은? [19 대전보건연구사]

① 주어진 목적달성을 위한 여러 가지 서로 다른 방법을 비교하여 그 중 가장 효과 큰 방법을 찾아내는 분석
② 기대이익을 화폐로 표시한다.
③ 질보정수명을 이용한 분석이다.
④ 비용 단위당 최대의 효용을 갖는 분석이다.

25

Gulick의 POSDCoRB으로 옳지 않은 것은? [20 경기의료기술]

① 인사(staffing) ② 기획(planning)
③ 지휘(directing) ④ 협력(cooperation)

26

보건정책대안의 경제성을 평가하기 위한 방법 중 기대이익을 화폐액으로 표시 가능한 방법은? [20 경기의료기술]

① 비용–편익분석 ② 비용–효과분석
③ 비용–효용분석 ④ 비용–비효과분석

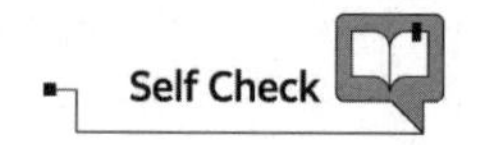

27

A지역은 노인인구가 많으나 보건의료시설과의 거리가 멀다. 이 지역에 능력있고 열정적인 보건소장이 새로 취임하였다면 SWOT분석 중 적용가능한 기법은? [20 경북의료기술]

① WO ② ST
③ WT ④ SO

28

노인보건사업과 영유아보건사업을 비교했을 때 노인보건사업이 질을 보정한 수명 연장 측면에서 더 삶의 질 측면에서 더 유리하다고 판단할 수 있는 의사결정기법은 무엇인가? [20 경북]

① 비용-효과 분석 ② 비용-편익 분석
③ 비용-효용 분석 ④ 비용-효율 분석

29

SWOT 전략 중 외부의 위험을 피하기 위해 사업을 축소 및 폐기하는 방어적 전략은? [20 서울]

① SO 전략 ② WO 전략
③ ST 전략 ④ WT 전략

30

다음 설명에 해당하는 조직의 원리는? [20 경기의료기술(11월)]

공동의 목표를 달성하기 위하여 하위체계 간의 노력의 통일을 기하기 위한 과정이다.

① 계층제의 원리 ② 통솔범위의 원리
③ 명령통일의 원리 ④ 조정의 원리

Self Check

31

영유아보건사업을 통해 신생아 사망률을 가장 최소화할 수 있는 사업방법을 선택하기 위해 적용할 때 적절한 분석기법은 무엇인가? [20 경기보건연구사]

① 비용최소화분석　　② 비용－편익분석
③ 비용－효과분석　　④ 비용－효용분석

32

의사결정기법 중 하나인 델파이기법에 대한 설명으로 옳은 것은? [20 광주보건연구사]

> 가. 전문가의 직관에 의존하는 주관적이고 질적인 미래예측기법이다.
> 나. 최종의사결정이 이루어질 때까지 많은 시간이 소비되기 때문에 빠른 의사결정에는 적용의 한계가 있다.
> 다. 익명성을 보장하여 외부적인 영향력으로 결론이 왜곡되는 것을 방지한다.
> 라. 창의적 의견이나 독창적인 사람들의 기발한 아이디어를 직접적인 대면 접촉토의를 통하여 창안하는 주관적 · 질적 분석기법이다.

① 가, 나, 다　　② 가, 다
③ 나, 라　　④ 가, 나, 다, 라

33

조직의 상급자와 하위관리자가 함께 목표를 설정하고 업무수행 결과를 평가 · 환류시켜 조직의 효율성을 제고하려는 관리기법은? [20 울산보건연구사]

① PERT　　② PPBS
③ TQM　　④ MBO

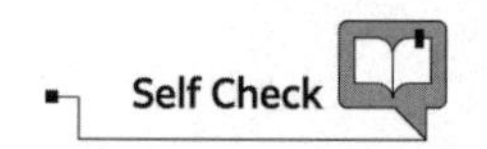

34

〈보기〉에 해당하는 조직유형은 무엇인가? [20 울산보건연구사]

보기
- 다양한 전문성을 가진 구성원을 팀으로 조직하여 특정 사안이 해결될 때까지 운영한다.
- 조직구성원은 수평적인 관계로 운영된다.
- 특정목표의 달성이나 임무를 수행하기 위하여 수직적 명령계통, 기능적 분화, 통솔범위에 일반적으로 구애받지 않아 상당한 유연성을 가진다.

① 매트릭스 조직
② 참모 조직
③ 프로젝트 조직
④ 계선 조직

35

〈보기〉의 설명에 해당하는 보건행정의 특성은 무엇인가? [20 대구보건연구사]

보기
- 코로나19 유행의 차단을 위해 정부에서 시민들을 대상으로 마스크 착용, 생활속 거리두기 등의 행동지침을 발표하고 시민들의 자발적 참여 필요성을 강조하였다.
- 정부의 각 부처나 지자체에도 지침을 준수할 것을 당부하였다.

① 과학성
② 기술성
③ 공공성 및 사회성
④ 조장성 및 교육성

36

보건소의 보건사업 마케팅 전략을 수립하기 위하여 SWOT분석을 실시한 결과가 〈보기〉와 같을 때 적용 가능한 전략은 무엇인가? [20 대구보건연구사]

보기
- 코로나19 유행으로 인하여 시민들이 보건소를 방문하기 어렵다.
- 보건소 직원들의 역량을 발휘하여 대면으로 진행되던 교육을 온라인 강의를 통해 비대면교육으로 전환하고 있다.

① SO
② ST
③ WO
④ WT

Self Check

37

기존의 정책이나 결정을 일단 긍정적으로 검토하고, 그것보다 약간 향상된 대안에 대해서만 부분적 · 순차적으로 탐색하여 의사결정하는 모형은 무엇인가? [20 대전보건연구사]

① 합리모형 ② 만족모형
③ 점증모형 ④ 혼합모형

38

행정의 과정 중 정해진 목표나 정책의 합리적 운용을 위한 사전준비활동과 집행전략을 수립하는 것으로 PPBS를 적용하는 단계에 해당되는 것은? [20 부산보건연구사]

① 조직 ② 기획
③ 조정 ④ 인사

39

전문가들이 집단토의를 하는 경우 발생하는 단점을 극복하기 위해서 개발된 기법으로 익명성을 보장하며 여러 전문가들의 의견을 종합하고 통계처리하는 과정을 반복하여 의사결정하는 기법은 무엇인가? [20 세종보건연구사]

① 델파이 기법 ② 데이터마이닝 기법
③ 브레인스토밍 기법 ④ 프로그램평가검토 기법

40

어떤 분야의 전문가들에게 토론 없이 익명으로 자문을 의뢰하고 이를 반복 · 종합하여 결과를 예측하는 의사결정기법은 무엇인가? [21 경남]

① 브레인스토밍(Brainstorming)
② 시계열분석(Time Series Analysis)
③ 델파이기법(Delphi Technique)
④ 프로그램평가검토기법(PERT)

Self Check

41

〈보기〉의 설명에 해당하는 조직으로 옳은 것은? [21 복지부]

보기

- 조직의 목표달성을 원활하게 할 수 있도록 지원하는 조직이다.
- 명령, 집행, 결정에 대한 독자적 권한이 없다.

① 계선 조직 ② 참모 조직
③ 계선참모 조직 ④ 매트리스 조직
⑤ 애드호크라시

42

보건사업의 대안을 선택하기 위한 방법으로 비용 및 결과를 화폐액으로 표시하여 검토하는 분석기법은? [21 울산의료기술]

① 비용-편익 분석 ② 비용-효과 분석
③ 비용-효용 분석 ④ 비용-효율 분석

43

비용-효과분석에 대한 설명으로 옳은 것은? [21 경기보건연구사]

① 질보정생존연수(QALY)로 효과를 측정한다.
② 동일한 효과에 대해 최소의 비용이 드는 사업이나, 동일한 비용으로 최대의 효과를 내는 사업을 채택한다.
③ 결과물이 화폐가치일 때 비용-편익분석보다 더 유용하게 쓸 수 있다.
④ 산출물이 동일하지 않더라도 경제성평가가 가능하다.

44

국가적인 보건사업을 시행할 때 건강행위를 실천하도록 하기 위해 주민들을 교육하고 자발적으로 참여를 하도록 하는 것과 관련 있는 보건행정의 특성은 무엇인가? [21 전북보건연구사]

① 공공성 및 사회성 ② 조장성 및 교육성
③ 기술성 ④ 봉사성

Self Check

45

〈보기〉의 내용에 해당하는 조직유형은 무엇인가? [21 전북보건연구사]

보기

- 특정목표의 달성이나 임무를 수행하기 위하여 유연성을 가진 조직
- Task Force로도 불리며, 해산을 전제로 하여 임시로 편성된 조직
- 수평적인 관계에서 운영

① 라인 조직 ② 매트릭스 조직
③ 프로젝트 조직 ④ 라인스탭 조직

46

지역사회 보건사업을 기획할 때 지켜야 할 원칙으로 옳지 않은 것은?

[21 대전보건연구사]

① 명확하고 구체적인 목적이 제시되어야 한다.
② 유동적인 행정상황에 신속히 대응할 수 있어야 한다.
③ 불필요한 수정을 하지 않도록 포괄적인 목적을 세운다.
④ 간결해야 하므로 난해하거나 전문적인 용어는 피해야 한다.

47

노인요양사업과 영유아 예방접종 사업을 비교하여 투입되는 자원 대비 질보정수명(QALY)이 높은 사업을 선정하였다. 이러한 판단에 사용되는 경제성평가 기법은 무엇인가? [21 대전보건연구사]

① 비용-효용 분석 ② 비용-효과 분석
③ 비용-편익 분석 ④ 비용-효율 분석

Self Check

48

〈보기〉의 내용 중 보건기획의 목적 옳은 것은? [22 경기의료기술]

보기

ㄱ. 합리적인 의사결정	ㄴ. 이해대립의 조정
ㄷ. 새로운 지식과 기술개발	ㄹ. 희소자원의 효과적인 배분

① ㄱ, ㄴ, ㄷ　　② ㄱ, ㄷ
③ ㄴ, ㄹ　　④ ㄱ, ㄴ, ㄷ, ㄹ

49

보건사업의 기획에 사용되는 기법으로 조직의 내부환경과 외부환경을 분석하여 이를 토대로 하는 마케팅전략은 무엇인가? [22 전북의료기술]

① POSDCoRB　　② SWOT
③ CEA　　④ CBA

50

SWOT분석 결과에 따라 위협을 최소화하고 조직의 강점을 사용하기 위한 다각화 전략이 적용될 수 있는 유형은? [22 광주의료기술]

① SO　　② ST
③ WO　　④ WT

51

귤릭의 행정과정인 POSDCoRB 중 행동통일을 이룩하도록 집단적 활력을 결집시키는 활동에 해당하는 것은? [22 대전의료기술]

① 조정(Coordinating)　　② 조직(Organizing)
③ 지휘(Directing)　　④ 인사(Staffing)

52

다음 중 보건행정의 특성이 아닌 것은? [22 경기의료기술(11월)]

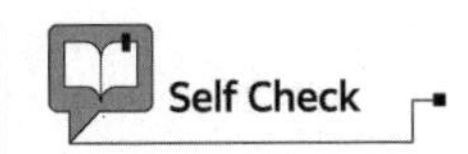

① 공공성 및 사회성 ② 봉사성
③ 과학성 및 기술성 ④ 전문성

53

다음 중 개인적 차원의 정책결정 모형에 대한 설명으로 옳지 않은 것은? [22 충북보건연구사]

① 합리모형은 인간의 제한된 합리성을 전제로 한다.
② 만족모형은 현실적으로 만족할 만한 수준에서 의사결정한다는 이론이다.
③ 점증모형은 현존정책을 수정보완한다.
④ 최적모형은 경제적 합리성과 초합리성을 고려한 모형이다.

54

다음 중 매트릭스 조직에 대한 설명으로 옳지 않은 것은? [22 강원보건연구사]

① 전통적인 조직과 수평적인 조직을 결합시킨 조직이다.
② 조직의 효율성과 유연성을 높이는 조직모형이다.
③ 명령통일 원칙에 위배되는 조직이다.
④ 의사결정이 집권화된다.

55

정신보건관련 정책을 결정하는 과정에는 공식적인 참여자와 비공식적 참여자가 있다. 다음 중 공식적 참여자에 해당하는 것은? [23 부산의료기술]

① 정신보건 학회 ② 보건복지부
③ 정당 ④ 정신질환자 모임

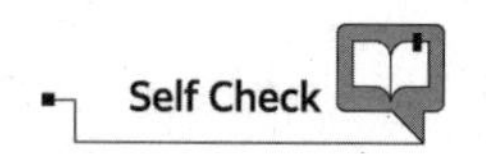

56

권한과 책임의 정도에 따라 직무를 등급화함으로써 상하 계층 간의 직무상의 지휘, 복종관계가 이루어지는 조직의 원리는 무엇인가? [23 대전의료기술]

① 계층제의 원리
② 명령 통일의 원리
③ 통솔 범위의 원리
④ 조정의 원리

57

다음에서 설명하는 조직의 원리는? [23 보건직]

> 조직의 공동목적을 달성하기 위하여 행동통일 및 업무수행을 조화롭게 배열하는 집단적 노력

① 조정의 원리
② 계층제의 원리
③ 명령 통일의 원리
④ 통솔 범위의 원리

58

다음 중 보건행정의 특성으로 옳지 않은 것은? [24 부산의료기술]

① 봉사성
② 통제성
③ 공공성
④ 기술성

59

다음 중 보건행정의 기본원리로 옳지 않은 것은? [24 대구의료기술]

① 사회국가의 원리를 따른다.
② 법률에 위반되는 행위를 서는 안 된다.
③ 생활능력이 없는 국민은 법률이 정하는 바에 의하여 국가의 보호를 받는다.
④ 보건행정서비스는 차별적으로 제공한다.

60

귤릭의 관리과정 중 공동의 목표를 달성하기 위해 행동통일을 이루고자 집단적 활력을 결집시키는 활동은 무엇인가? [24 충남의료기술]

① 기획 ② 인사
③ 조정 ④ 지휘

61

다음 중 보건기획의 특성으로 옳지 않은 것은? [24 강원의료기술]

① 표준화 ② 형평성
③ 단순성 ④ 안정성

Self Check

제 3 절	보건행정 조직	(정답 p.423)

01

지역보건의료계획에 대한 내용으로 틀린 것은? [15 경기의료기술]

① 지역주민의 건강증진을 위해 지역보건의료계획은 4년마다 수립되어야 한다.
② 보건의료수요 측정 및 지역보건의료서비스의 장단기 공급대책에 관한 내용도 포함된다.
③ 시 · 도지사 및 시장 · 군수 · 구청장은 매년 연차별 보건의료계획 시행계획을 수립하여야 한다.
④ 시장 · 군수 · 구청장은 시 · 도의 지역보건의료계획의 시행결과를, 시 · 도지사는 시 · 군 · 구의 지역보건의료계획 시행결과를 평가한다.

02

농어촌 등 보건의료 취약지역의 보건의료 접근성을 높여 1차보건의료를 실현하기 위하여 설치된 보건의료기관은 무엇인가? [16 부산]

① 보건진료소 ② 보건지소
③ 보건소 ④ 보건의료원

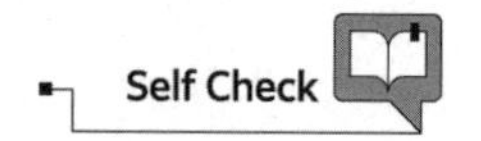

03

「지역보건법」상 보건소의 기능 및 업무 중 지역주민의 건강증진과 질병 예방 · 관리를 위한 지역보건의료서비스 제공에 대한 내용으로 옳지 않은 것은? [16 서울]

① 감염병의 예방 및 관리
② 모성과 영유아의 건강 유지 · 증진
③ 건강보험에 관한 사항
④ 정신건강증진 및 생명존중에 관한 사항

04

우리나라 보건복지부의 조직 중 노인지원과가 포함되어 있는 실은? [16 경기의료기술]

① 기획조정실
② 보건정책실
③ 사회복지정책실
④ 인구정책실

05

다음 중 보건소의 기능 및 업무로 적절하지 않은 것은? [16 충북보건연구사]

① 식품위생 및 수질관리에 관한 사항
② 의료인 및 의료기관에 대한 지도 등에 관한 사항
③ 응급의료에 관한 사항
④ 약사에 관한 사항

06

보건복지부 소속 산하 기관이 아닌 보건의료기관은? [17 충북(12월)]

① 국립재활원
② 국립암센터
③ 보건소
④ 국립정신건강센터

07

우리나라의 보건복지부에서 주도하고 있는 사회보험 사업으로 옳은 것은?

[17 전북]

가. 국민건강보험	나. 장기요양보험
다. 산업재해보상보험	라. 자동차보험

① 가, 나 ② 가, 다
③ 나, 다 ④ 다, 라

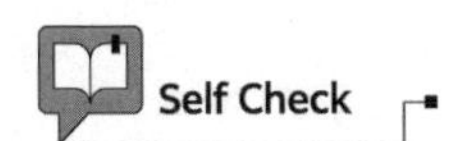

08

다음 중 시 · 군 · 구의 지역보건의료계획의 세부내용으로 옳지 않은 것은?

[17 광주]

① 지역보건의료기관과 보건의료 관련기관 · 단체 간의 기능 분담 및 발전 방향
② 지역보건의료기관의 인력 · 시설 등 자원 확충 및 정비계획
③ 의료기관의 병상(病床)의 수요 · 공급
④ 보건소의 기능 및 업무의 추진계획과 추진현황

09

지역보건의료계획에 포함되어야 하는 사항이 아닌 것은? [17 경기의료기술(10월)]

① 보건의료수요의 측정
② 지역사회의 노인보건의료와 만성병 관리
③ 보건의료자원의 조달 및 관리
④ 지역보건의료서비스의 제공을 위한 전달체계 구성방안

Self Check

10

다음 〈보기〉에서 설명하고 있는 기관은? [17 서울]

보기

- 도시 취약지역 주민의 보건의료서비스 필요를 충족시키기 위함
- 「지역보건법 시행령」제11조에 따라 지방자치단체의 조례로 읍·면·동마다 1개씩 설치 가능(보건소가 설치된 읍·면·동은 제외)
- 진료수행은 불가하며, 질병예방 및 건강증진을 위해 지역에 특화된 통합 건강증진사업으로 추진·기획단계부터 건강문제를 해결하는 주체로서 지역주민의 참여를 통해 운영

① 보건지소
② 보건진료소
③ 보건의료원
④ 건강생활지원센터

11

다음 중 시·군·구의 지역보건의료계획의 세부내용으로 옳은 것은? [17 경북의료기술]

① 의료기관의 병상(病床)의 수요·공급
② 지역보건의료와 사회복지사업 사이의 연계성 확보 계획
③ 정신질환 등의 치료를 위한 전문치료시설의 수요·공급
④ 시·군·구 지역보건의료기관 인력의 교육훈련

12

지역보건의료기관 중 보건진료소의 설치근거법은 무엇인가? [17 경기]

① 보건소법
② 지역보건법
③ 보건의료기본법
④ 농어촌등 보건의료를 위한 특별조치법

Self Check

13

다음 중 보건소의 기능으로 옳지 않은 것은? [17 경북의료기술]

① 장기요양기관 지정신청 및 지정업무
② 가정 및 사회복지시설 등을 방문하여 행하는 보건의료사업
③ 정신건강증진 및 생명존중에 관한 사항
④ 지역보건의료계획 수립 · 시행 및 평가에 관한 사항

14

보건소의 기능 및 업무 중에서 지역주민의 건강증진 및 질병예방 관리를 위한 것이 아닌 것은? [17 충남]

① 건강 친화적인 지역사회 여건의 조성
② 건강증진, 구강건강, 영양관리사업 및 보건교육
③ 정신건강증진 및 생명존중에 관한 사항
④ 가정 및 사회복지시설 등을 방문하여 행하는 보건의료사업

15

지방보건 행정조직 중에서 보건소의 기능과 역할에 대한 설명으로 가장 옳은 것은? [17 서울]

① 보건의료기관 등에 대한 지도와 관리
② 지역보건의료에 대한 재정적 지원
③ 보건의료인력 양성 및 확보
④ 지역보건의료 업무 추진을 위한 기술적 지원

16

다음 중 병원관리의 특징으로 옳지 않은 것은? [18 경기]

① 병원경영은 표준화하기 어렵다.
② 재정적 안정보다 환자의 생명과 안전을 더 중요시한다.
③ 노동집약적이며 자본집약적인 조직이다.
④ 조직의 권한과 통제구조가 간단하다.

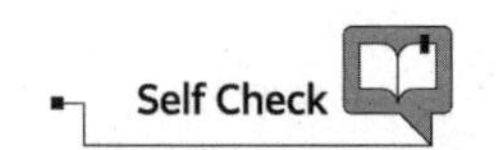

17

우리나라 공공보건행정조직에 대한 설명으로 가장 옳은 것은? [18 서울(6월)]

① 보건진료소에는 보건의료서비스 접근성을 높이기 위하여 의사가 배치되어 있다.
② 지역 내 관할 의료인과 의료기관에 관한 지도업무는 보건소의 소관업무가 아니다.
③ 보건의료원은 보건복지부와 보건소를 연결하는 중간조직이다.
④ 중앙보건 행정조직은 보건소 업무에 직접적인 행정적 연계가 없다.

18

「지역보건법」상 보건소의 기능에 해당하지 않는 것은? [19 서울]

① 건강 친화적인 지역사회 여건의 조성
② 지역보건의료정책의 기획, 조사· 연구 및 평가
③ 보건의료기관의 평가인증
④ 지역주민의 건강증진 및 질병예방·관리를 위한 각종 지역보건의료서비스의 제공

19

다음 중 시 · 군 · 구의 지역보건의료계획에 포함되어야 할 사항으로 옳지 않은 것은? [19 경기]

① 보건소의 기능 및 업무 추진계획
② 지역보건의료기관 인력 시설 등 자원 확충 및 정비 계획
③ 정신질환 등의 치료를 위한 전문치료시설
④ 취약계층의 건강관리를 및 지역주민의 건강 상태 격차 해소를 위한 추진계획

20

다음 중 보건복지부의 소속기관에 해당하지 않는 것은? [19 경남]

① 근로복지공단
② 국립장기조직혈액관리원
③ 국립재활병원
④ 국립나주병원

21

「지역보건법」에서 보건소의 기능으로 맞는 것은? [19 경남보건연구사]

> ㄱ. 보건의료기관에 대한 지도 · 관리 · 육성
> ㄴ. 국민건강증진 · 구강건강 · 영양관리 사업 및 보건교육
> ㄷ. 지역보건의료정책의 기획, 조사 · 연구, 평가
> ㄹ. 정신건강증진 및 생명존중에 관한 사항
> ㅁ. 의료인에 대한 지도
> ㅂ. 가정이나 사회복지시설 등을 방문하여 행하는 보건의료 및 건강관리 사업

① ㄱ, ㄴ, ㄷ, ㅂ
② ㄴ, ㄷ, ㄹ, ㅁ
③ ㄴ, ㄷ, ㄹ, ㅁ, ㅂ
④ ㄱ, ㄴ, ㄷ, ㄹ, ㅁ, ㅂ

Self Check

22

「지역보건법」에 따라 실시하는 지역사회 건강실태조사에 대한 설명으로 옳은 것은? [19 광주보건연구사]

① 「국민건강증진법」에 의거하여 지역주민의 건강증진에 이바지함을 목적으로 한다.
② 국가와 지방자치단체는 지역주민의 건강상태를 파악하기 위하여 3년마다 조사를 실시하여야 한다.
③ 조사내용에는 활동의 제한 및 삶의 질에 관한 사항이 포함되어 있다.
④ 지역사회 건강실태조사는 전수조사를 원칙으로 한다.

23

다음 중 「지역보건법」에 따라 설치되는 보건소에 대한 설명으로 옳은 것은? [19 광주보건연구사]

① 보건소는 보건복지부 소속이다.
② 건강생활지원센터는 보건소가 설치된 읍 · 면 · 동에도 설치할 수 있다.
③ 의사가 아니어도 보건소장에 임명할 수 있다.
④ 보건소는 시 · 도에 1개, 시 · 군 · 구별로 2개씩 설치한다.

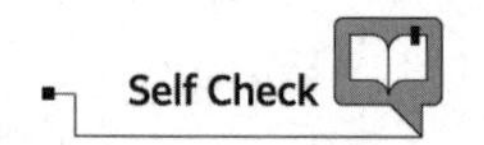

24

다음 중 지역보건의료계획에 관한 설명으로 옳은 것은? [19 부산보건연구사]

ㄱ. 계획은 시 · 도지사와 시장 · 군수 · 구청장이 수립한다.
ㄴ. 5년마다 수립한다.
ㄷ. 필요한 경우 보건복지부장관은 시 · 도지사에게 계획에 대한 조정을 권고할 수 있다.
ㄹ. 계획에는 보건의료자원의 조달 및 관리에 대한 내용이 포함된다.
ㅁ. 시 · 도지사는 시 · 군 · 구의 지역보건의료계획의 시행 결과를 평가할 수 있다.

① ㄱ, ㄴ
② ㄱ, ㄷ, ㄹ
③ ㄱ, ㄷ, ㄹ, ㅁ
④ ㄱ, ㄴ, ㄷ, ㄹ, ㅁ

25

「지역보건법」에 따라 4년마다 수립되는 지역보건의료계획에 포함되어야 할 사항이 아닌 것은? [20 경기의료기술]

① 보건의료 공급의 측정
② 지역보건의료서비스에 관한 장기 · 단기 공급대책
③ 지역보건의료서비스의 제공을 위한 전달체계 구성 방안
④ 지역보건의료에 관련된 통계의 수집 및 정리

26

다음 중 보건소의 기능에 해당하지 않는 것은? [20 경북의료기술]

① 건강친화적인 지역사회 여건조성
② 의료인 및 의료기관에 대한 지도 등에 관한 사항
③ 보건의료 관련기관 및 단체, 학교, 직장등과 협력체계 구축
④ 지역보건의료서비스 제공을 위한 전달체계 구성

Self Check

27

「지역보건법」에 따른 보건소의 기능에 해당하지 않는 것은? [20 경기]

① 산업보건 위생관리
② 난임의 예방 및 관리
③ 감염병의 예방 및 관리
④ 국민건강증진 · 구강건강 · 영양관리사업 및 보건교육

28

「지역보건법」에 다른 보건소의 기능에 해당하지 않는 것은? [20 충남]

① 보건교육
② 영양관리사업
③ 학교보건
④ 구강건강

29

우리나라의 보건소 역사에 대한 설명으로 옳지 않은 것은? [20 경북보건연구사]

① 1945년 미군정청이 우리나라 최초의 근대식 보건행정기관인 위생국을 설치하였다.
② 최초로 보건소법이 제정된 것은 1956년이다.
③ 1962년 실질적의미의 보건소가 설치되었다.
④ 1995년에 「지역보건법」으로 전면 개정되었다.

30

「지역보건법」에 따라 설립된 지역보건의료기관에 해당하지 않는 것은?

[20 대전보건연구사]

① 보건지소
② 보건진료소
③ 보건의료원
④ 건강생활지원센터

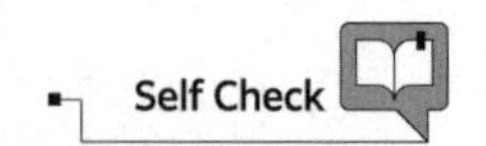

31

보건복지부 소관의 법정 기금으로 운용되는 보건재정이 아닌 것은?

[20 서울보건연구사]

① 국민건강증진기금　　② 국민연금기금
③ 응급의료기금　　④ 공공아동기금

32

「지역보건법」에 대한 설명으로 가장 옳지 않은 것은? [20 서울보건연구사]

① 보건소는 시 · 군 · 구별로 1개씩 설치하는 것이 원칙이다.
② 보건소가 설치되지 않은 읍 · 면의 경우 보건지소를 설치할 수 있다.
③ 보건소의 추가 설치는 대통령령에 따라 해당 지방자치단체의 조례로 정한다.
④ 해당 보건소에서 보건소장으로 임용되기 이전 최근 3년간 보건 등과 관련된 근무 경험이 있는 보건 등 직렬의 공무원을 보건소장으로 임용할 수 있다.

33

보건진료소란 의사가 배치되어 있지 아니하고 계속하여 의사를 배치하기 어려울 것으로 예상되는 의료취약지역에서 보건진료전담공무원으로 하여금 의료하게 하는 것이다. 보건진료소를 설치 운영하는 자는 누구인가?

[20 인천보건연구사]

① 시장 · 군수 · 구청장　　② 보건소장
③ 보건복지부장관　　④ 보건진료소장

34

보건소의 기능 및 업무 중 기획 조사 연구 및 평가 항목의 세부사항으로 옳은 것은? [21 경북의료기술(4월)]

① 의료인 및 의료기관에 대한 지도 등에 관한 사항
② 응급의료에 관한 사항
③ 의료기사 보건의료정보관리사 및 안경사에 대한 지도 등에 관한 사항
④ 보건에 관한 실험 또는 검사에 관한 사항

35

다음 중 보건지소를 설치해야 하는 지역으로 옳은 것은? [21 강원]

① 시 · 군 · 구
② 군 · 읍
③ 읍 · 면
④ 군 · 읍 · 리

36

다음 중 「지역보건법」에 따른 보건소의 기능으로 옳지 않은 것은? [21 부산]

① 난임의 예방과 관리
② 감염병 치료 및 관리
③ 지역주민에 대한 진료, 건강검진
④ 보건의료기관 등의 지도, 관리, 육성

37

우리나라 보건행정조직에 대한 설명으로 가장 옳지 않은 것은? [21 서울]

① 「지역보건법」에 기반하여 보건소와 보건지소가 설치되어 있다.
② 「보건소법」은 1995년 「지역보건법」으로 개정되었다.
③ 보건진료소는 보건의료 취약지역에 설치되며, 보건진료소장은 보건진료 전담공무원이 맡는다.
④ 건강생활지원센터는 시·군·구 단위로 설치되고 감염병관리 및 치료 기능을 담당하고 있다.

38

「지역보건법」에 근거하여 설립되는 보건의료기관에 해당하지 않는 것은?
[21 인천의료기술]

① 보건지소
② 보건진료소
③ 보건의료원
④ 건강생활지원센터

Self Check

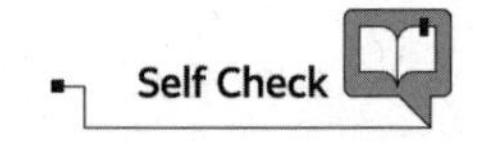

39

다음 중 「지역보건법」에 따른 보건소에 대한 설명으로 옳지 않은 것은?

[21 경기경력경쟁]

① 지역주민의 건강증진 및 질병예방·관리를 위한 지역보건의료서비스를 제공한다.
② 보건소는 시·군·구에 법률이 정하는 바에 따라 보건복지부장관이 설치한다.
③ 보건의료원은 병원의 요건을 갖춘 보건소이다.
④ 보건소의 업무 중에서 지역주민의 만성질환 예방 및 건강한 생활습관 형성을 지원하는 건강생활지원센터를 설치할 수 있다.

40

보건관련 조직에 대한 설명으로 옳은 것은? [21 경기보건연구사]

① 식품의약품안전처는 보건복지부의 외청으로 식품·건강기능식품·의약품·마약류·화장품·의약외품·의료기기 등의 안전에 관한 사무를 관장한다.
② 보건복지부는 보건위생·방역·의정·약정·생활보호·자활지원·사회보장·아동·노인 및 장애인에 관한 사무를 관장하며 1장관·1차관체제이다.
③ 보건소는 지역보건법에 따라 질병을 예방하고 건강을 증진시키기 위해 시·군·구에 설치한다.
④ 국립환경과학원은 환경보전과 환경오염방지에 대한 조사·연구에 관한 사무를 관장하는 보건복지부의 소속기관이다.

41

다음 중 보건소의 하부조직으로 읍·면에 설치되는 지역보건의료기관은?

[21 대전보건연구사]

① 보건의료원 ② 보건진료소
③ 건강생활지원센터 ④ 보건지소

Self Check

42

보건소가 지역주민 건강증진 및 질병예방을 위해 제공하는 지역보건의료 서비스의 내용으로 옳은 것은? [22 경북의료기술]

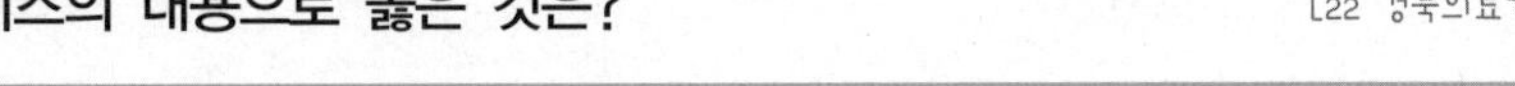

㉠ 감염병의 예방 및 관리 ㉡ 모성과 영유아의 건강 유지 ㉢ 정신건강증진 및 생명존중에 관한 사항 ㉣ 난임의 예방 및 관리

① ㄱ, ㄴ　　② ㄱ. ㄴ. ㄷ
③ ㄱ, ㄷ　　④ ㄱ, ㄴ, ㄷ, ㄹ

43

보건소의 기능 및 업무 중 지역주민의 건강증진 및 질병예방 · 관리를 위해 제공되는 지역보건의료 서비스에 포함되지 않는 것은? [22 전북의료기술]

① 감염병 예방에 관한 사항
② 모성과 난임에 관한 사항
③ 정신건강증진에 관한 사항
④ 근로자의 건강검진과 건강증진에 관한 사항

44

다음 중 의료취약지역의 보건소의 업무로 옳은 것은? [22 광주의료기술]

① 난임시술 주사제 투약　　② 분만
③ 중증환자 치료　　④ 응급수술

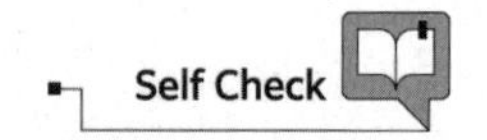

45

다음 중 「지역보건법」에 따른 보건소 기능 및 업무에 해당하지 않는 것은?

[22 전남경력경쟁]

① 환경위생 교육 및 홍보
② 국민건강증진, 구강건강, 영양관리사업 및 보건교육
③ 정신건강증진 및 생명존중에 관한 사항
④ 여성 · 노인 · 장애인 등 보건의료 취약계층의 건강유지 · 증진

46

다음 중 보건복지부 산하 공공기관에 해당하지 않는 것은?

[22 울산의료기술(10월)]

① 보건사회연구원
② 국립중앙의료원
③ 국민건강보험공단
④ 한국의료분쟁조정중재원

47

다음 중 「지역보건법」에 따른 보건소의 기능 및 업무에 해당하지 않는 것은?

[22 경기의료기술(11월)]

① 난임의 예방 및 관리
② 가정 및 사회복지 시설 등을 방문하여 행하는 보건의료 및 건강관리 사업
③ 정신건강 증진 및 생명존중에 관한 사항
④ 고위험 병원체 관리

48

〈보기〉에서 설명하는 보건의료 관계 법령으로 가장 옳은 것은?

[22 서울보건연구사]

보기

• 보건소 등의 설치 · 운영에 관한 사항을 규정한다.
• 지역주민의 건강 증진에 이바지하기 위한 목적을 가진다.
• 지역보건의료계획 수립에 관한 근거를 마련하고 있다.

① 의료법
② 지역보건법
③ 보건의료기본법
④ 국민건강증진법

Self Check

49

우리나라 보건행정체계에 대한 설명으로 가장 옳은 것은? [22 서울보건연구사]

① 보건소는 보건복지부장관이 설치하는 보건행정조직이다.
② 보건의료원은 시 · 도에 설치하는 병원급 보건행정조직이다.
③ 중앙행정기관인 보건복지부와 지방자치단체의 보건행정기관으로 구분한다.
④ 보건복지부장관 소속으로 질병관리청과 식품의약품안전처를 두고 있다.

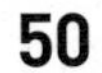

50

「지역보건법」에 따른 보건소의 기능 및 업무 중 지역보건의료정책에 대한 세부내용으로 옳지 않은 것은? [23 전북경력경쟁]

① 조사 · 연구
② 평가
③ 기획
④ 예산

51

「지역보건법」에 따라 실시하는 지역사회의 건강실태조사 주기로 옳은 것은? [23 전북경력경쟁]

① 매년(1년마다)
② 2년
③ 3년
④ 5년

52

우리나라에서 최초로 시 · 군에 보건소가 설치되도록 한 「보건소법」의 제정 년도는? [23 충남의료기술]

① 1962년
② 1956년
③ 1946년
④ 1978년

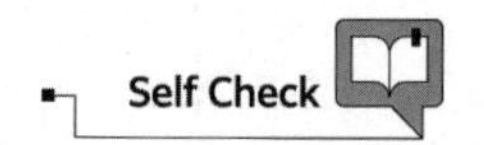

53

보건 관련 지방행정조직에 대한 설명으로 옳지 않은 것은? [23 보건직]

① 보건진료소의 설치 근거 법령은 「농어촌 등 보건의료를 위한 특별조치법」이다.

② 보건소 중 「의료법」상 병원의 요건을 갖춘 보건소는 보건의료원이라는 명칭을 사용할 수 있다.

③ 보건지소에 보건지소장 1명을 두되, 지방의무직공무원 또는 임기제공무원을 보건지소장으로 임용한다.

④ 시·도지사 또는 시장·군수·구청장은 지역보건의료시행계획을 4년마다 수립하여야 한다.

54

「지역보건법」에 따라 설치되는 지역보건의료기관에 대한 설명으로 옳지 않은 것은? [24 대구의료기술]

① 보건소는 시·군·구에 1개소씩 설치한다.

② 병원의 요건을 갖춘 보건소는 보건의료원이라는 명칭을 사용할 수 있다.

③ 건강생활지원센터는 감염병 예방, 건강한 생활습관 형성을 지원한다.

④ 보건지소는 보건소가 설치된 곳을 제외한 읍·면마다 1개씩 설치할 수 있다.

55

「지역보건법」상 보건소의 기능 및 업무에 해당하는 것을 모두 고른 것은? [24 인천의료기술]

ㄱ. 건강보험급여의 관리
ㄴ. 난임의 예방 및 관리
ㄷ. 요양급여의 적정성 평가
ㄹ. 정신건강증진 및 생명존중에 관한 사항

① ㄱ, ㄴ
② ㄱ, ㄷ
③ ㄴ, ㄷ
④ ㄴ, ㄹ

제 2 장 사회보장

Secret Note

1. 사회보장

(1) 사회보장의 기능

① 순기능: 최저생활보장, 소득재분배, 사회적 연대, 경제적 기능, 정치적 기능

② 역기능: 사회보장의 비용증가, 근로의욕감소, 빈곤의 함정, 도덕적 해이

(2) 사회보장의 역사

① 영국: 베버리지 보고서 「요람에서 무덤까지」(1942)를 기초로 체계적인 사회보험제도가 출범

② 독일: 세계 최초로 사회보험이 제도화된 나라

> 비스마르크(Bismark)의 3대 사회보험: 노동자 질병보호법, 근로자 재해보호법, 폐질 · 노령보험법

③ 미국: 1935년 최초의 사회보장에 관한 단독 법인 「사회보장법」 제정

2. 사회보험

(1) 사회보험의 특성: 사회성, 보험성, 강제성, 부양성

(2) 사회보험과 민간보험의 차이점

구분	사회보험	민간보험(사보험)
제도의 목적	최저생계보장 또는 기본적 의료보장	개인적 필요에 따른 보장
보험가입	강제가입	임의가입
부양성	국가 또는 사회 부양성	없음
보험보호대상	질병, 분만, 산재, 노령, 실업, 폐질에 국한	발생위험률을 알 수 있는 모든 위험
수급권	법적 수급권	계약적 수급권
독점/경쟁	정부 및 공공기관 독점	자유경쟁
공동부담여부	공동부담의 원칙	본인부담 위주
재원부담	능력비례부담(차등부과)	능력무관
보험료 부담방식	주로 정률제	주로 정액제
보험료 수준	위험률 상당 이하 요율	위험률 비례 요율(경험률)
보험자의 위험 선택	할 수 없음	할 수 있음
급여수준	균등 급여	차등 급여(기여비례 보상)
인플레이션 대책	가능	취약함
보험사고대상	주로 대인보험	주로 대물보험
성격	집단보험	개별보험

(3) 5대 사회보험

① 산업재해보상보험(1964): 「산업재해보상보험법」(1963)
② 의료보험(1977): 「의료보험법」(1963), 「국민건강보험법」(1999)
③ 국민연금(1988): 「국민연금법」(1986)
④ 고용보험(1995): 「고용보험법」(1993)
⑤ 노인요양보험(2008): 「노인장기요양보험법」(2007)

3. 공공부조

(1) 공공부조의 원리

① 국가책임의 원리
② 자립보장의 원리(자활조성의 원리)
③ 최저생활보장의 원리
④ 생존권 보장의 원리
⑤ 보충성의 원리
⑥ 무차별(평등)의 원리
⑦ 국가부담의 원리
⑧ 보장청구권의 원리

(2) 우리나라 공공부조의 종류

① 국민기초생활보장(1961): 「생활보호법」(1961), 「기초생활보장법」(1999)
② 의료급여(1977): 「의료보호법」(1977), 「의료급여법」(2001)

4. 의료보장

(1) NHI vs NHS

구분	사회보험 방식(NHI)	국가보건서비스 방식(NHS)
기본이념	의료에 대한 국민의 1차적 자기 책임의식 견지(국민의 정부의존 최소화)	국민의료비에 대한 국가책임 견지
적용대상 관리	• 국민을 임금소득자, 공무원, 자영자 등으로 구분 관리 (극빈자는 별도 구분) • 보험료 납부자만 적용 대상	전 국민을 일괄 적용(집단 구분 없음)
재원 조달	보험료, 일부 국고	정부 일반 조세
진료보수 산정방법	행위별수가제 또는 총액 계약제 등	• 일반 개원의는 인두제 • 병원급은 의사 봉급제
관리기구	보험자	정부기관(사회보장청 등)
채택국가	독일, 프랑스, 네덜란드, 일본, 대만, 한국 등	영국, 스웨덴, 이탈리아, 호주, 뉴질랜드 등
국민의료비	의료비 억제 기능 취약	의료비 통제 효과가 강함
보험료 형평성	• 보험자 내 보험료 부과의 구체적 형평성 확보 가능 • 보험자가 다수일 경우 보험자 간 재정불균형 발생 우려	조세에 의한 재원 조달로 소득재분배 효과 강함
의료서비스	• 상대적으로 양질의 의료 제공 • 첨단의료기술 발전에 긍정적 영향	• 의료의 질 저하 초래 • 입원대기환자 증가(개원의의 입원 의뢰 남발)
연대의식	가입자 간 연대의식 강함	가입자 간 연대의식 희박
관리운영	• 보험자 중심 자율 운영(대표기구를 통한 가입자의 조합운영 참여 보장) • 직접 관리운영비 소요(보험료 징수 등)	• 정부기관 직접 관리 • 직접 관리운영비 부분적 축소

(2) **보수지불제도**

① **행위별수가제(FFS, Fee for Service)**: 제공된 의료서비스의 단위당 가격에 서비스의 양을 곱한 만큼 보상하는 방식이다.

② **포괄수가제(Case Payment)**: 환자의 종류당 총보수단가를 설정하여 보상하는 방식이다.

③ **인두제(Capitation)**: 등록된 환자 또는 주민의 수에 따라 일정액을 보상받는 방식이다.

④ **봉급제(Salary)**: 서비스의 양이나 제공받는 사람의 수에 상관없이 일정 기간에 따라 보상하는 방식이다.

⑤ **총액계약제(Negotiation System)**: 지불자 측과 진료자 측이 진료보수총액의 계약을 사전에 체결하는 방식이다.

5. 국민건강보험제도

(1) **목적(「국민건강보험법」 제1조)**: 국민의 질병 · 부상에 대한 예방 · 진단 · 치료 · 재활과 출산 · 사망 및 건강증진에 대하여 보험급여를 실시함으로써 국민보건향상과 사회보장증진에 이바지함을 목적으로 한다.

(2) **건강보험제도의 특성**: 강제성, 형평성, 예산의 균형성, 수익자부담원칙, 부담의 재산 · 소득 비례의 원칙, 급여우선의 원칙, 적정급여의 원칙, 사후치료의 원칙, 3자 지불의 원칙, 발생주의 원칙

(3) **요양급여**: 가입자와 피부양자의 질병, 부상, 출산 등에 대하여 다음 요양급여를 실시한다[진찰 · 검사, 약제(藥劑) · 치료재료의 지급, 처치 · 수술 및 그 밖의 치료, 예방 · 재활, 입원, 간호, 이송(移送)].

(4) **의료이용의 단계**

① **1단계 요양급여**: 2단계 진료인 상급종합병원을 제외한 곳에서 급여를 받는 것(의원, 병원, 종합병원)

② **2단계 요양급여**: 상급종합병원에서 요양급여를 받는 것

6. 보건의료체계

(1) **보건의료체계**

① **보건의료체계의 하부구조**: 보건의료자원, 보건의료조직, 보건의료서비스 제공, 보건의료재정, 보건의료관리

② **보건의료자원 개발**: 인력, 시설, 장비 및 물자, 지식 및 기술

(2) **의료이용**

① **욕구(want)**: 소비자가 신체적 이상을 감지하고 의료서비스에 대해 소비의 필요성을 느끼는 상태

② **필요(need)**: 의료지식에 근거하여 전문의료인이 소비자가 의료서비스를 이용할 필요가 있다고 판단하는 상태

③ **수요(demand)**: 특정 가격에 소비자가 구매의사를 가진 의료서비스의 양

④ **미충족필요**: 의학적 필요는 있으나 의료 이용은 하지 못하는 상태

Self Check

제1절 사회보장의 이해

(정답 p.432)

01

질병에 걸릴 위험이 높은 사람이 그 사실을 숨기고 질병보험에 가입할 경우, 질병에 걸리지 않는 사람들 중 질병보험에 가입한 사람들에게 피해를 줄 수 있는 현상을 의미하는 것은? [19 광주보건연구사]

① 도덕적 해이 ② 정보의 비대칭
③ 외부효과 ④ 역선택

02

〈보기〉의 내용이 의미하는 것은? [21 강원보건연구사]

보기

출산, 양육, 실업, 노령, 장애, 질병, 빈곤 및 사망 등의 사회적 위험으로부터 모든 국민을 보호하고 국민 삶의 질을 향상시키는데 필요한 소득, 서비스를 제공한다.

① 사회보장 ② 공공부조
③ 사회서비스 ④ 사회보험

제2절 사회보장의 종류

(정답 p.432)

01

우리나라 사회보험제도 중 가장 먼저 시행된 제도는 무엇인가? [15 경남]

① 건강보험 ② 국민연금
③ 고용보험 ④ 산재보험

02

다음은 사회보험과 민간보험을 비교한 것이다. ㉠~㉣을 올바른 내용으로 나열한 것은? [16 서울]

구분	민간보험	사회보험
목적	개인적 필요에 따른 보장	기본적 수준 보장
가입방식	㉠	㉡
수급권	㉢	㉣
보험료 부담방식	주로 정액제	주로 정률제

	㉠	㉡	㉢	㉣
①	임의가입	강제가입	법적 수급권	계약적 수급권
②	임의가입	강제가입	계약적 수급권	법적 수급권
③	강제가입	임의가입	계약적 수급권	법적 수급권
④	강제가입	임의가입	법적 수급권	계약적 수급권

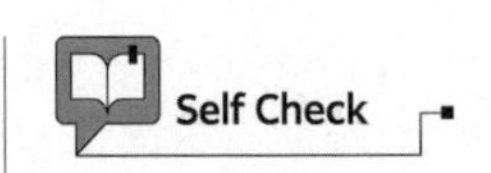

03

다음 중 우리나라에서 시행되고 있는 사회보험제도에 해당하지 않는 것은? [16 인천의료기술]

① 국민연금
② 고용보험
③ 의료급여
④ 노인장기요양보험

04

다음 중 사회보장제도에 대한 설명으로 옳지 않은 것은? [16 서울보건연구사]

① 공공부조는 최저생계 유지가 어려운 사람들의 생활을 보장하고 자립을 지원하기 위한 제도이다.
② 국민연금과 국민건강보험 주무부서는 보건복지부이다.
③ 의료급여는 의료를 보장하기 위한 공공부조제도이다.
④ 의료급여는 기여금을 재원으로 사용하여 모든 국민에게 혜택을 보장한다.

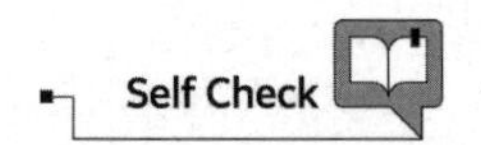

05

민간보험과 비교했을 때 사회보험이 갖는 특징으로 옳지 않은 것은?

[17 울산의료기술]

① 강제징수 ② 부양성
③ 균등부담 ④ 균등급여

06

우리나라의 사회보험제도 발달 순서로 옳은 것은? [17 강원]

① 산재보험 – 건강보험 – 고용보험 – 국민연금 – 노인장기요양보험
② 산재보험 – 건강보험 – 국민연금 – 고용보험 – 노인장기요양보험
③ 건강보험 – 산재보험 – 고용보험 – 국민연금 – 노인장기요양보험
④ 건강보험 – 산재보험 – 국민연금 – 고용보험 – 노인장기요양보험

07

사회보험과 공공부조에 대한 설명으로 옳지 않은 것은? [17 광주]

① 사회보험은 재정적인 평가를 실시한다.
② 공공부조는 재정 예측이 어렵다.
③ 사회보험은 사전적 대책이다.
④ 공공부조는 조세로 재정을 확보한다.

08

우리나라의 사회보장제도에서 공공부조에 해당하는 것은 무엇인가?

[18 충남의료기술, 보건진료]

① 산재보험 ② 고용보험
③ 국민연금 ④ 의료급여

09

다음 중 사회보험과 민간보험의 비교 설명으로 옳지 않은 것은? [19 대전]

① 사회보험 – 강제가입, 민간보험 – 임의가입
② 사회보험 – 정액제, 민간보험 – 정률제
③ 사회보험 – 균등급여, 민간보험 – 차등급여
④ 사회보험 – 능력비례부담, 민간보험 – 능력무관

10

우리나라 사회보험 중 소득보장과 의료보장이 모두 되는 것으로 가장 옳은 것은? [19 서울 고졸]

① 고용보험
② 국민연금보험
③ 국민건강보험
④ 산업재해보상보험

11

다음 중 기여금을 납부하지 않고 보장을 받는 사회보장제도는 무엇인가? [19 경기의료기술(11월)]

① 국민건강보험
② 국민연금
③ 국민연금
④ 의료급여

12

우리나라에서 시행하고 있는 사회보험제도 중 의료를 보장하는 제도에 해당하는 것은? [19 인천의료기술(10월)]

가. 고용보험	나. 건강보험
다. 산재보험	라. 의료급여
마. 국민연금	

① 가, 나
② 나, 다
③ 다, 라
④ 라, 마

Self Check

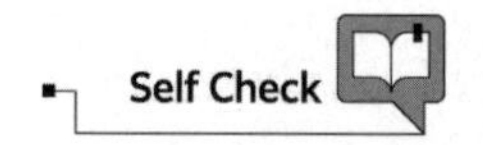

13

공공부조에 대한 설명으로 알맞은 것은? [19 강원보건연구사]

① 노동력이 있는 사람에게 지급한다.
② 부양자가 사망하거나 실업상태일 때 지급한다.
③ 조세를 중심으로 국가재정자금을 재원으로 한다.
④ 보험료 부담액은 소득별로 다르다.

14

사회보장제도 중 하나인 사회보험에 대한 설명으로 옳지 않은 것은? [20 경기의료기술]

① 주로 자동차등의 물질을 대상으로 하는 대물보험이다.
② 사회보험의 시행은 법적으로 규정되어 있다.
③ 사회보험은 법에 의하여 강제 가입된다.
④ 능력에 따른 차등부과를 한다.

15

다음 중 사회보험과 민간보험에 대한 설명으로 옳은 것은? [20 경북의료기술]

	사회보험	민간보험
①	임의가입	강제가입
②	정률제	정액제
③	차등급여	균등급여
④	대물보험	대인보험

16

사회보장에 대한 설명으로 옳은 것은? [20 경북]

① 건강보험, 국민연금, 산재보험, 고용보험은 사회보험이다.
② 사회보험제도는 저소득층을 대상으로 한다.
③ 공공부조의 재원은 대상자가 납부하는 보험료이다.
④ 사회보험의 재원은 세금이다.

17

사회보험(social insurance)에 대한 설명으로 가장 옳은 것은? [20 서울]

① 보험료는 지불능력에 따라 부과한다.
② 주로 저소득층을 대상으로 한다.
③ 가입은 개인이 선택하는 임의가입 방식이다.
④ 급여는 보험료 부담수준에 따라 차등적으로 제공한다.

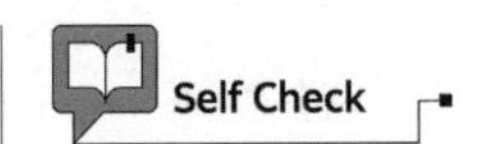

18

사회보험과 민간보험은 위험분산을 통한 보험의 기능을 수행하는 제도이다. 다음 중 사회보험의 특징으로 옳은 것은? [21 복지부]

① 개별보험 ② 균등부담
③ 균등급여 ④ 대물보험
⑤ 정액부담

19

사회보장제도 중 공공부조에 해당하는 것은? [21 인천의료기술]

① 의료급여 ② 건강보험
③ 산재보험 ④ 국민연금

20

사회보장제도 중 사회보험제도의 특징으로 옳은 것은? [21 세종보건연구사]

① 법적수급관계, 강제성, 공동부담
② 계약적관계, 임의가입, 개별부담
③ 위험분산기능, 자산조사 필요, 부양성
④ 균등부과, 차등급여, 집단보험

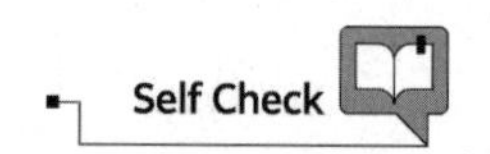

21

〈보기〉의 설명에 해당하는 사회보장제도는 무엇인가? [21 인천보건연구사]

보기

- 재원은 조세수입이다.
- 자산조사가 필요하다.
- 재정예측이 곤란하다.

① 의료보험
② 공공부조
③ 건강보험
④ 국민연금

22

우리나라의 사회보장제도 중 공적부조에 해당하는 것은? [23 대전의료기술]

① 의료급여
② 산재보험
③ 국민건강보험
④ 노인장기요양보험

23

다음 중 사회보장제도의 운영 및 보장기관 연결이 옳지 않은 것은? [23 울산의료기술]

① 의료급여 – 시 · 군 · 구
② 산업재해보상보험 – 근로복지공단
③ 노인장기요양보험 – 사회보장정보원
④ 공무원 및 사학연금 – 공무원 및 사립학교교직원연금관리공단

24

사회보장제도 중 재원이 다른 제도는? [23 부산보건연구사]

① 국민연금
② 국민건강보험
③ 산재보험
④ 국민기초생활보장

25

우리나라의 사회보험에 대한 설명으로 옳은 것은? [23 인천보건연구사]

① 강제가입을 원칙으로 한다.
② 보험료와 급여는 소득에 비례하게 적용한다.
③ 기초생활보장과 의료급여는 사회보험에 해당한다.
④ 보험료의 납부는 피보험자가 전적으로 납부한다.

Self Check

26

민간보험과 구별되는 우리나라 국민건강보험의 특징은? [24 보건직]

① 임의 가입
② 균등한 급여수준
③ 보험료의 정액제
④ 자유경쟁의 원리 적용

제 3 절 의료보장

(정답 p.435)

01

국가보건서비스(NHS)에 대한 설명 중 옳지 않은 것은? [15 전남]

① 조세로 부담한다.
② 정부가 국민에게 무상으로 의료를 제공한다.
③ 모든 국민을 대상으로 한다.
④ 국민의 자기책임의식을 제고한다.

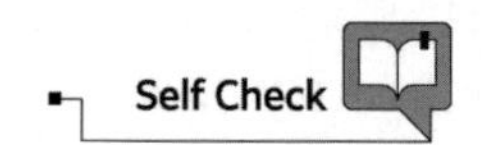

02

다음 중 진료행위에 따른 의료비 지불방식에 대한 설명으로 옳지 않은 것은? [15 경기의료기술]

① 포괄수가제 – 의료행위별로 합산을 해서 진료비를 계산하지 않고 진단별로 수가가 결정된다. 의료비 절감효과가 있으며 미국에서 처음으로 소개된 진료비 지불방식이다.

② 인두제 – 등록환자 또는 사람 수에 따라 일정액을 보상받는 방식으로 대표적 채택국가는 영국이다.

③ 행위별수가제 – 의료인이 제공한 진료행위 하나하나 마다 항목별로 가격을 책정하는 방법으로 가장 보편적이고 시장접근적인 방법으로서 대부분의 자본주의 경제체제를 가진 국가에서는 이 방법을 많이 채택하고 있다.

④ 총액계약제 – 보험자 측과 의사단체(보험의협회) 간 국민에게 제공되는 의료서비스에 대한 진료비 총액을 추계하고 협의한 후 사전에 결정된 진료비 총액을 지급하는 방식으로 대표적인 채택국가는 영국과 이탈리아이다.

03

사회보험방식(NHI)에 비해서 국가보건서비스방식(NHS)이 갖는 특징으로 옳은 것은? [17 경기의료기술 경력]

① 재원은 조세수입에 의한다.

② 의료비 억제 기능이 취약하다.

③ 가입자 간의 연대의식이 강하다.

④ 관리운영비가 많이 든다.

04

국민건강보험에 관한 설명으로 옳은 것은? [17 경기의료기술(10월)]

① 국민건강보험은 임의가입 방식이다.

② 재원의 대부분은 조세로 이루어진다.

③ 국민의료비에 대한 국민의 일차적 자기 책임의식을 견지한다.

④ 건강보험을 채택한 국가는 영국, 스웨덴 등이다.

Self Check

05

진료보수 지불제도에 대한 설명으로 적절하지 않은 것은? [17 경기]

① 포괄수가제: 서비스가 규격화되는 경향
② 행위별수가제: 과잉진료 우려
③ 총액계약제: 첨단의료서비스 용이
④ 봉급제: 의사 간의 불필요한 경쟁 억제

06

진료보수지불제도 중 인두제에 대한 설명으로 옳은 것은? [17 서울의료기술(9월)]

① 의료서비스의 양과 질을 증대시킨다.
② 과잉진료의 우려가 있다.
③ 예방의료에 대한 관심이 높다.
④ 환자의 선택권이 보장된다.

07

다음 설명에 해당하는 본인일부부담제도는 무엇인가? [18 경기의료기술]

- 의료비에서 일정 수준까지는 피보험자가 지불하고 그 이상의 비용은 보험급여로 인정한다.
- 도덕적 해이를 방지하여 의료수요를 억제하는 기능을 가진다.

① 급여상한제
② 정액수혜제
③ 포괄수가제
④ 일정금액공제제

08

진료비 지불제도에 대한 설명으로 가장 옳은 것은? [18 서울(6월)]

① 행위별수가제는 행정적 비용이 상대적으로 적게 든다.
② 총액예산제는 사후보상제도의 대표적인 예이다.
③ 진료단위가 포괄화될수록 보험자의 재정적 위험이 줄어드는 경향이 있다.
④ 인두제에서는 위험환자를 회피하려는 유인이 적다.

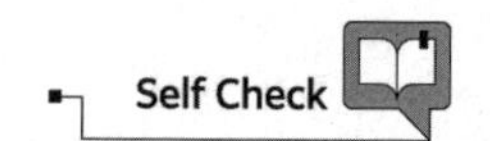

09

미국의 의료보장제도에 대한 설명으로 옳은 것은? [18 울산]

① 국민의 의료문제는 국가가 책임져야 한다는 관점의 제도이다.
② 의료공급체계는 국가의 책임하에 조직화되어 있다.
③ 의료비에 대한 국민의 자기 책임의식을 견지하되 이를 사회화하여 보험료로 의료를 보장하는 방식이다.
④ 공적의료보장의 대상이 특정인에 한정되어 있어 대부분의 의료보장을 민간의료보험에 의존하고 있다.

10

의사의 재량권이 크고, 의료비 상승의 소지가 있으며 행정적으로 복잡하여 관리운영비가 많이 들어가는 진료보수방식은? [19 강원의료기술(10월)]

① 인두제
② 행위별수가제
③ 총액계약제
④ 포괄수가제

11

다음 중 의료서비스의 수가에 상관없이 의사 1명당 맡고 있는 환자 수에 따라 진료비를 지급하는 제도는? [19 대전]

① 총액계약제
② 인두제
③ 봉급제
④ 행위별수가제

12

다음이 설명하는 진료보수 지불제도는 무엇인가? [19 충남보건연구사]

ㄱ. 진료에 소요된 약제 또는 재료비를 별도로 산정한다.
ㄴ. 의료인이 제공한 시술내용에 따라 값을 정한다.
ㄷ. 첨단 의과학 기술의 발달을 유도한다.
ㄹ. 국민의료비 상승의 소지가 크다.
ㅁ. 예방사업에 소홀해진다.

① 행위별수가제
② 포괄수가제
③ 인두제
④ 총액계약제

Self Check

13

국가보건서비스(NHS)의 특징으로 옳은 것은? [19 울산보건연구사]

① 공적보험의 보완장치이다.
② 조세로 재원을 조달하기 때문에 소득재분배효과가 크다.
③ 의료비 통제효과가 작다.
④ 상대적으로 양질의 의료를 제공한다.

14

도덕적 해이를 막기 위해서 본인일부부담제가 시행되고 있다. 의료이용의 내용에 관계없이 의료서비스 건당 일정액만 의료서비스 이용자가 부담하고 나머지는 보험자가 부담하는 방식은 무엇인가? [19 강원보건연구사]

① 정률부담제
② 급여상한제
③ 정액부담제
④ 정액수혜제

15

다음 〈보기〉에서 설명하는 내용으로 옳은 것은? [19 대구보건연구사]

보기

- DRG 분류체계를 이용하여 입원환자의 진료비를 보상하는 제도
- 환자의 종류당 총 보수단가를 설정해서 보상하는 방식으로 행정적으로 간편하고 경제적인 진료가능

① 총액수가제
② 포괄수가제
③ 후불상환제
④ 행위별수가제

16

NHS 국가의 특징으로 옳지 않은 것은? [19 대전보건연구사]

① NHI보다 국민의료비와 관리비가 모두 증가한다.
② 소득 재분배 효과가 강하다
③ 영국, 스웨덴, 뉴질랜드, 이탈리아에서 시행한다.
④ 베버리지형으로 조세를 기반으로 한다.

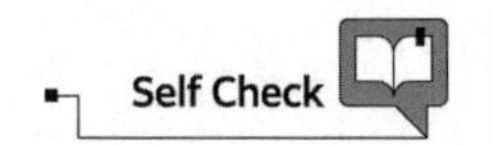

17

다음 중 진료비지불제도에 대한 설명으로 옳지 않은 것은? [20 광주보건연구사]

① 포괄수가제는 진료비 산정의 간소화로 행정비용이 절감된다.
② 행위별수가제는 국민의료비 증가를 억제하는데 효과적이다.
③ 인두제는 과소진료의 우려가 있다.
④ 총액계약제는 신의료기술 도입에 어려움이 있다.

18

건강보험방식의 의료보장제도를 채택하는 경우 피보험자의 도덕적 해이로 인하여 의료남용 및 의료비 증가 문제가 발생하게 된다. 이러한 문제에 대처하기 위한 제도 중 일정금액까지는 보험자가 부담하고 그 금액을 초과하는 경우 수요자가 부담하는 방식은? [20 전북보건연구사]

① 일정금액공제제 ② 급여상한제
③ 정액부담제 ④ 정액수혜제

19

국민의 의료문제는 국가가 책임져야 한다는 관점에서 정부가 일반조세로 재원을 마련하여 국민에게 무상으로 의료를 제공하는 제도는? [20 경북의료기술]

① 국가보건서비스 ② 사회보험
③ 공공부조 ④ 건강보험제도

20

다음 중 건강보험제도의 특징으로 옳지 않은 것은? [20 경기]

① 보험료 납부의 강제성
② 강제가입
③ 경제적 능력에 비례한 보험료 부과
④ 보험료 부과수준과 계약기간의 내용에 따른 차등 급여

Self Check

21

의료보장제도 중 사회보험방식과 국가보건서비스방식의 특징으로 옳지 않은 것은? [20 충남]

① 사회보험방식의 재원은 보험료이다.
② 국가보건서비스방식의 재원은 일반조세이다.
③ 사회보험방식은 국민의 1차적 부담 의무가 전제된 비용의식적 제도이며 국민의 정부에 대한 의존심을 최소화할 수 있다.
④ 국가보건서비스방식은 정부기관이 아닌 보험자가 보험료로 재원을 마련하여 의료를 보장하는 방식이다

22

진료보수 총액의 계약을 사전에 체결하여 의료비 절감에 기여하는 보수지불수가제도는? [20 인천의료기술(10월)]

① 포괄수가제 ② 행위별수가제
③ 인두제 ④ 총괄계약제

23

국민건강보험(National Health Insurance) 장점은? [20 인천의료기술(10월)]

① 양질의 의료 ② 균등의료
③ 소득재분배 ④ 의료비용 절감

24

다음 설명에 해당하는 보수지불제도는? [20 경기보건연구사]

- 의료의 질을 향상시킬 수 있다.
- 의료인의 행위가 비교적 자율적이므로 의료공급자가 가장 선호하는 제도이다.

① 인두제 ② 포괄수가제
③ 봉급제 ④ 행위별수가제

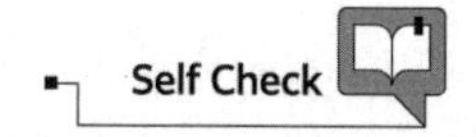

25

다음 설명에 해당하는 보수지불제도는 무엇인가? [20 울산보건연구사]

- 환자와 의사 간 신뢰가 높고 지속적인 관리가 가능하다.
- 예방의료서비스가 주로 이루어진다.
- 일차의료에 적합하다.
- 서비스의 최소화경향이 있다.

① 인두제
② 행위별수가제
③ 포괄수가제
④ 총액계약제

26

건강보험제도하에서 피보험자의 도덕적 해이를 방지하기 위한 방법으로 의료서비스 이용 건당 일정금액은 보험자가 지불하고 나머지는 환자가 지불하는 방식의 부담제도는 무엇인가? [20 대전보건연구사]

① 정률부담제
② 정액부담제
③ 정액수혜제
④ 일정금액공제제

27

다음에서 설명하는 진료비 지불방식은 무엇인가? [20 세종보건연구사]

서비스별로 가격을 책정하지 않고 환자에게 제공되는 의료 서비스의 종류나 양에 관계없이 어떤 질병의 진료를 위해 입원했었는가에 따라 미리 책정된 일정액의 진료비를 의료기관에 지급하는 제도이다.

① 행위별수가제
② 인두제
③ 총액계약제
④ 포괄수가제

28

다음 중 국민보건서비스제도(NHS)에 대한 설명으로 옳지 않은 것은?

[21 대구의료기술(4월)]

① 국가의 조세수입을 재원으로 사용한다.
② 국민의료비를 국가가 책임진다.
③ 집단구분 없이 전국민에게 일괄적용한다.
④ 의료비에 대한 통제효과가 크고 의료의 질 저하가 나타나지 않는다.

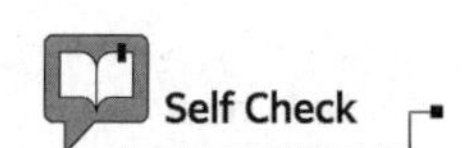

29

보수지불제도 중 포괄수가제에서 나타날 수 있는 문제점으로 옳지 않은 것은?

[21 충남]

① 과잉진료
② 서비스의 규격화
③ 행정직의 진료진에 대한 간섭 증대
④ 합병증 발생 시 적용 곤란

30

〈보기〉의 빈칸에 들어갈 말을 옳게 짝지은 것은?

[21 서울보건연구사/7급]

보기

- (가)는 의료이용 시 이용자에게 일정액을 분담시키는 방법이다.
- (나)는 일정금액 이하에서는 이용자가 전액을 부담하는 방법이다.
- (다)는 진료비의 일정률(%)을 이용자에게 분담시키는 방법이다.

	(가)	(나)	(다)
①	정률부담제	일정액 공제제	정액부담제
②	정액부담제	일정액 공제제	정률부담제
③	정률부담제	정액부담제	일정액 공제제
④	정액부담제	정률부담제	일정액 공제제

10 보건행정 · 사회보장

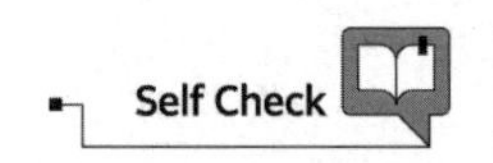

31

의료보장제도에서 진료보수를 지불하는 방법으로 일정지역의 주민수에 일정금액을 곱하여 상응하는 보수를 의료인에게 지급하는 제도는?

[21 울산의료기술]

① 총액계약제
② 인두제
③ 포괄수가제
④ 행위별수가제

32

〈보기〉의 설명에 해당하는 진료보수지불제도는 무엇인가? [21 경기경력경쟁]

보기
- 환자의 진단명에 대한 단가를 설정하여 보상하는 방식이다.
- 의료기관의 생산성이 증대된다.
- 의료서비스의 규격화 · 최소화 문제가 발생할 수 있다.

① 행위별수가제
② 인두제
③ 포괄수가제
④ 총액계약제

33

본인일부부담금 제도에 대한 설명 중 옳지 않은 것은? [21 경기보건연구사]

① 일정액공제제는 가벼운 질환으로 인한 의료이용을 억제한다.
② 정률제는 불필요한 의료이용을 억제한다.
③ 급여상한제는 고액이면서 불필요한 의료서비스 이용을 증가시킨다.
④ 정액부담제는 불필요한 소액의료서비스 이용을 억제한다.

34

다음 중 행위별수가제에 대한 설명으로 옳은 것은? [21 대구보건연구사]

① 질병군 별로 책정된 수가를 지불한다.
② 의사의 자율성이 억제된다.
③ 최신의료기술 발전에 기여한다.
④ 행정적으로 간편하다.

Self Check

35

〈보기〉의 설명에 해당하는 본인일부부담제도는? [21 광주보건연구사]

보기

이용하는 의료서비스 건당 일정액만 의료서비스 이용자가 부담하고 나머지는 보험자가 부담하는 방식이다.

① 정률부담제
② 정액수혜제
③ 급여상한제
④ 정액부담제

36

의료서비스를 제공한 의료인에게 보수를 지불하는 방법인 총액계약제에 대한 설명으로 옳지 않은 것은? [21 부산보건연구사]

① 의료비 지출의 사전예측이 불가능하다.
② 독일에서 채택한 방식으로 보험자와 의사회가 계약을 체결하고 이에 따라 지급한다.
③ 의료공급자의 자율적 규제가 가능하다.
④ 신의료기술의 도입이 어렵다.

37

공적인 의료보장제도의 유형 중 국가보건서비스(NHS)에 대한 설명으로 옳은 것은? [21 충남보건연구사]

① 정부의 부담이 크다
② 독일, 네덜란드가 해당된다.
③ 의료의 질이 높다.
④ 국민의료비 통제효과가 약하다.

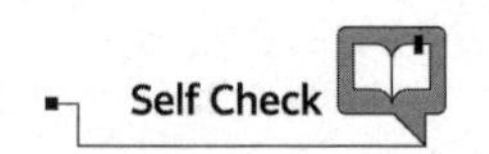

38

진료보수지불제도 중 포괄수가제의 장점으로 옳은 것은? [21 제주보건연구사]

① 첨단 의학기술의 발전 유도
② 진료의 표준화 및 행정비용의 간소화로 의료비 감소
③ 진료의 계속성 증대
④ 예방의료에 대한 관심 증대

39

인두제에 대한 설명으로 가장 옳은 것은? [22 서울시(2월)]

① 의료진의 과잉진료가 증가한다.
② 진료의 지속성이 증대된다.
③ 신의료기술 및 신약개발 등에 집중한다.
④ 의료진의 재량권이 확대되어 의료의 질적 수준이 높다.

40

다음 중 포괄수가제에 대한 설명으로 옳은 것은? [22 경기의료기술]

① 의사들의 서비스가 최소화된다.
② 일정기간의 진료비를 정부나 보험조합이 미리 가격을 책정하여 실시한다.
③ 의료인이 자율적으로 서비스를 제공한다.
④ 진료의 계속성이 증대된다.

41

NHI(국민건강보험)와 NHS(국가보건서비스)에 대한 설명으로 옳은 것은? [22 경북의료기술]

① 국민건강보험의 재원은 세금이 90% 차지한다.
② 국민건강보험을 행하는 국가로는 영국, 스웨덴, 이탈리아 등이 있다.
③ 국민건강보험제도는 국가보건서비스보다 국민의료비에 대한 통제효과가 낮다.
④ 국민건강보험제도에서는 의료의 질 저하 문제가 크다.

42

진료보수 지불제도 중 의료비 억제효과가 가장 낮은 것은? [22 경북의료기술]

① 행위별수가제 ② 포괄수가제
③ 인두제 ④ 총액계약제

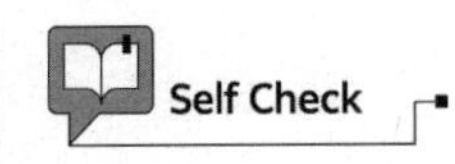

43

의료보장제도에 대한 설명으로 옳지 않은 것은? [22 전북의료기술]

① 국가보건서비스방식은 베버리지형이다
② 사회보험방식은 비스마르크형이다
③ 국가보건서비스방식과 같은 방식이지만 지방재정을 중심으로 운영하는 제도는 지방보건서비스라 한다.
④ 사회보험방식은 모든 국민이 본인부담 없이 의료를 이용하여 소득재분배 효과가 크다.

44

보험료를 재원으로 하여 보험자가 공급자 단체와 진료보수 총액의 계약을 사전에 체결하는 방식은 어떠한 의료보장제도에 해당하는가? [22 전남경력경쟁]

① NHI ② NHS
③ 포괄수가제 ④ 인두제

45

〈보기〉의 설명에 해당하는 진료비 지불제도는 무엇인가? [22 경기의료기술(11월)]

보기
- 진불자측과 진료자측이 1년간의 진료비 총액의 계약을 체결하고 의사에게 먼저 지급한다.
- 비교적 국가의 개입이 있으며 의료기관에서 자율적으로 과잉진료를 억제하게 된다.
- 의료비 증가를 억제하는 기능이 있다.

① 행위별수가제 ② 인두제
③ 총액계약제 ④ 포괄수가제

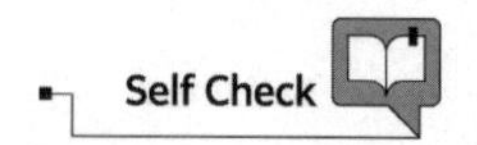

46

〈보기〉의 설명에 해당하는 것은 무엇인가? [22 강원보건연구사]

보기

- 입원환자의 질병에 대한 진료비가 정해져 있다.
- 미국에서 의료비 상승을 억제하기 위하여 1983년부터 medicare의 진료비 지급방법으로 적용하였다.

① 행위별수가제　　② 포괄수가제
③ 인두제　　④ 총액계약제

47

〈보기〉의 설명에 해당하는 진료비 지불제도는 무엇인가? [23 경기의료기술]

보기

- 주민이 진료받고자 하는 의사를 지정한다. 지정된 의사에게 주민이 환자로서 의료서비스를 받든지 받지 않든지 보험자 혹은 국가가 의사에게 주민 수에 따라 산정된 수입을 지급한다.
- 기본적인 의료인 1차보건의료에 적합하며 의료전달체계가 확립되어 있어야 한다.
- 영국에서 지역의 주치의에게 적용한다.

① 행위별수가제　　② 포괄수가제
③ 총액계약제　　④ 인두제

48

입원환자의 진단명을 그룹으로 하여 일정한 금액을 지불하는 수가체계는 무엇인가? [23 대전의료기술]

① 포괄수가제　　② 인두제
③ 행위별수가제　　④ 총괄계약제

49

의료보장제도의 유형으로는 사회보험방식과 국가보건서비스 방식이 있다. 다음 중 국가보건서비스 방식의 특징으로 옳은 것은? [23 대전의료기술]

① 재원 조달은 가입자의 보험금이다.
② 상대적으로 양질의 의료를 제공한다.
③ 의료비 억제 기능이 취약하다.
④ 정부기관이 직접 관리 운영한다.

50

의료이용의 내용과 관계없이 이용하는 의료서비스 건당 일정액만 의료서비스 이용자가 부담하고 나머지는 보험자가 부담하는 방식의 본인일부부담제도는 무엇인가? [23 경기보건연구사]

① 정액부담제
② 정액수혜제
③ 일정액공제제
④ 정률부담제

51

〈보기〉의 설명에 해당하는 의료제공형태는 무엇인가? [23 대구보건연구사]

> **보기**
> 우리나라에서 적용하고 있는 방식으로 환자가 의료기관에서 필요한 의료서비스를 이용한 뒤 진료비의 일부를 납부한 뒤 나머지 비용에 대해서는 심사평가원의 심사를 거친 후 보험공단으로부터 지급받는다.

① 현물급여형
② 현금급여형
③ 상환제
④ 변이형

Self Check

10 보건행정 · 사회보장

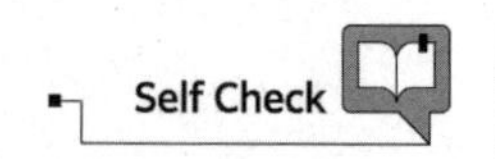

52

진료보수지불제도는 진료행위에 대한 대가를 지불하는 것이다. 다음에 해당하는 제도는 무엇인가? [24 경기 의료기술]

- 우리나라에서도 시행하는 제도이다.
- 의료제공자의 재량권과 자율성이 확보된다.
- 제공된 의료행위가 타당하다면 모든 행위에 보상을 받을 수 있어서 소비자가 원하는 서비스를 받을 수 있다.
- 의료비를 증가시킨다.
- 예방보다 수가를 받을 수 있는 치료에 집중하여 보험자와 의료제공자 사이에 갈등이 발생한다.

① 인두제 ② 총액계약제
③ 행위별수가제 ④ 포괄수가제

53

사회보험방식의 의료보장제도인 건강보험에 대한 설명으로 옳은 것은? [24 경기의료기술]

① 개인의 의사에 따른 임의가입
② 보험료 납부 수준에 비례한 보험급여
③ 보험료는 계약에 따른 차등부과
④ 보험료는 노사가 함께 부담하며 정부가 일부 부담

54

〈보기〉의 설명에 해당하는 보수지불제도는 무엇인가? [24 경북의료기술]

보기

- 진단명에 대한 총보수단가를 설정하여 보상하는 방식이다.
- 과소진료의 우려가 있다.
- 경제적인 진료 수행으로 의료기관의 생산성이 증대된다.

① 총액계약제 ② 인두제
③ 포괄수가제 ④ 행위별수가제

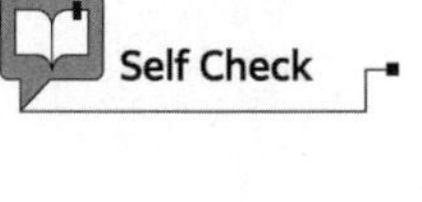

55

의료비 상승의 억제효과가 큰 진료비 지불방식부터 순서대로 바르게 나열한 것은? 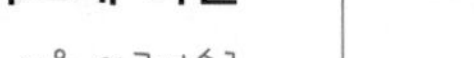 [24 서울 의료기술]

① 인두제 > 행위별수가제 > 포괄수가제
② 인두제 > 포괄수가제 > 행위별수가제
③ 포괄수가제 > 인두제 > 행위별수가제
④ 포괄수가제 > 행위별수가제 > 인두제

56

NHS에 비해 NHI가 갖는 특성으로 옳은 것은? [24 강원의료기술]

① 국민의료비 증가를 억제하기 어렵다.
② 의료기술의 발전이 어렵다.
③ 의료비에 대한 자기책임의식이 낮다.
④ 조세 부담으로 재분배 효과가 크다.

제4절 우리나라의 의료보장제도 (정답 p.442)

01

우리나라의 국민건강보험에 대한 설명이다. 옳은 것은? [15 서울보건연구사]

① 1989년 「국민건강보험법」이 제정되었다.
② 전 국민에게 적용되고 있다.
③ 요양비는 대표적인 현물급여에 해당된다.
④ 상시 1인 이상의 근로자를 고용하는 사업장에 고용된 근로자는 직장가입자에 해당된다.

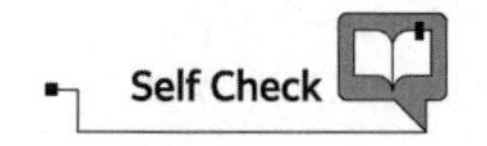

02

다음 중 우리나라의 의료급여에 대한 설명으로 옳은 것은? [15 경기의료기술]

① 재해구호법에 따른 이재민으로 보건복지부장관이 필요하다고 인정하는 사람은 의료급여를 제공받을 수 있다.
② 우리나라 모든 국민은 소득에 관계없이 의료급여 대상자가 될 수 있다.
③ 의료급여는 급여대상자의 질병유무와 관계없이 소득수준에 비례하여 지급한다.
④ 의료급여의 재원은 건강보험가입자에게 징수한 건강보험료를 재원으로 한다.

03

건강보험심사평가원의 업무로 옳은 것은? [17 충북(12월)]

① 보험급여 관리
② 의료시설 운영
③ 보험급여 비용의 지급
④ 환자 분류 체계의 개발 및 관리

04

다음 중 건강보험제도의 특성에 대한 설명으로 옳지 않은 것은? [17 서울]

① 일정한 법적 요건이 충족되면 본인 의사에 관계없이 강제 적용된다.
② 소득수준 등 보험료 부담능력에 따라 차등적으로 부담한다.
③ 부과수준에 따라 관계법령에 의해 차등적으로 보험급여를 받는다.
④ 피보험자에게는 보험료 납부의무가 주어지며, 보험자에게는 보험료 징수의 강제성이 부여된다.

05

우리나라 건강보험의 요양급여 범위에 포함되는 것은? [17 강원의료기술(9월)]

① 부상예방
② 질병치료
③ 건강증진
④ 고의적사고

Self Check

06

우리나라는 현재 포괄수가제를 시행하고 있다. 1997년 시범사업을 시작한 이후 포괄수가제를 계속 확대 시행하려는 가장 큰 이유는?

[17 경기의료기술(10월)]

① 국민의료비 절감
② 의료의 질 향상
③ 예방의료 강화
④ 의료소비자의 접근성 향상

07

건강보험제도에 대한 설명으로 옳은 것은? [17 충북(12월)]

① 보험급여는 균등급여이다.
② 법으로 정해진 것은 아니지만 누구나 의무적으로 가입해야 한다.
③ 소득과 상관없이 정액제로 부담한다.
④ 예산은 다년을 기준으로 보험료를 계산한다.

08

상급종합병원에서 1단계 요양급여를 받을 수 있는 경우에 해당하지 않는 것은?

① 치과 진료를 받는 경우
② 분만의 경우
③ 물리치료를 위해 재활의학과 진료를 받는 경우
④ 가정의학과에서 진료를 받는 경우

09

우리나라의 의료보장제도의 특징으로 옳지 않은 것은? [17 충북]

① 의료기관 종별 수가에 차등을 두고 있다.
② 사회보험방식의 제도이다.
③ 의료공급은 민간이 주도하는 자유방임형이다.
④ 진료비지불방식으로 포괄수가제를 전면적으로 시행하고 있다.

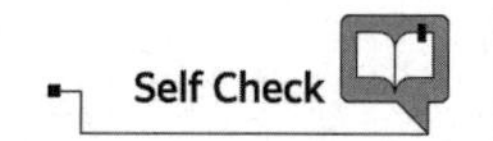

10

우리나라의 의료제도에 대한 내용으로 옳지 않은 것은? [18 울산]

① 우리나라의 공적 의료보장제도는 사회보험에 해당한다.
② 건강보험 가입자는 직장가입자와 지역가입자로 구분한다.
③ 직장가입자 중 사립학교 교원의 보험료는 가입자가 50% 학교가 50% 부담한다.
④ 가입자와 피부양자의 질병, 부상, 출산 등에 대하여 요양급여를 실시한다.

11

우리나라 국민건강보험에 대한 설명으로 가장 옳지 않은 것은?

[18 서울(10월)]

① 건강보장을 보험의 형식으로 운영하는 사회보험이다.
② 급여목록체계와 비급여목록체계 모두를 적용하고 있다.
③ 보험료 운영방식은 적립방식을 적용하고 있다.
④ 「국민건강보험법」상 한국희귀·필수의약품센터는 요양기관이다.

12

우리나라에서 시행중인 의료보장제도에서 적용되고 있는 진료비지불제도에 해당하지 않는 것은? [19 인천의료기술(10월)]

① 포괄수가제 ② 행위별수가제
③ 상대가치수가제 ④ 인두제

13

만성폐쇄성폐질환 환자가 의사의 산소치료 처방전에 따라 의료용 산소발생기로 가정 등에서 산소치료서비스를 제공받는 경우 적용되는 건강보험의 급여는 무엇인가? [19 경기보건연구사]

① 요양급여 ② 요양비
③ 보장구급여비 ④ 부가급여

14
다음 중 「국민건강보험법」에 따른 요양급여의 범위에 해당하지 않는 것은?

[19 전북 보건연구사]

① 진찰 및 검사
② 예방 및 재활
③ 보조기기
④ 간호

15
우리나라 건강보험제도의 특징 중 옳지 않은 것은? [19 울산보건연구사]

① 건강보험은 장기보험이다.
② 보험료 납부기준은 이원화되어있다.
③ 피보험자들은 균일한 혜택을 받는다.
④ 보험료는 소득 및 재산에 따라 차등부과된다.

16
상급종합병원에서 1단계 요양급여를 받을 수 있는 경우에 해당하는 것은?

[19 울산보건연구사]

① 해당 병원 직원의 배우자가 요양급여를 받는 경우
② 혈우병환자가 요양급여를 받는 경우
③ 직업병 환자가 물리치료를 받는 경우
④ 항암치료중인 환자가 요양급여를 받는 경우

17
다음은 건강보험과 장기요양에 대한 내용을 표로 나타낸 것이다. 비교가 옳지 않은 것은? [19 대전보건연구사]

	국민건강보험	노인장기요양보험
① 대상	모든 참여자	노인 등으로, 요구하는 자격을 갖춘 사람에게 지원한다.
② 지원 한도	본인부담금, 요양기간제한 등 지원 한도를 두고 있다.	본인부담금이나 지원 한도가 없다.
③ 급여	급여의 형태에 따라 현물급여, 현금급여로 나뉜다.	보통 서비스로 지급하지만 상황에 따라 현금으로 지급한다.
④ 징수	통합 징수하여 각각의 독립회계로 관리한다.	

Self Check

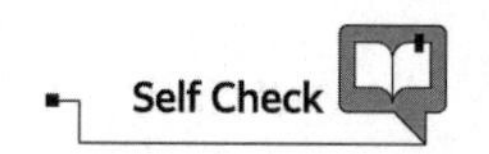

18

「국민건강보험법」에서 보험료를 경감받을 수 있는 대상으로 옳은 것은?

[19 대전보건연구사]

① 65세 이상과 그가 속한 가정
② 우리나라에 거주신청을 하지 않은 외국인 노동자
③ 휴직자
④ 도시에서 대통령령으로 정하는 지역에 거주하는 사람

19

국민건강보험에 관한 설명으로 옳지 않은 것은? [19 충북보건연구사]

① 대상자의 소득수준에 관계없이 수요에 따라 급여가 제공된다.
② 강제가입이며 1년 단위로 운영된다.
③ 지역 가입자와 직장 가입자를 분리해서 재정을 운영한다.
④ 행위별수가제를 전면적으로 실시하고 있으며 일부 진단명에 대해서는 포괄수가제를 시행하고 있다.

20

다음 중 국민건강보험에 대한 설명으로 옳지 않은 것은? [19 인천보건연구사]

① 건강보험의 보편적 보장을 위하여 보험료는 강제부과한다.
② 건강보험은 정부가 법에 의하여 국민복지를 증진시키고자 실시하는 제도이기 때문에 일정한 요건에 해당하는 사람은 누구나 의무적으로 가입하여야한다.
③ 건강보험급여는 그 대상자의 성, 연령, 직업, 거주지 등 개인적 여건에 따라 구분하여 급여가 제공된다.
④ 보험료 산정은 지불능력을 기초로 하며 의료비 지출 가능성과 관계없이 산정한다.

21

다음 중 국민건강보험공단의 업무로 옳지 않은 것은? [20 경기]

① 가입자와 피부양자의 자격관리
② 요양급여 적정성 평가
③ 의료시설의 운영
④ 보험료 부과 · 징수

22

건강보험제도에 대한 설명으로 옳지 않은 것은? [20 대전]

① 단기보험
② 보험료 차등부과
③ 정률제
④ 피보험자 차등급여

23

다음에 해당하는 수가체계가 적용되는 질병에 해당하지 않는 것은? [20 전남의료기술(7월)]

- 환자의 종류당 총보수단가를 설정하여 보상하는 방식
- 경제적인 진료 수행 유도
- 의료서비스의 규격화, 최소화 경향

① 수정체수술
② 편도수술 및 아데노이드 수술
③ 자연분만
④ 항문수술

24

우리나라 건강보험 역사 설명으로 옳지 않은 것은? [20 인천의료기술(10월)]

① 재정통합은 2000년에 이루어졌다
② 1977년 500인 이상 사업장에 적용
③ 1988년 농어촌지역 의료보험 실시
④ 1989년 도시지역까지 의료보험 실시

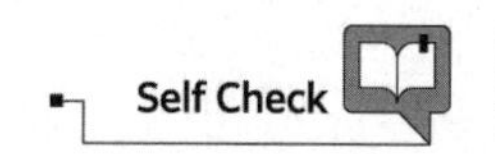

25

우리나라에서 2012년부터 부분적으로 시행하고 있는 진료보수지불제도는 무엇인가? [20 경기의료기술(11월)]

① 인두제 ② 포괄수가제
③ 행위별수가제 ④ 총액계약제

26

다음 중 의료급여 내용 중 옳지 않은 것은? [20 경기의료기술(11월)]

① 적용을 받고자 하는 자는 직접 신청해야 한다.
② 자산조사를 통한 선별과정이 필요하다.
③ 대상은 1종과 2종으로 구분된다.
④ 의료급여대상자는 본인부담금이 없다.

27

다음 중 가장 최근의 사건으로 옳은 것은? [20 경기보건연구사]

① 「지역보건법」 제정
② 「국민건강증진법」 제정
③ 국민건강보험공단 설치
④ 전국민의료보험 실시

28

다음 중 요양급여를 받을 수 있는 요양기관이 아닌 것은? [20 경기보건연구사]

① 「약사법」에 따른 약국
② 「지역보건법」에 따른 보건소
③ 「의료법」에 따른 병원
④ 「학교보건법」에 따른 보건실

Self Check

29

우리나라의 건강보험제도에 대한 설명으로 옳은 것은? [20 광주보건연구사]

① 1977년에 전국민의료보험으로 확대 실시되었다.
② 건강보험심사평가원에서 보험급여 관리의 업무를 담당하고 있다.
③ 보험조직은 통합되었지만 재정은 보험 가입자에 따라 분리하여 운영하고 있다.
④ 피부양자는 직장가입자에게 생계를 의존하는 사람이다.

30

다음 중 우리나라의 의료보험제도에 대한 설명으로 옳지 않은 것은? [20 대구보건연구사]

① 입원진료 시 본인 일부부담률은 요양급여비용 총액의 20%이다.
② 중증질환자의 본인 일부부담률은 요양급여비용 총액의 5%이다.
③ 희귀난치성질환자의 본인 일부부담률은 요양급여비용 총액의 10%이다.
④ 자연분만 시 본인 일부부담률은 요양급여비용 총액의 5%이다.

31

건강보험제도에 대한 설명으로 옳은 것은? [20 대전보건연구사]

① 자신이 필요하다고 생각될 때 임의로 가입할 수 있다.
② 단기보험이다.
③ 가입자의 경제적 수준을 고려하지 않고 균등부과한다.
④ 기여한 수준에 따라 급여를 차등지급 한다.

32

우리나라의 건강보험 급여 중 부가급여에 해당되는 급여는? [20 부산보건연구사]

① 요양비 ② 선별급여
③ 임신 · 출산진료비 ④ 장애인 보조기기 급여비

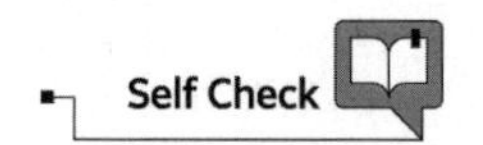

33

우리나라 4대 보험 중 가장 먼저 시행된 사회보험은? [20 서울보건연구사]

① 산업재해보상보험
② 고용보험
③ 국민건강보험
④ 국민연금

34

다음 중 우리나라가 채택하고 있는 보수지불제도에 해당하는 것은? [21 전북의료기술(5월)]

① 행위별수가제, 포괄수가제
② 인두제, 포괄수가제
③ 총액계약제, 행위별수가제
④ 총액계약제, 인두제

35

우리나라 건강보험제도에 대한 설명으로 옳지 않은 것은? [21 경기]

① 강제적용
② 단기보험
③ 균등한 보험급여
④ 책임주체는 국민

36

우리나라의 사회보장제도 중 소득보장과 의료보장이 동시에 이루어지는 것은? [21 대전]

① 산업재해보상보험
② 국민건강보험
③ 국민연금
④ 고용보험

37

우리나라 국민건강보험의 특성에 해당하지 않는 것은? [21 서울]

① 강제 적용
② 보험료 차등 부담
③ 차등 보험 급여
④ 단기 보험

Self Check

38

우리나라의 건강보험료 운영방식과 보험료 산정방식으로 옳은 것은?

[21 경기7급]

① 적립방식, 집단율
② 부과방식, 집단율
③ 적립방식, 경험률
④ 부과방식, 경험률

39

다음 중 보험료 경감대상에 해당하는 자는? [21 경기7급]

① 섬 · 벽지 · 농어촌 등 대통령령으로 정하는 지역에 거주하는 사람
② 순국선열
③ 독립유공자
④ 장기복무 후 제대자

40

건강보험심사평가원의 업무가 아닌 것은? [21 경기보건연구사]

① 요양급여비용의 심사
② 보험급여비용의 지급
③ 심사기준 개발
④ 환자분류체계의 개발

41

국민건강보험의 가입자나 피부양자가 요양기관과 비슷한 기능을 하는 다른 기관에서 요양을 받을 경우 적용받을 수 있는 보험급여는 무엇인가?

[21 울산보건연구사]

① 요양급여
② 요양비
③ 본인부담상한액
④ 본인일부부담금

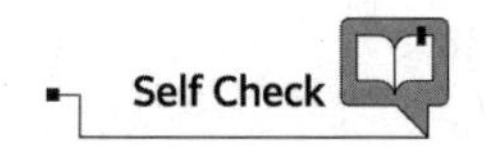

42

다음 중 우리나라의 의료급여제도에 대한 설명으로 옳지 않은 것은?

[21 울산보건연구사]

① 의료급여 수급권자는 1종과 2종으로 구분된다.
② 의료급여 수급권자는 외래진료 시 본인부담금이 발생하지 않는다.
③ 생활유지 능력이 없거나 어려운 저소득 국민의 의료문제를 국가가 책임지고 보장하는 공공부조제도이다.
④ 의료급여 수급권자의 자격관리는 시 · 군 · 구에서 담당한다.

43

다음 중 우리나라의 국민건강보험제도에 대한 설명으로 옳은 것은?

[21 울산보건연구사]

① 보험자가 다수이다.
② 보험가입의 자격이 인정되면 가입 및 보험료 납부가 강제적용된다.
③ 국민건강보험공단에서 국민건강보험의 정책을 결정한다.
④ 보험급여는 보험료 납부 수준에 따라 차등지급된다.

44

다음 중 상급종합병원에서 1단계 요양급여를 받을 수 있는 경우에 해당하는 것은?

[21 광주보건연구사]

ㄱ. 응급환자
ㄴ. 분만시
ㄷ. 혈우병
ㄹ. 작업치료목적 재활의학과
ㅁ. 내과
ㅂ. 치과
ㅅ. 그 병원 근로자가 이용시
ㅇ. 그 병원 근로자의 직계가족이 이용시

① ㄱ, ㄴ, ㄷ, ㄹ, ㅁ
② ㄱ, ㄴ, ㄷ, ㄹ, ㅁ, ㅂ
③ ㄱ, ㄴ, ㄷ, ㄹ, ㅂ, ㅅ
④ ㄱ, ㄴ, ㄷ, ㄹ, ㅁ, ㅂ, ㅅ, ㅇ

Self Check

45

국민의료비 증가를 억제하기 위해 우리나라에 도입된 진료보수지불제도에 해당하는 것은? [21 전북보건연구사]

① 행위별수가제　② 포괄수가제
③ 인두제　④ 총액계약제

46

국민건강보험제도상 3차 의료기관에서 1단계 요양급여를 받을 수 있는 경우에 해당하는 것은? [21 제주보건연구사]

㉠ 응급환자인 경우 ㉡ 분만의 경우 ㉢ 가정의학과에서 요양급여를 받는 경우 ㉣ 장애인이 재활의학과에서 요양급여를 받는 경우

① ㉠, ㉡, ㉣　② ㉠, ㉡, ㉢
③ ㉡, ㉢, ㉣　④ ㉠, ㉡, ㉢, ㉣

47

「국민건강보험법」상 요양급여비용의 산정에서 요양급여비용을 계약하는 사람을 옳게 짝지은 것은? [22 서울시(2월)]

① 보건복지부장관과 시 · 도지사
② 대통령과 의약계를 대표하는 사람들
③ 보건복지부장관과 국민건강보험공단의 이사장
④ 국민건강보험공단의 이사장과 의약계를 대표하는 사람이다.

48

「국민건강보험법」에 의한 국민건강보험공단의 업무로 옳지 않은 것은? [22 광주의료기술]

① 의료시설의 운영　② 자산의 관리 · 운영
③ 요양급여 적정성 평가　④ 가입자의 자격관리

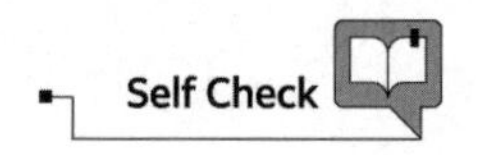

49

다음 중 「국민건강보험법」에 따른 국민건강보험공단의 업무에 해당하지 않는 것은? [22 대전의료기술]

① 의료시설 운영 ② 요양급여 적정성 평가
③ 보험급여 지급 ④ 보험료 징수

50

근로능력이 없는 북한에서 이탈한 주민이 질병으로 병원에 입원했을 때 받을 수 있는 의료보장으로 옳은 것은? [22 충남의료기술]

	보장제도	본인부담
①	건강보험	무료
②	건강보험	10%
③	의료급여	무료
④	의료급여	10%

51

다음 중 국민건강보험에 대한 설명으로 옳은 것은? [22 충북의료기술]

① 보험료는 차등부과하지만 균등급여로 제공한다.
② 포괄수가제를 전면적으로 시행하고 있다.
③ 주요 재원은 세금이다.
④ 국민의 선택에 따라 가입이 가능하다.

52

요양기관에서 가입자 및 피부양자에게 의료서비스를 제공한 뒤 진료비를 청구하는 기관은 어디인가? [22 전남경력경쟁]

① 국민건강보험공단 ② 건강보험심사평가원
③ 건강보험정책심의위원회 ④ 질병관리청

Self Check

53

다음 중 우리나라에서 전면적으로 시행하고 있는 진료비 지불제도에 해당하는 것은? [22 대전보건연구사]

① 포괄수가제　② 행위별수가제
③ 인두제　④ 총액계약제

54

우리나라 국민건강보험제도의 유형으로 옳은 것은? [22 보건직]

① 변이형　② 현금배상형
③ 관리의료형　④ 제3자 지불제형

55

우리나라 노인 보건의료에 대한 설명으로 가장 옳지 않은 것은? [22 서울보건연구사]

① 요양병원의 진료비 지불방식은 행위별수가를 기본으로 한다.
② 노인인구의 의료비 지출은 1인당 의료비 지출과 노인인구의 비중이 크게 영향을 미친다.
③ 노인 보건의료의 특수한 수요로는 호스피스 서비스 등이 있다.
④ 사회적 제도에는 재가급여가 포함된다.

56

다음 중 국민건강보험공단의 업무로 옳은 것은? [22 세종보건연구사]

① 의료시설의 운영
② 요양급여비용의 심사
③ 건강보험관련 정책 결정
④ 요양급여의 적정성 평가

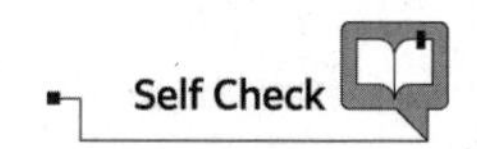

57

사회보험제도로 시행되는 건강보험에 대한 설명으로 옳지 않은 것은?

[23 경기의료기술]

① 법률에 의해 강제가입 된다.
② 장기보험의 형태로 운영된다.
③ 피보험자는 보험료 납부의무가 있다.
④ 가입자에게 동일한 보험급여를 적용한다.

58

다음 중 국민건강보험제도의 연혁을 순서대로 바르게 나열한 것은?

[23 전북경력경쟁]

ㄱ. 「의료보험법」 제정
ㄴ. 공무원 및 사립학교교직원 의료보험 시행
ㄷ. 전국민 의료보험 시행
ㄹ. 「국민건강보험법」 제정

① ㄱ－ㄴ－ㄷ－ㄹ
② ㄴ－ㄱ－ㄹ－ㅁ
③ ㄱ－ㄴ－ㄹ－ㄷ
④ ㄷ－ㄱ－ㄴ－ㄹ

59

우리나라의 건강보험제도에 대한 설명으로 옳지 않은 것은? [23 충남의료기술]

① 차등급여
② 강제가입
③ 보험료 차등부과
④ 단기보험

60

「국민건강보험법」상 국민건강보험공단의 업무 범위에 해당하지 않는 것은?

[23 보건직]

① 보험료의 부과·징수
② 보험급여 비용의 지급
③ 가입자 및 피부양자의 자격관리
④ 요양급여의 적정성 평가

61

다음 중 국민건강보험에 대한 내용으로 옳지 않은 것은? [23 강원의료기술]

① 개인의 소득수준에 따라 납부하는 보험료가 다르다.
② 모든 의료기관은 보험급여를 제공하는 요양기관으로 당연지정된다.
③ 비급여는 의료기관에서 자율적으로 금액을 정한다.
④ 개인이 납부하는 보험료가 다르므로 보험급여는 차등적용한다.

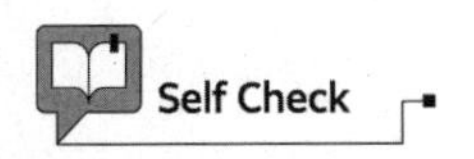

62

다음 중 의료급여 수급자에 해당하지 않는 자는? [23 강원의료기술]

① 행려환자 ② 중증장애인
③ 의상자 및 의사자 유족 ④ 북한이탈주민

63

자력으로 생활하기가 곤란하거나 특수한 상황에 처해있는 자에게 의료를 무상으로 제공하거나 일정한 금액만을 본인이 부담하게 하여 그들의 생활에 도움이 되도록 하는 사회보장방식으로 옳은 것은? [23 인천의료기술]

① 국민의료비 ② 국가보건서비스
③ 국민건강보험 ④ 의료급여

64

우리나라의 건강보험 수가에 대한 설명으로 옳은 것은? [23 경기보건연구사]

① 환산지수는 의료와 의학의 발전에 따라 변화된다.
② 상대가치점수는 임금인상과 환율변화를 고려하여 산정한다.
③ 상대가치점수는 의사업무량, 진료비용, 의료행위 위험도를 고려하여 산정한다.
④ 상급종합병원 외의 한의과대학 소속 대학병원의 건강보험 수가는 종별 가산율 30%를 적용한다.

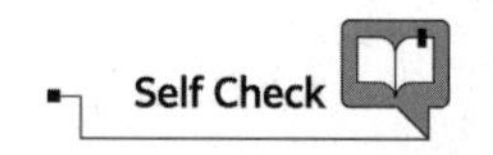

65

국민건강보험에서 가입자와 피부양자의 질병 · 부상 · 출산에 대하여 실시하는 요양급여에 해당하지 않는 것은? [23 부산보건연구사]

① 분만 후 조리비 ② 진찰과 검사
③ 예방과 재활 ④ 이송

66

〈보기〉의 질병치료에 적용되는 수가제도는 무엇인가? [24 전북의료기술]

보기

40세 여성 A는 충수염으로 진단을 받아 입원 후 복강경을 이용한 충수절제술을 시행하고 3일 뒤 퇴원하였다.

① 행위별수가제 ② 포괄수가제
③ 인두제 ④ 총액계약제

67

다음 중 「국민건강보험법」에 따른 국민건강보험공단의 업무로 옳지 않은 것은? [24 대구의료기술]

① 보험급여의 관리
② 요양급여 적정성 평가
③ 의료시설의 운영
④ 보험급여 비용의 지급

68

「국민건강보험법령」상 요양급여 대상에 해당하는 것은? [24 보건직]

① 안경, 콘텍트렌즈 등을 대체하기 위한 시력교정술
② 멀미 예방, 금연 등을 위한 진료
③ 장애인 진단서 등 각종 증명서 발급을 목적으로 하는 진료
④ 파상풍 혈청주사 등 치료목적으로 사용하는 예방주사

69

우리나라 사회보장제도에 대한 설명으로 옳은 것은? [24 인천의료기술]

① 국민건강보험제도는 단기보험이다.
② 사회보험은 소득보장과 의료보장으로 나뉘는데, 의료보장에는 건강보험, 산재보험, 고용보험이 있다.
③ 사회보험은 자산조사를 필요로 하고, 공공부조는 자산조사를 필요로 하지 않는다.
④ 상급종합병원에서 근무하는 가입자의 가족은 요양급여의뢰서를 제출하지 않더라도 상급종합병원에서 1단계 요양급여를 받을 수 있다.

Self Check

제5절 보건의료체계

(정답 p.452)

01

보건의료체계의 운영을 위한 것으로 기획, 행정, 규제, 법률 제정으로 분류할 수 있는 것은? [15 서울]

① 관리 ② 경제적 지원
③ 의료서비스 제공 ④ 자원의 조직화

02

WHO의 보건의료체계 구성요소 중 보건의료자원에 해당하는 것은? [15 경남]

가. 보건의료지식	나. 보건의료인력
다. 보건의료시설	라. 보건의료재정

① 가, 나, 다 ② 가, 다
③ 나, 라 ④ 가, 나, 다, 라

03

Anderson의 의료이용모형 중 가능 요인에 해당하는 것은? [16 경기]

① 의료기관 거리 ② 개인의 직업
③ 건강에 대한 믿음 ④ 의학적 판단에 의한 필요

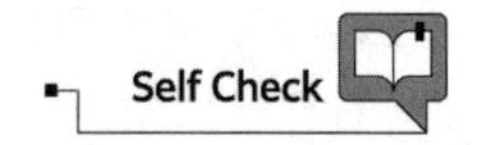

04

국민의료비에 관한 설명 중 옳은 것은? [16 서울]

① 보건의료와 관련하여 소비하고 투자한 총지출을 의미한다.
② 국제비교를 위하여 직접 조사를 통해 얻어지는 수치이다.
③ 의료비 지출이 증가하면 후생수준도 반드시 높아진다.
④ 국민의료비를 산출할 때 개인의료비는 제외된다.

05

「의료기사등에 관한 법률」에 의해 면허를 취득하는 보건의료인이 아닌 것은? [17 전북]

① 위생사 ② 치과위생사
③ 보건의료정보관리사 ④ 안경사

06

「의료법」에 따라 지정되는 전문병원에 대한 설명으로 옳지 않은 것은? [17 부산]

① 병원급 의료기관 중에서 지정할 수 있다.
② 특정 진료과목이나 특정 질환 등에 대하여 난이도 높은 의료행위를 하는 병원이다.
③ 전문병원으로 지정받은 의료기관에 대하여 2년마다 평가를 실시하여야 한다.
④ 전문병원은 보건복지부령으로 정하는 수 이상의 진료과목을 갖추고 전속하는 전문의를 둬야한다.

07

다음 중 「의료법」에 의한 의료기관이 아닌 것은? [17 충북]

① 치과의원 ② 한방병원
③ 요양병원 ④ 보건소

Self Check

08

다음 중 공급자 측면의 국민의료비의 증가원인은? [17 전북]

① 건강보험 확대 ② 노인 수 증가
③ 소득 증가 ④ 의료기관의 수 증가

09

국민의료비 억제를 위한 의료공급제한의 방법으로 맞지 않는 것은?
[17 강원의료기술(9월)]

① 의과대학 정원 규제 ② 지역주민의 1차 예방 장려
③ 의료수가제 개편 ④ 고가의료장비 구입 통제

10

원격의료에 대한 설명으로 옳지 않은 것은? [18 경기의료기술]

① 모든 의료인은 원격의료를 할 수 있다.
② 원격의료를 행하거나 받으려는 자는 보건복지부령으로 정하는 시설과 장비를 갖추어야 한다.
③ 원격의료를 하는 자는 환자를 직접 대면하여 진료하는 경우와 같은 책임을 진다.
④ 원격지의사의 원격의료에 따라 의료행위를 한 의료인이 현지의사인 경우에는 그 의료행위에 대하여 원격지의사의 과실을 인정할 만한 명백한 근거가 없으면 환자에 대한 책임은 현지의사에게 있는 것으로 본다.

11

보건의료서비스에 대한 수요의 가격 탄력성이 가장 낮은 것은? [18 충북]

① 건강검진 ② 응급의료
③ 만성질환 ④ 성형수술

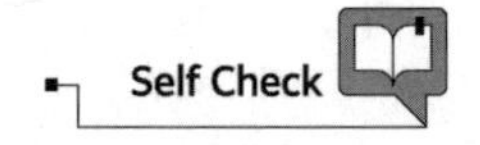

12

연평균 1일 외래환자 600명 입원환자 500명인 병원의 의사 정원은 몇 명인가? [18 울산]

① 30명 ② 35명
③ 40명 ④ 45명

13

한 국가의 보건의료체계를 구성하는 하부 구성요소에 해당하지 않는 것은? [18 부산]

① 보건의료생산 ② 경제적 지원
③ 자원의 조직적 배치 ④ 보건의료자원의 개발

14

국민의료비 상승 억제를 위한 수요측 관리방안으로 가장 옳은 것은? [18 서울(6월)]

① 고가 의료장비의 과도한 도입을 억제한다.
② 의료보험하에서 나타나는 도덕적 해이를 줄인다.
③ 의료서비스 생산비용 증가를 예방할 수 있는 진료비 보상방식을 도입한다.
④ 진료비 보상방식을 사전보상방식으로 개편한다.

15

다음 중 미충족 필요의 조건에 해당하는 것은? [19 경기의료기술]

구분	필요 없음	필요 있음
의료이용 함	[A]	[B]
의료이용 안함	[C]	[D]

① [A] ② [B]
③ [C] ④ [D]

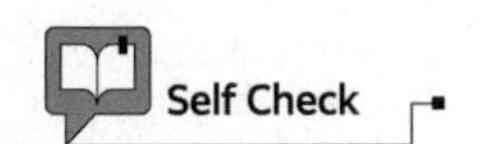

16

보건의료체계의 개념과 구성요소에 대한 설명으로 가장 옳지 않은 것은?

[19 서울]

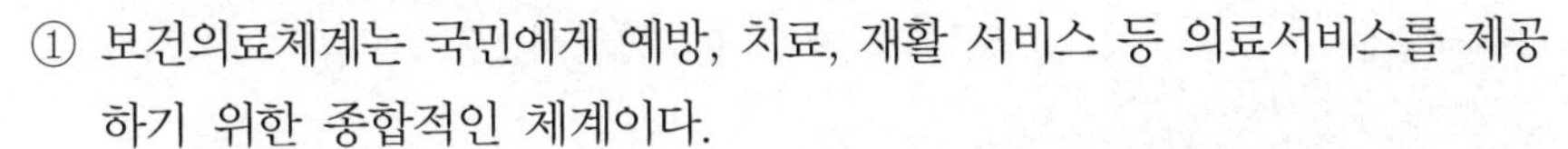

① 보건의료체계는 국민에게 예방, 치료, 재활 서비스 등 의료서비스를 제공하기 위한 종합적인 체계이다.

② 자원을 의료 활동으로 전환시키고 기능화 시키는 자원 조직화는 정부기관이 전담하고 있다.

③ 보건의료체계의 운영에 필요한 경제적 지원은 정부재정, 사회보험, 영리 및 비영리 민간보험, 자선, 외국의 원조 및 개인 부담 등을 통해 조달된다.

④ 의료자원에는 인력, 시설, 장비 및 물자, 의료 지식 등이 있다.

17

보건의료자원과 관련하여 OECD 평균과 비교했을 때 우리나라의 특징으로 옳지 않은 것은? [19 대구]

① 인구당 급성기 병상수가 많다.

② 인구당 간호사수가 적다.

③ 인구당 고가의료장비가 많다.

④ 인구당 의사수가 많다.

18

다음 중 국민의료비 상승을 억제하기 위한 방법으로 적절하지 않은 것은?

[19 부산]

① 건강보험 수가 통제

② 고가 의료장비 도입 제한

③ 본인일부부담금 강화

④ 모든 의료장비 품질인증제도 실시

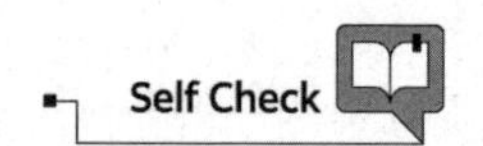

19

「의료법 시행규칙」상 진료기록 중 보존 기간이 가장 긴 것은? [19 서울 고졸]

① 수술기록 ② 검사소견기록
③ 처방전 ④ 진단서

20

보건의료체계의 하부구성요소 중 기획, 실행, 감시 등을 요소로 하는 것은? [19 강원의료기술(10월)]

① 보건의료자원 ② 보건의료제공
③ 보건의료조직 ④ 보건의료관리

21

OECD 국가 중 의료비를 국가재정으로 충당하지 않는 나라는? [19 전북보건연구사]

① 독일 ② 이탈리아
③ 스웨덴 ④ 영국

22

우리나라 보건의료자원의 특징으로 옳지 않은 것은? [19 전북보건연구사]

① 임상의사수는 OECD 평균보다 적다.
② 임상간호사수는 OECD 평균보다 적다.
③ 고가의료장비는 OECD 평균보다 보급률이 높다.
④ 경상의료비 중 정부 · 의무가입보험재원의 비율이 OECD 평균보다 높다

Self Check

23

국가의 보건의료체계를 구성하는 하부 구성요소에 해당하지 않는 것은?

[19 전북보건연구사]

① 보건의료재정
② 보건의료자원
③ 보건의료서비스 제공
④ 보건의료서비스의 공공화 가능성

24

보건의료체계의 구성요소에 해당되지 않는 것은? [19 대구보건연구사]

① 보건의료체계 재원 조달
② 보건의료체계 자원
③ 보건의료체계 조직
④ 보건의료체계 공공성

25

보건의료체계의 변화 경향으로 옳은 것은? [19 충북보건연구사]

① 보건의료비의 증가
② 만성질환에서 급성질환으로의 변화
③ 본인부담금의 감소
④ 자유로운 진료를 위한 규제와 법률 축소

26

보건의료체계의 하부구성요소 중 보건의료자원이 초과되었을 때 의사결정을 통한 규제 및 조정을 하는 것은 어떠한 요소에 해당하는가?

[20 경북의료기술]

① 보건의료관리 ② 경제적 지원
③ 자원의 조직적 배치 ④ 보건의료서비스 제공

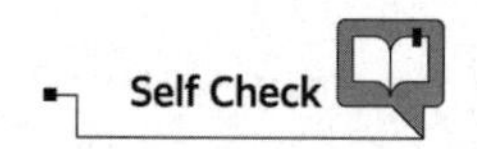

27

보건의료체계의 하부구성요소 중 기부, 자원봉사 활동이 포함되는 것은?

[20 울산의료기술(10월)]

① 정책 및 관리　　② 자원의 조직 및 배치
③ 경제적 재원　　④ 서비스 전달체계

28

〈보기〉의 설명에 해당하는 로머(Roemer)의 보건의료체계 유형은?

[20 울산보건연구사]

> 보기
> - 조세를 재원으로 모든 국민들에게 포괄적인 의료서비스를 제공한다.
> - 대부분의 의료시설은 정부의 통제하에 있으며, 의사를 포함한 대부분의 의료인력은 정부에 고용되어 월급을 받는다.
> - 영국, 뉴질랜드 등이 해당한다.

① 자유기업형　　② 복지지향형
③ 포괄적보장형　　④ 사회주의형

29

〈보기〉의 설명에 해당하는 보건의료체계 하부구성요소는 무엇인가?

[21 경북의료기술(4월)]

> 보기
> 보건의료체계의 다양한 자원들을 보건의료활동으로 옮겨 그 자원들로 하여금 적절히 기능하기 위해서는 일정형태의 조직이 필요하다. 또한 지역사회 주민들이 보건의료 자원에 대한 접근도를 높이기 위해서는 자원의 조직적인 배치도 필요하다.

① 보건의료서비스　　② 보건의료관리
③ 보건의료자원　　④ 보건의료조직

Self Check

30

다음 중 의료의 철의 삼각 구성요소가 아닌 것은? [21 경북의료기술(4월)]

① 의료비 ② 의료의 질
③ 의료접근성 ④ 의료의 규모

31

보건의료체계의 하부구성요소 중 법규재정, 정책결정 등의 정부 활동이 해당되는 것은? [21 대전]

① 보건의료관리 ② 보건의료자원
③ 보건의료조직 ④ 보건의료서비스

32

앤더슨의 의료이용행태 결정 요인으로 옳지 않은 것은? [21 부산]

① 소인성 요인 – 개인의 건강 믿음
② 소인성 요인 – 성, 연령, 가족구조, 소득, 건강보험 등의 인구사회학적 요인
③ 가능 요인 – 가족의 소득, 지역사회 의료자원
④ 필요 요인 – 의료이용 욕구

33

영국에서 1920년 인구 규모와 지리적 특성을 고려하여 지역화와 계층화를 통한 보건의료서비스 제공체계 개념을 제시하여 보건소 설치의 배경이 된 보고서는 무엇인가? [21 전남경력경쟁(7월)]

① 도손 보고서 ② 베버리지 보고서
③ 블랙 보고서 ④ 라론드 보고서

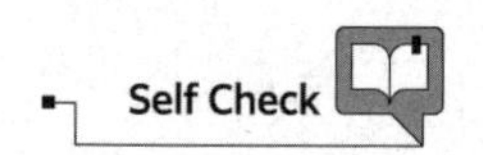

34

다음 중 보건의료체계의 하부 구성요소에 해당하지 않는 것은? [21 경기7급]

① 보건의료자원의 개발
② 자원의 민간화
③ 보건의료서비스 제공
④ 경제적 지원

35

우리나라 보건의료자원의 조직과 관리에 대한 설명으로 가장 옳지 않은 것은? [21 서울보건연구사/7급]

① 의사 1인당 인구수는 지속적으로 감소하고 있다.
② 의사인력이 과다하게 양산될 경우 의사유인수요 현상이 발생할 수 있다.
③ 보건의료정보관리사, 안경사 등은 「의료기사 등에 관한 법률」에 의해 자격으로 관리되고 있다.
④ 우리나라의 현재 입원진료 병원병상수는 OECD국가의 평균에 비해 훨씬 높다.

36

〈보기〉의 내용에 해당하는 앤더슨의 의료이용 요인은 무엇인가? [21 충북보건연구사]

보기
보건의료취약지역에 의료기관을 설치하여 지역주민이 적절한 의료이용을 하도록 한다.

① 소인성 요인　② 가능성 요인
③ 필요 요인　④ 욕구 요인

Self Check

37

보건의료체계의 구성요소 중 중심요소로 이루어진 것은? [21 부산보건연구사]

① 보건의료자원의 개발, 재정적 지원, 보건의료관리
② 보건의료자원의 개발, 보건의료관리, 서비스제공
③ 보건의료자원의 개발, 보건의료조직, 재정적 지원
④ 보건의료자원의 개발, 보건의료조직, 서비스제공

38

Anderson의 의료이용 모형 중 개인의 직업, 교육수준이나 가족구조와 같은 특성은 어떤 요인에 해당하는가? [21 전남보건연구사]

① 소인성 요인
② 가능성 요인
③ 강화 요인
④ 필요 요인

39

「의료법」상 정신건강의학과와 치과를 포함한 9개 이상 진료과목을 갖추어야 하는 종합병원의 병상 규모는? [22 서울시 고졸 보건직(10월)]

① 30명상을 초과하는 경우
② 50명상을 초과하는 경우
③ 100병상을 초과하는 경우
④ 300병상을 초과하는 경우

40

로머(Roemer)의 보건의료체계 유형 중 보건의료서비스의 보편적 수혜를 기본요건으로 하며 보건의료서비스는 사회보험이나 조제에 의해 제공되는 유형은 무엇인가? [22 경기의료기술(11월)]

① 자유기업형
② 복지국가형
③ 사회주의국가형
④ 포괄적보장형

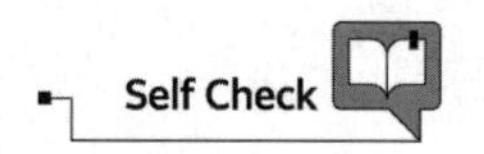

41

앤더슨이 제시한 의료서비스이용의 결정요인인 소인성 요인, 가능 요인, 필요 요인 중 소인성 요인에 해당하지 않는 것은? [22 대구보건연구사]

① 소득 ② 결혼상태
③ 나이 ④ 직업

42

앤더슨은 개인의 의료서비스 이용에 영향을 미치는 요인을 소인성 요인, 가능성 요인, 필요 요인으로 설명하였다. 다음 중 가능성 요인에 해당하는 것은? [22 경남보건연구사]

ㄱ. 교육수준	ㄴ. 소득
ㄷ. 의료기관과의 거리	ㄹ. 건강보험

① ㄱ, ㄴ, ㄷ ② ㄴ, ㄷ, ㄹ
③ ㄱ, ㄷ, ㄹ ④ ㄱ, ㄴ, ㄹ

43

「의료법」에 따라 입원환자 30명, 외래환자 60명인 종합병원에 둬야하는 의사 수는 몇 명인가? [23 경기경력경쟁]

① 2명 ② 3명
③ 4명 ④ 5명

44

다음 중 보건의료체계의 하부구성요소 연결로 옳지 않은 것은? [24 경북의료기술]

① 관리: 법률제정, 정책결정
② 조직: 중앙정부, 기타 정부기관,
③ 자원: 건강보험공단, 민간단체
④ 재원: 외국원조, 민간기업

45

뢰머(Roemer)의 보건의료체계 분류 중 〈보기〉가 설명하는 유형으로 가장 옳은 것은? [24 서울의료기술]

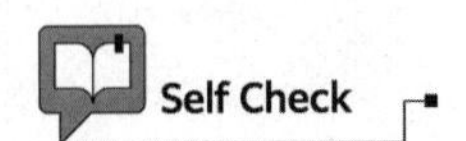

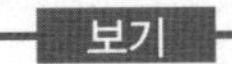

사회보험이나 조세로 보건의료서비스를 제공한다. 의사들은 개원할 수 있고 진료비는 제3자 지불기구로부터 지급받는다. 의료공급이 민간 중심으로 되어 있지만, 사회보험을 통해 의료제공자에 대한 정부의 개입이 비교적 강한 편이다. 사회보험이 중심이지만 민간의료보험이 보완적으로 발달해 있고, 의료의 질은 높은 편이지만 국민의료비의 증가 추이가 높은 편이다. 정부 세출에서 보건의료비가 차지하는 비중이 크다는 것이 특징이다.

① 보편적 포괄형
② 복지지향형
③ 사회주의형
④ 자유기업형

46

「의료법 시행규칙」상 '진료기록부 등'을 보존기간이 긴 것부터 순서대로 바르게 나열한 것은? [24 보건직]

① 수술기록, 처방전, 환자 명부
② 환자 명부, 처방전, 검사내용 및 검사소견기록
③ 진료기록부, 조산기록부, 처방전
④ 처방전, 진료기록부, 환자 명부

Memo